中国百年百名中医临床家丛书

（第二版）

针推专家 卷

杨甲三

针推专家

胡　慧　编著

杨甲三　审定

中国中医药出版社
·北京·

图书在版编目（CIP）数据

杨甲三／胡慧编著．—2 版．—北京：中国中医药出版社，2014.5（2021.7 重印）

（中国百年百名中医临床家丛书）

ISBN 978－7－5132－1875－7

Ⅰ.①杨…　Ⅱ.①胡…　Ⅲ.①中医学－临床医学－经验－中国－现代　Ⅳ.①R249.7

中国版本图书馆 CIP 数据核字（2014）第 060428 号

中 国 中 医 药 出 版 社 出 版

北京经济技术开发区科创十三街 31 号院二区 8 号楼

邮政编码　100176

传真　010－64405721

山东百润本色印刷有限公司印刷

各地新华书店经销

*

开本 880×1230　1/32　印张 11　字数 274 千字

2014 年 5 月第 2 版　2021 年 7 月第 4 次印刷

书　号　ISBN 978－7－5132－1875－7

*

定价　39.00 元

网址　www.cptcm.com

内容提要

杨甲三教授是当代著名针灸学家，在针灸理论方面有极深的造诣，在几十年的临床实践中积累了丰富的经验。本书拟对杨甲三教授的临证经验及学术思想进行全面的总结和整理，以"专病论治"重点介绍杨甲三教授在临床常见病及疑难病治疗中的独特见解和选方配穴，突出其针药并用、内外同治的临床特点；以"诊余漫话"阐述杨甲三教授在腧穴定位、毫针刺法、经穴主治规律等方面的学术思想，从中可见其以理论指导实践、在实践中发展理论的治学方法。此外，本书特设附录，介绍《杨甲三取穴经验》的精要，以进一步集中反映杨甲三教授的学术成就，以供读者习用。

本书内容翔实，资料珍贵，可供广大中医、中西医结合临床工作者及学习者阅读参考。

　　新世纪之初，我们策划、出版了大型系列丛书《中国百年百名中医临床家丛书》，旨在总结上世纪百余位为中医药事业做出过巨大贡献、受到广大群众爱戴的中医临床工作者的丰富经验，把他们的事业发扬光大，让他们的优秀经验代代相传。转眼之间，丛书已经十岁了，令人欣慰的是，靠着各位专家作者的积极支持和辛勤耕耘，经过我们的不懈努力，《中国百年百名中医临床家丛书》目前已出版120多种，而且，影响也日益扩大，其宏大的构架、朴实的风格、鲜明的特色，在同类书中独树一帜，深受读者喜爱，绝大多数出版后都很快售罄，多次重印，取得了很好的社会效益和经济效益，成为我社长销的品牌图书之一，基本实现了我们的出版初衷。

　　著名老中医药专家是我们国家的宝贵财富，总结、传播他们的学术思想和临床经验是我们中医药出版人义不容辞的工作。近年评出的首届30位国医大师中，就已经有6位大师相继去世，让我们在扼腕痛惜的同时，更感到时间的紧迫和任务的艰巨。为此，我们决定修订再版《中国百年百名中医临床家丛书》，对已经出版的，做全面修订，纠正书中的个别错漏，重新排版装帧，并采纳读者的建议，按这些临床家的专长、特色进行归类，分为《内科专家卷》、《外科专家卷》、《妇科专家卷》、《儿科专家卷》、《针灸推拿专家卷》、《五官科专家卷》等；鉴于国医大师是当今中医药学术与临床发展最高水平的杰出代表，遂独成一卷，即《国医大师卷》。此次修订，从内容到形式都精雕细刻，力求和谐统一，尽善尽美，使之真正成为提炼名老中医精髓，弘扬中医药文化的传世精品，以不辱中医药出版人的使命。

中国中医药出版社
2012年9月

中医学源远流长。昔岐黄神农，医之源始；汉仲景华佗，医之圣也。在中医学发展的长河中，临床名家辈出，促进了中医学的迅猛发展。中国中医药出版社为贯彻卫生部和国家中医药管理局关于继承发扬祖国医药学，继承不泥古，发扬不离宗的精神，在完成了《明清名医全书大成》出版的基础上，又策划了《中国百年百名中医临床家丛书》，以期反映近现代即20世纪，特别是建国60年来中医药发展的历程。我们邀请时任卫生部张文康部长做本套丛书的主编，卫生部副部长兼国家中医药管理局局长佘靖同志、国家中医药管理局副局长李振吉同志任副主编，他们都欣然同意，并亲自组织几百名中医药专家进行整理。经过几年的艰苦努力，终于在21世纪初正式问世。

顾名思义，《中国百年百名中医临床家丛书》就是要总结在过去的百年历史中，为中医药事业做出过巨大贡献、受到广大群众爱戴的中医临床工作者的丰富经验，把他们的事业发扬光大，让他们优秀的医疗经验代代相传。百年轮回，世纪更替，今天，我们又一次站在世纪之巅，回顾历史，总结经验，为的是更好地发展，更快地创新，使中医药学这座伟大的宝库永远取之不尽、用之不竭，更好地服务于人类，服务于未来。

本套丛书所选医家均系在中医临床方面取得卓越成就，在全国享有崇高威望且具有较高学术造诣的中医临床大家，包括内科、外科、妇科、儿科、五官科、骨伤科、针灸等各科的代表人物。

本套丛书以每位医家独立成册，每册按医家小传、专病论治、诊余漫话、年谱四部分进行编写。其中，医家小传简要介绍医家的生平及成才之路；专病论治意在以病统论、以论统案、以案统话，即将与某病相关的精彩医论、医案、医话加以系统整理，便于临床学习与借鉴；诊余漫话则系读书体会、札记，也可以是习医心得，等等；年谱部分则反映了名医一生中的重大事件或转折点。

本套丛书有两个特点是值得一提的：其一是文前部分，我们尽最大可能地收集了医家的照片，包括一些珍贵的生活照、诊疗照以及医家手迹、名家题字等，这些材料具有极高的文献价值，是历史的真实反映；其二，本套丛书始终强调，必须把笔墨的重点放在医家最擅长治疗的病种上面，而且要大篇幅详细介绍，把医家在用药、用方上的特点予以详尽淋漓地展示，务求写出临床真正有效的内容，也就是说，不是医家擅长的病种大可不写，不要让人感觉什么都能治，什么都治不好。

有了以上两大特点，我们相信，《中国百年百名中医临床家丛书》会受到广大中医工作者的青睐，更会对中医事业的发展起到巨大的推动作用。同时，通过对百余位中医临床医家经验的总结，也使近百年中医药学的发展历程清晰地展现在人们面前，因此，本套丛书不仅具有较高的临床参考价值和学术价值，同时还具有前所未有的文献价值，这也是我们组织编写这套丛书的初衷所在。

中国中医药出版社

2000年10月

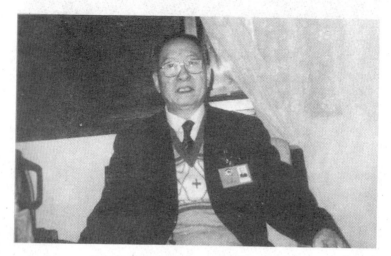

参加政治协商会议

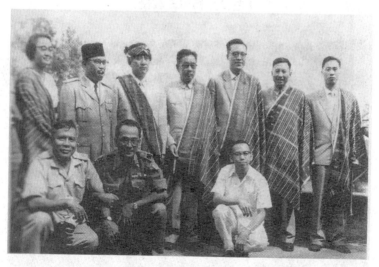

20 世纪 60 年代赴印度尼西亚为苏加诺总统治病时留影

（右二为杨甲三教授）

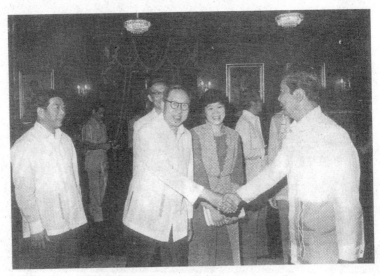

在菲律宾接受菲律宾总统马科斯接见

（左二为杨甲三教授）

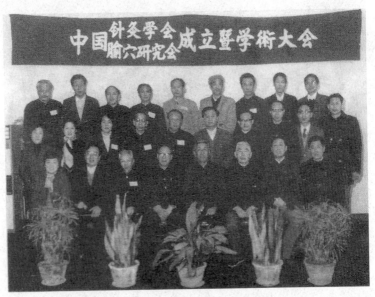

参加中国针灸学会腧穴研究会成立暨学术大会

（第一排左四为杨甲三教授）

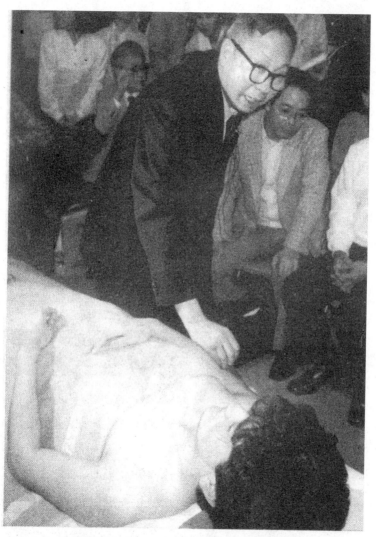

20 世纪 80 年代赴日本访问时为病人治疗

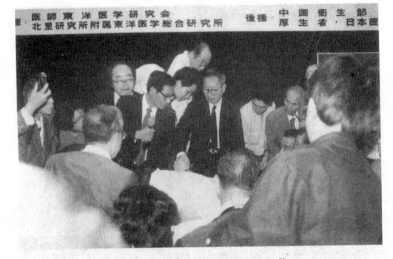

在日本讲学时为学生进行示范

（居中持针者为杨甲三教授）

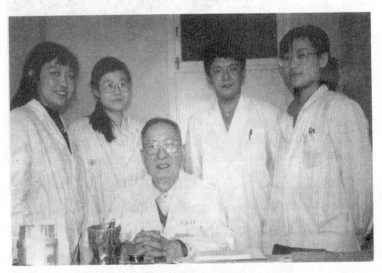

与日本留学生合影

（居中为杨甲三教授，左二为作者）

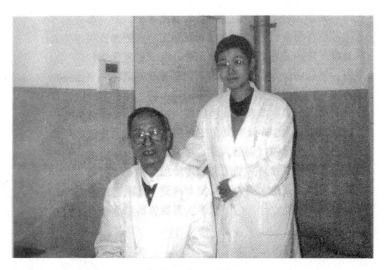

与本书作者合影

（左一为杨甲三教授，右一为作者）

杨序

　　余耽嗜医学六十余年，手不释卷，勤而不辍，略有心得。自忖所得费数十载光阴与心血，来之不易。叹余初学医道时，虽师从有门，但讲授无多，全凭学习者个人用心揣摩，学之难矣。故余执教以来，意欲将余之点滴尽数传授给学生，使新从医者能在余经验基础之上发扬光大。几十年来，虽教授传业，但一者临床经验来自于数十年的临床应对中，杂碎无章，散于临证之中，一者授业者毕竟有限，若想传授有道，传授以广，非著书立说而不能也。幸有学生胡慧，尝随余攻读医学博士学位，毕业后留任科内，时时随诊，跟我学习时间最为长久。其人好学不倦，经常为余进行整理总结工作，其亦有心整理余之经验成册，恰与余之想法不谋而合，故嘱其代为记述而成此书。书中对余几十年临证心得详加论述，以病证为纲，将药物治疗与针灸治疗并纳于下，非常全面地记录了余之证治体会，又从理论方面将余之研究心得一一阐述而发，囊括了腧穴定位规律、经穴主治规律、毫针刺法等等方面，言简意赅，条理清晰，反映了余平素研习所得之原貌。此书不失为一本理论实践俱全，概括整理余毕生心血之专著。

　　愿此书开卷有益。

杨甲三

2001 年 2 月

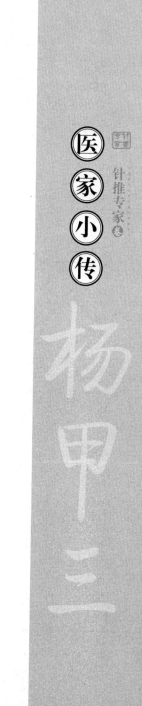

针推专家卷

医家小传

杨甲三

杨甲三教授（1919－2001），江苏省武进人氏，著名中医学家，中医针灸学专家。现为北京中医药大学终身教授，博士研究生导师。曾任北京中医药大学针灸推拿系主任，北京中医药大学学术委员会委员，学位评定委员会副主任；中国针灸学会常务委员；中国中医学会理事；国家科委医学专业组成员；卫生部医学科学委员会委员；全国高等医学院校针灸教材编审委员会委员，腧穴组组长；中国国际针灸考试中心委员会副主任；香港中国针灸协会顾问委员会顾问。历任第三届全国人大代表，第五、六、七届全国政协委员，第五届全国政协会议主席团成员。

师从杨甲三教授十二年，经常为老师做的一项工作就是撰写他的简介，以满足各方面的需求。当时最为挠头的就是关于他的头衔，面对有限的字数要求，不知哪项当留，哪项当去。当时真不知道为什么在他的名下会有这么多的职务。乍看上去的杨甲三教授平易近人，沉默少言，既没有名人的架子，又没有大学者的矜持，真想象不出在他的身上会有着那么多的辉煌业绩。也只是近几年，当杨老师谢诊之后，才有机会听他对几个亲近的学生聊聊他的经历。若干年前，这些事情恐怕还不能随便说的。聆听之余，我们常说杨老师这一生的经历可以拍部电影了。

作为一名医生，临证六十余年，杨甲三教授诊治过无数的病人，有寻常百姓，也有国家元首。杨老师曾为多国国家元首诊疾疗病，曾随国家领导出国访问，曾多次出国讲学，其学生遍布世界各地。杨老师总说他的运气好，但机遇总是垂青那些勤奋努力、厚积薄发的人。正是由于他的努力和勤奋所奠定的坚实浑厚的中医根基，当机会来临时，他才有可能牢牢地抓住它，充分展示自己的才华和技艺，从而产生了一个又一个神话般的传奇故事。

1919 年 1 月，杨甲三教授出生在江苏省武进县。杨家家境尚可，其父送他投师学技，时年一十三岁，师承吴中杏坛老学吴秉森。自此每日栖宿师宅，随师应诊，诵读医书，研磨草药。吴先生内外兼修，外科也极为擅长，因而年幼的杨甲三记忆最为深刻的就是磨药捣药，帮老师配置外用的药膏。后来因为专攻针灸，在外用药方面没有继续研究，而面对中医外用药日渐萎缩的现象，杨甲三教授还深以为憾呢。每每回忆少时习医之事，杨老师总说现在的学生是幸福的，因为老师会为你讲解传授，而当时教会学生饿死师傅的观念使老师不可能也不愿意把自己的经验传授给学生，想要学东西只能靠自己用心揣摩，总结点滴发现，偷学经验。不过这种学习经历也培养了杨老师终身受益的习惯，在临床中爱琢磨，找规律，从而形成了自己独特的诊疗经验，成为中医界一代宗师。在三年苦读满师后，他不满足于已学的东西，又去无锡，拜当代针灸大家承淡安先生为师，就读于承淡安先生主办的中国无锡针灸传习班，专修中医针灸。1935 年从中国无锡针灸传习班毕业后，杨甲三回到故乡悬壶济世。年轻的医生对自己的工作充满了热情，他勤奋而不懈怠，持之以恒，有求必应，不分昼夜。他曾坚持为邻居做艾灸治疗，治愈了他的肠粘连，这无疑要花费大量的时间和精力，没有毅力和耐心是做不到的。旧时的医生除了在自己家中应诊，还经常应病人之邀去病人家中出诊，无论是深夜茫茫还是路途遥远，只要是有人相请，他从不拒绝，背起药箱就走，陪伴他的是家中所养的那条忠实的大狗。想象一下吧，漆漆黑夜中，崎岖山路上，年轻的医生疾步走过，恐惧和劳苦被甩在身后，换来的是越来越精湛的医技和越传越远的声名。应诊之余，杨甲三教授则把全部精力用在诵读医书、揣摩医理、演习医术上。记得杨老师和我们说得最多的就是背书和记汤头歌诀了。在他近 80 岁临诊时，还一边背汤头歌诀，一边为病人开方。可以想象他年轻时花费了多少的精力用来读书，从而打下了牢固的根基。就是在这样不辞辛苦的工作和不懈的钻研揣摩中，杨甲三成为当地颇有名气的年轻中医。

抗日战争爆发了，杨甲三的岳父来到他家和他们生活在一起。其岳父华庆云先生乃是常州名医，尤擅内科、妇科，在某大纱厂做厂医。为避战乱，老人家来到女儿女婿家中生活。岳父的到来，给杨甲三带来了继续学习的机会。几年的共同应诊中，杨甲三认真求教，悉承衣钵，对妇科病的治疗水平有了很大的提高。

新中国成立初期，各县乡成立联合医疗诊所，杨甲三到联合诊所工作。南京成立中医专科学校，各地区推荐优秀青年医生到专科学校进修，杨甲三也被选送到南京。在这里，他遇到了以前的老师承淡安先生。就是这样，杨甲三从学生转变成为教师，担任针灸教学工作，并到江苏省各市县进行针灸巡回普及工作。南京中医专科学校后来发展成为南京中医学院（现南京中医药大学）。由于他工作认真，成绩突出，在1957年北京中医学院筹建时，被调入北京，开始了他人生中的黄金时代。

调入北京中医学院（现北京中医药大学）后，杨甲三教授开始专注于针灸的研究和发展。他一方面进行针灸教学，一方面坚持临床，并将临床实践融入课堂中，因而使讲课内容丰富有趣，学生爱听他的课，每堂课下来都有书本以外的收获。他的讲课就像他的著作一样，没有繁壅的废话，用读者的话说，就是都是"干货"。1982年，北京中医学院针灸推拿系正式成立，杨甲三出任第一任系主任。在几十年中，他多次被评为先进：20世纪60年代至70年代，三次被评为北京中医学院院级先进；1977年至1981年，年年被评为东直门医院先进工作者；1983年获得北京市教育系统先进工作者的嘉奖；1981年先后被评为东直门医院及北京中医学院优秀共产党员。可以说，自20世纪50年代以来，杨甲三教授为北京中医学院的创建、发展及针灸学科的教学、临床和科研都作出了巨大的贡献。

　　杨甲三教授在国内外有很高的知名度，这和他调入北京后的从医经历有很大的关系。20世纪60年代初，印度尼西亚总统苏加诺患病，久治不愈，遂向中国求援。中国政府非常重视，严格挑选医学精英，组成医疗小组，于1962年1月赴印尼为苏加诺总统疗疾。小组成员中有西医外科泰斗吴阶平，西医内科专家方圻，针灸专家杨甲三。医疗小组不辱使命，运用中医方药、针灸等综合治疗，圆满完成了医疗任务，为苏加诺总统解除了痛苦，深受苏加诺总统的赞赏。此后的两年中，医疗小组五赴印尼。1963年，在印尼国庆大典上，中国医疗小组的医生们作为贵宾被请上了主席台，并被苏加诺总统亲自授予"四级好儿男"国家勋章。在印尼期间，除了为总统治病，杨甲三教授还为当地的政府官员及华侨诊病，均获得满意的疗效，在当地声名远扬。这次远行出诊，使杨甲三教授的名气陡起，虽然普通老百姓并不知道这些，但在中央及一些有对外联络关系的部门，都知道中医界有个杨甲三医术不凡。因此在刘少奇主席、陈毅老总出访东南亚四国（印尼、缅甸、越南和柬埔寨）时，随行人员中有个和首长一起吃小灶的医生，他就是杨甲三教授，随行为陈毅老总治病。这以后，杨甲三教授多次参加重要的外事医疗工作。1974年至1975年期间，他先后三次参加医疗小组赴斯里兰卡、朝鲜、罗马尼亚，为外国领导人诊病。20世纪70年代先后参加了美国总统尼克松、日本首相田中、墨西哥总统来华访问时的医疗保健小组。特别是日本自民党代表团访华期间，杨甲三教授曾为十几名自民党委员治病，取得满意疗效，影响很大。80年代又参加菲律宾及法国医疗小组为外国领导人诊病。由于工作出色，法国某公司向杨甲三教授所在的北京中医学院捐赠美金15000元作为对中国中医及针灸教育事业的支持。此笔捐赠款项后作为北京中医学院建院三十周年校庆筹款。

杨甲三教授不仅凭自己的真才实学和超群的医术为中国的传统医学在世界上扩大了影响，赢得了荣誉，在国内的医疗保健工作方面也作出了很多成绩。从 20 世纪 60 年代至今，他一直参加中央领导人的医疗保健工作，曾为很多中央领导治疗。从 1984 年开始，杨甲三教授被聘请到北京医院出诊，每周两个上午，为在北京医院就诊的高级干部做针灸治疗。这是两个非常繁忙的上午：早八点准时开始工作，先为门诊的病人治疗，大约十点以后再去病房为住院病人看病，其间的空隙还要为北京医院随诊的两位医生讲解。固定的时间，风雨无阻。两年一聘，杨甲三教授一共去了八年，不仅为病人解除痛苦，还为北京医院培养了八名中医大夫。1992 年，北京医院希望杨甲三教授继续出诊时，杨甲三教授婉言谢绝了。不仅是因为他年事已高，也是因为他已经为北京医院培养了数名针灸医师，认为他们可以担当起针灸治疗的重任了。鉴于杨甲三教授在中央保健方面作出的卓越贡献，1990 年中共中央保健委员会授予其表彰奖励。杨甲三教授将这一荣誉看得很重，虽然只是一纸奖状，却是对他多年辛劳工作的褒奖。

杨甲三教授将全部精力倾注于中医事业，尤其对针灸医学有高深的造诣。他学识渊博，躬行实践，在研究腧穴的定位、主治性能、配伍应用及刺灸方法等方面多有建树。其中，既有继承前贤之余绪，又有发明古意、别出心裁之创见。临证处方，必循流讨源，察标求本，且圆机活法，通权达变，往往于平淡中见奇巧。对疑难沉疴专擅针药并举，多能得心应手而获显效。

杨甲三教授注重腧穴研究。20 世纪 50 年代，杨甲三教授根据历代有代表性的针灸医籍，对十四经经穴的分布位置详加考订，编制出版了《针灸经穴挂图》。该挂图为新中国成立以后最早的经穴挂图之一，不仅为针灸教学及临床提供了形象化的图画资料，而且还是有关腧穴定位的颇有价值的

7

学术文献。60 年代，杨甲三教授汲取各针灸名家的取穴经验，结合自身多年临床和教学心得，编著《针灸临床取穴图解》一书，阐述 189 个常用穴的取穴方法，并针对某些重要穴位介绍了多种取穴方法，以便于综合运用。书中图文并茂，富有实感，很便于理解和掌握穴位的确切位置。其临床取穴法一经公布，轰动极大，在国内发行 245 万余册，并由外国友人译成英文、日文、西班牙文等文字在国外出版发行，至今仍行销海外，具有广泛的影响。杨甲三教授通过长期的临床和教学实践的积累，逐渐形成了一套独特的取穴方法。1979 年，《杨甲三取穴经验》一书问世，对其取穴方法进行了较为系统的总结。其特点是以体表解剖标志为关键，结合骨度分寸折量，将相邻穴位分经分布进行对比，以便定位。在剖析、厘定十四经经穴分布位置及特点的基础上，总结出经穴定位的种种规律。他的取穴方法，以简代繁，易懂易学，很适合临床和教学的实际需要。为此，外文出版社将该书译成英文和西班牙文，国外译为意大利文，行销海外。以本书为脚本拍摄的教学电影《针灸取穴法》（杨甲三教授任主演、第一顾问），已作为各大中医院校的重要针灸电化教材，并于 1985 年获卫生部乙级科技成果奖。

除了研究穴位的定位外，杨甲三教授还对五腧穴进行了研究，创立了五腧穴辨证运用的程序。杨甲三教授在深入研究五腧穴主治特点的基础上，主张将五腧穴的主治作用与五脏病机统一起来，加以辨证应用。即在经络学说的指导下，通过先定其经、次选其穴、后行补泻的次序，初步形成一种专病、专经、专穴的诊治方法，拟定了一套比较完整而系统的十二经五腧穴辨证应用程序。这种诊治特点是把经脉所过、主治所及的治疗原则与五腧穴所具有的特定主治作用结合起来，以经脉病证纵向定位，以五腧穴的主治横向定位，扩大了五腧穴的治疗范围，可以进行比较规范和灵活的辨证治疗，从而使针灸疗效得以提高。杨甲三教授对头部腧穴运用广泛，选穴配伍精当。根据临床资料统计，其运用头部穴位治疗疾病多达四十多种，涉及内、外、妇、儿、五官诸科及急症救治。他强调头部腧穴在治疗脑病、五官疾病方面的作用，临证时凡遇脑病、五官病症，必用头部腧穴无疑，且收到了较为满意的疗效。根据临床病历资料统计分析，杨甲三教授运用头部腧穴时特别重视头部腧穴的主治规律，如精神神志疾病多取前额发际部位和头项部位腧穴治疗，风证（不论内风、外风）多取头项部腧穴，头顶部位腧穴无论是外感还是内伤杂症均可运用，揭示了头部腧穴的主治规律，从而使头部腧穴的运用有规可循，解决了人们在教、学、用中感到头部腧穴主治病证复杂、实践运用较难的问题。此外，在头部腧穴运用时注重补泻兼施，针对性强。在针刺补泻方面，杨甲三教授认为首先是不同的腧穴穴性具有偏补或偏泻的作用，头盖部腧穴皮肉较薄，皮内浅刺为补法，皮下透刺为泻法。而头项部位的腧穴相对头盖部位穴位来说肌肉较厚，如风府、风池等穴用深刺，当得气时，采用开提、右捻之泻法，以祛其风邪。如杨甲三教授临证治疗中风、震颤、郁证、失眠等疾病时，百会、前顶、后顶、通天、络却、本神、神庭等穴多用皮内浅刺补法，以补脑填髓治其本；风池、风府等穴深刺用泻法，以祛内外之风治其标。可见头部腧穴运用有补有泻，补泻兼施，标本兼顾。

9

　　杨甲三教授对经穴的配伍也十分讲究，其处方配伍既有严格的法度，又有灵活的变化，在继承前贤经验的基础上多有发挥。仅举原穴的应用及配伍为例，即可归纳为脏腑原穴相配、原俞相配、原络相配、原合相配等多种方法，有较强的规律性、实用性。

　　杨甲三教授的针法颇具特色。他在临床和教学实践中独创毫针单手进针法。本法汲取了传统双手进针法的一些特点，将传统的"刺手"与"押手"归于一手，并将针具、进针的多种手势与角度相互结合，具备了准确、少痛、轻巧、快速、实用等特点。其进针方式有空压式、角度压式、捻压式、连续压式等四种。每式的持针、进针及操作都有严密的法度和适用范围。本法在国内已被天津中医学院（现天津中医药大学）等兄弟院校录像作为教学资料，在赴日讲学时亦被摄成教学片而加以推广。法国《中医》杂志将之译成法文，行销法国。

杨甲三教授巧立补泻手法，临证刺激轻重有度。他宗《素问·宝命全形论》"经气已至，慎守勿失"及《标幽赋》"动退空歇，迎夺右而泻凉，推内进搓，随济左而补暖"之意，将补泻方法及刺激轻重精辟地总结为"搓紧固定加震动，推内搓左随补功，动退搓有迎提泻，刺激妙在强弱中"。意即在得气的基础上，拇指向前努出，针左转搓紧，以慎守经气，而后推内为补法。进针后在得气的基础上，拇指向后，针右转搓紧，以慎守经气，而后震动为泻法。其特点是将捻转搓紧与震动固定相结合，目的是为了慎守经气，使气至病所。杨甲三教授对于刺激程度之强、中、弱也有独特的见解，总结出强弱刺激的原则，临证时根据具体情况灵活运用之。

杨甲三教授在几十年的医疗保健工作中，不仅总结出一整套针灸手法、穴位配伍的经验，而且也总结出了一套在治疗老年病方面的针药并举的独特经验。他治疗过各种各样的老年性疾病，如消化系统、呼吸系统、神经系统、心血管系统的疑难病和常见病，尤其对于老年性腹胀、肥胖、震颤麻痹、肺心病、更年期综合征、糖尿病、老年痴呆等，针药并施，辨证施治，多见奇效。

杨甲三教授在潜心研究针灸学的同时注重人才培养。在本科班教学之外，1958 年开始参加卫生部外事局举办的前苏联针灸班教学。1960 年至 1961 年参加卫生部主办的东欧针灸班教学，同时在协和医院带教东欧留学生临床教学。20 世纪 60 年代，他多次参加了朝鲜、越南针灸进修班的教学工作，教学效果得到好评。70 年代后期至今，教学向西方开放，此间杨甲三教授一直担任外国留学生、进修生的基础及临床教学工作。80 年代始，杨甲三教授开始在国内招收培养针灸学硕士研究生，1987 年开始培养博士研究生。他至今培养的学生已遍布世界各地，为中国的传统医学事业培养了一批有真才实学的接班人。

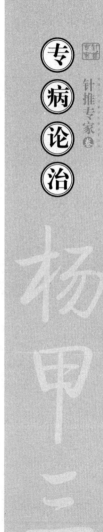

专病论治

针推专家 卷

杨甲三

中　风

中者，伤也，如箭中人伤人迅速；风者，邪也，谓善行而数变，病情变化多端之意。中风，指起病甚急，症见倾跌于地，昏不知人，变化急剧，病情重而险，难治，死亡度较高的一类疾患。根据病位的深浅，病情的轻重，可分为中络、中经、中腑、中脏四类。中络、中经主要病因是外因，病情较轻，病位浅；中腑、中脏主要病因为内因，病情重，病位深。

一、病因

1. 中络

当风露卧，外邪中阳经肌表，痹阻化热则筋弛，或寒凝脉道则筋急，而致口眼歪斜，目痛，耳下痛，头痛项强等。

2. 中经

起居不慎，卫气不固，风湿之邪，乘虚入袭经脉与气血相搏，风胜化热为瘀则手足弛缓，寒胜痹闭则疼痛，风热血燥则筋急，湿重则体重，手足浮肿。

3. 中腑

一般以风、湿、痰为主因。湿盛胃热则生痰，痰热生风，风木妄动，痰浊夹胆木相火上冲则气闭神明，横逆则遏阻经脉，气血不得往返而为患。

4. 中脏

①阳虚痰盛：体肥多湿，兼性躁多火，怒则气上，痰即随之。此痰气为标，阳虚为本。

②阴虚火亢：肾精肝血两亏，水不涵木，浮阳内风暴起莫制。此浮阳为标，阴虚为本。

二、症状

1. 中络

初起耳下、耳后疼痛，患侧颊红耳鸣，听觉障碍，口歪，面颊动作不灵，表情丧失，前额无皱纹，眼裂扩大，流泪，鼻唇沟平坦，笑或露齿，进食咀嚼食物常留滞于患侧齿颊间，流涎，鼓气口唇不能闭合，苔薄白或微黄，脉弦。

2. 中经

半身不遂，语言謇涩，或有口眼歪斜，关节疼痛，手足拘急，肢端浮肿。

3. 中腑

跌仆昏迷，半身不遂，口眼歪斜，语言不利，舌伸歪斜，口臭便燥，苔腻，脉滑。重则牙关紧闭，双手握固，脉弦滑。

4. 中脏

跌仆昏迷，声如曳锯，半身不遂，面赤，脉弦劲或浮促。重则目合口开，手撒遗溺，汗如油珠，面色黄白，手足逆冷，脉虚大无力。

三、论治

1. 中络

【药物治疗】

治法：养血祛风，疏通经络。

选方：升麻葛根汤合四物汤。

防风　葛根　升麻　陈皮　甘草　白芷　当归　赤芍　川芎　干地黄

耳鸣、耳后痛或目痛加龙胆草、柴胡。项强头痛加羌活。苔厚腻加苍术、厚朴。苔黄腻加黄连、栀子。面部拘急甚加胆南星、木瓜、秦艽。舌干无苔加石斛、花粉、麦门冬。

方义：风邪入络，病位在表。口面部是手足阳明二经循行部位，所以病经在手足阳明，治当以辛散轻扬之药为君以化解风邪。防风能散太阳、阳明、少阳、厥阴四经风湿之邪。白芷辛香，性温味厚，升发于手足阳明经，解散二经风热。葛根味薄气轻，鼓舞胃气而发散表邪，加升麻能引清气上升，加强发散风热之功。归、芍、地、芎四物养血疏风，以济风药之燥。甘草之甘缓，使风药不致升散太过而伤阳。陈皮之辛散，利阳明之气，兼防甘味之变。龙胆草、柴胡清少阳风热。羌活散太阳风邪。苍术、厚朴平胃除湿。黄连、栀子降火祛湿，泄胃中之火，清头目。胆南星、木瓜、秦艽镇痉舒筋。石斛、花粉、麦门冬清胃祛热而安中气，润燥复津而和气血。

【针灸治疗】

治法：清散血中风热（取手足阳明经穴为主）。

处方：

颊车　地仓　太阳　迎香　内庭　合谷

颊车、地仓、太阳、迎香均取患侧（口角右歪患侧为左，口角左歪患侧为右）。内庭、合谷取双侧。眼睑不能闭合加申脉、睛明。耳后痛加翳风、液门。头项强痛加天柱、后溪。久延不愈加灸面部及患侧足三里。

以上均用泻法。初起患侧面颊红赤时，面部穴位用圆利针放血，或在针孔处加拔小口径火罐帮助放血，以加强泻热作用。如无颊赤可局部浅刺。如急性期已过，面部潮红消退，口眼歪斜仍明显，面部患侧穴位可改浅刺，并加艾炷灸，以温散风邪，活血舒筋。

方义：合谷是手阳明大肠经穴位。手阳明大肠经从上肢外侧前缘上循口面，根据经脉所通、主治所在的理论，"四总穴歌"载有"面口合谷收"的临床经验。另一方面，合谷是手阳明经的原穴，凡是原穴均可治本经或虚或实的疾病。因此，头面病取合谷是很重要的。足阳明胃经循行夹口环唇，过颊至额颞，所以口角歪斜是属于足阳明胃经的病候。另一方面，中络病因为风邪入中血络与足阳明经，风为阳邪生热，所以取荥穴内庭以泻身热。配迎香、地仓、颊车等穴为肢体配穴之法。该病一般舌诊见苔白腻或黄腻者居多，为阳明湿热之象，所以合谷、内庭取双侧泻法有渗湿清热之功。气不荣则目不合，眼睑不能全闭与跷脉有关。睛明是阳跷、阴跷、手太阳、足太阳、足阳明五经的会穴，故取之。耳后痛是风邪涉及少阳，故加取手少阳三焦经之翳风、液门两穴以加强散风作用。头项强痛是风邪波及太阳经，故加取足太阳膀胱经天柱与手太阳小肠经后溪以散太阳风邪。久延不愈势必胃阳不振，不能输布津液于上，致筋失濡养，故患侧局部加灸以温通局部经络。取足三里为扶正祛邪之法，以鼓振胃气上升，加强散风的作用。

2. 中经

【药物治疗】

治法：行血舒筋祛风。治风先治血，血行则风自灭。所谓行血舒筋而不伤于燥，并益其不足，佐以风药以祛外邪，而损其有余。

选方：祛风活血汤。

天麻　防风　当归　赤芍　川芎　红花　牡丹皮　木通　泽泻　天门冬　郁金　秦艽

气虚发麻加人参、白术。筋骨疼痛加羌活或威灵仙、乳香、没药。腰痛加杜仲、小茴香。风热血燥之手足拘挛加木瓜、石斛。湿胜手足浮肿加牛膝、五加皮、独活。

方义：防风、天麻、秦艽均为治风祛湿之品。当归养血以润风燥。川芎、红花活血以通络。赤芍、郁金擅行血中之滞，有祛瘀生新之功。风邪袭中于经，风湿壅于经，瘀而化热，病起急暴属火，故用牡丹皮除血中之热。木通、泽泻泻气分之热，上能通心肺，下能利窍而泄湿热，窍利则邪热自通，内无郁热则脏气安和。天门冬为手太阴肺经气分之药，能清金养阴，益水之上源，故能下通肾气。以防风、天麻、秦艽治风邪以外散，木通、泽泻治湿邪以内渗而损其余。当归之养血，川芎、红花之活血，赤芍、郁金之行血，是根据"治风先治血，血行风自灭"的理论。加人参、白术以补气。羌活、威灵仙、乳香、没药以直通十二经除痹痛。杜仲、小茴香健腰暖肝肾。木瓜、石斛润燥舒筋而治筋挛。加独活、牛膝、五加皮散风化湿而治手足浮肿。

【针灸治疗】

治法：祛风舒筋，润燥活血。

处方：

肩髃　曲池　环跳　阳陵泉　悬钟　合谷　足三里

肩髃、曲池、环跳、阳陵泉、悬钟俱取患侧，合谷取双侧。以上穴位均用泻法。足三里取双侧用补法。先刺健侧合谷、足三里，后刺患侧。气虚者加气海。疼痛者加阿是穴。拘急者加承山、曲泽清气舒筋。肢端肿加太白、后溪理气化湿热。痿软加悬钟、神门清骨壮髓。

方义：该病言不变，志不乱，病在分肉之间，即病不在脏，而在体表，在阳分之部，所以处方都选用阳经穴位。肺主气，大肠主燥，肺与大肠相表里，手阳明大肠经的肩髃、曲池、合谷有润燥清气的作用。足少阳胆经属阳风，故取环跳、阳陵泉、悬钟以祛散风邪。筋舒则关节利，髓足则步健捷。阳陵泉是筋的会穴，悬钟为髓的会穴，两穴有祛风、利节、健步之功。足阳明胃经五行属土，该经的足三里性亦属土，是土中之土，为万物之母，有培补后天而益其不足的功用。泻手阳明大肠经的合谷穴以通肠腑，补足阳明胃经的足三里以和胃气，二穴配伍，胃和肠通，何忧湿痰内生。这种手足阳明同气相应原合配穴，能润燥以助祛风，安内以益外治，经络通、肠胃安则病自愈。气海为生气之海，有补气的作用，是气虚必用的穴位。治体表疼痛，根据《灵枢·经筋》"以痛为腧"理论而取阿是穴。足太阳膀胱经是病之主经，故取该经承山以舒其筋。

手厥阴心包经主四肢,故取该经曲泽清养其血,与阳陵泉相配,可对肢节拘挛起到缓解的作用。

3. 中腑

【药物治疗】

治法:涤腑清肝益水。

选方:加味羚羊汤。

羚羊角　生地黄　牡丹皮　麦门冬　白芍　柴胡　薄荷蝉蜕　菊花　石决明　胆南星　竹沥　姜汁　石斛　橘红

面赤口臭阳闭用至宝丹、牛黄清心丸,面白阴闭用竹沥、姜汁调灌苏合香丸。牙关紧闭用乌梅擦牙法,不效可考虑吹鼻法。大便不通用三化汤。病有转机可选用大秦艽汤加减调治。

方义:羚羊角、石决明清肝泄胆以息相火。薄荷、蝉蜕均为祛风散热之要药,与羚羊角、石决明配用可加强平肝息风之功,以治其表。菊花苦辛入肺肾,生地黄、牡丹皮凉血滋阴,麦门冬滋燥金而清水源,白芍柔肝敛阴,补水敛阴则心火制而热自除,益金柔肝则肝木平而风自息,以治其里。胆南星、竹沥涤风热以祛浊痰而治其标。石斛清胃除热,橘红、姜汁理气和胃,则胃保清和,腑气通顺,以绝生痰之源而治其本。用炒柴胡引诸药入足少阳胆经而泄其热兼令清阳之气上升,胃中留积宿滞亦得消散,泄胆通胃一举两得而收其全功。

三化汤为小承气汤加羌活。厚朴治上焦之满,枳实治中焦之满,大黄治下焦之满,羌活治其外风。服后便通则三焦之气无所阻塞,而复其传化之职,故取名三化汤。此方在风邪中腑,便秘数日不行,邪气内实者方能一用。在风中经、中络之时,只宜宣之使散,误下则风邪乘虚袭入脏腑,酿患无穷。中脏之候,多为平素积虚,脏真不守,切勿乱投攻下之剂。

大秦艽汤为六经中风之通剂。秦艽治阳明、太阳、厥阴、少阳四经之风邪,为君药。防风治诸风,羌活散太阳之风,白芷祛阳明之风。独活、细辛除少阴之风湿。川芎祛厥阴之风,苓术除太阳之风湿而化痰。风为阳邪化热，故以石膏清胃火，黄芩清气分风热，生地黄凉血中之风热，甘草以缓风邪，配当归、熟地黄、芍药养血于散风之内，以济润风药之燥。

【针灸治疗】

治法：涤腑豁痰息风。

处方：

百会　风府　大陵　太冲　阳陵泉　足三里　合谷

大便秘结加支沟、照海。牙关紧闭加颊车、下关。闭证加十宣、人中。

方义：百会、风府是督脉之穴，布于头脑部，为治疗头脑疾患不可缺少的腧穴。另一方面，百会是手足三阳经、督脉、足厥阴肝经八条经的交会穴，风府是足太阳膀胱经、阳维脉、督脉三经的交会穴，为此，二穴配伍不但能治外风侵袭于诸阳经而出现的恶风发热、自汗头疼等症，且能治疗肝风等引起的昏厥、抽搐、头晕等症。《行针指要歌》有"或针风，先向风府百会中"的记载。太冲属足厥阴肝经，大陵属手厥阴心包经，二穴均为厥阴经之输穴，五行同属土，且皆为原穴，二穴配伍属手足同气相应配穴法。中腑之证，主要是胆有余而为患。五行中胆属木，心包属火，木能生火，火为木之子，根据"实则泻其子"的原则，取手厥阴心包经之大陵穴，可泻胆腑之热。根据"腑病取合穴"的理论，故取足少阳胆经的合穴阳陵泉。足少阳胆经与足厥阴肝经相表里，太冲属足厥阴肝经，阳陵泉属足少阳胆经，大陵属手厥阴心包经，以胆论治，是表里母子综合配穴之法。胆无出路必借胃肠腑道而泄其余气，取用足三里不但能通涤胃腑痰热，而且符合"泻胆必通胃"的理论，再配合谷以通肠道，使胆胃风痰外出有路可通。

支沟为手少阳三焦经火穴，三焦属相火，支沟是火中之火穴，有泻火作用。足少阴肾经五行属水，照海属足少阴肾经腧穴，也是阴跷脉的起点穴，有补水的作用，二穴配用可泻火保液、补益生津而治便秘。颊车位于颌骨角的前上方，张口时有较小的凹陷，咀嚼时呈咬肌隆起。下关位于耳前颧骨弓之下缘，下颌骨髁状突起之前上方凹陷处。颊车在咬肌部，下关在颌关节部。根据临床体会，以上二穴对由筋肉痉挛引起的牙关紧闭确能起到局部缓解的作用。十宣穴在十指尖端，古人以气血运行在手指端比作水流之所出的地方。该处感觉最敏感，也就是经气流通最快，所以有通关开窍的作用，配督脉的人中穴，以通窍、醒脑而加强开窍。这样以头肢配穴治疗中风闭证，临床急救有重要价值。

4. 中脏

【药物治疗】

治法：安下清上。安下以摄纳肝肾真气，清上以甘凉不伤脾胃为原则。

选方：地黄饮子。

熟地黄　巴戟天（去心）　山茱萸　肉苁蓉（酒洗）附子（炮）　肉桂　石斛　茯苓　石菖蒲　远志　麦门冬五味子　薄荷　生姜　大枣

阳虚痰盛者，应扶阳运中化痰，宜用三生饮。

方义：熟地黄滋阴。山茱萸、五味子摄纳肝肾真气以安其下。麦门冬、石斛润肺清胃，滋水源而清其上。石菖蒲、远志、茯苓补心以通肾脏。面赤烦渴、痰涎上壅是上盛阳亢之症，故用巴戟天、肉苁蓉、附子、肉桂温补下元，返真元之火，而引火归原。

三生饮中人参、附子补气扶阳为君，佐以川乌温脾逐风，南星散风除痰，木香顺气。此方既能补气壮阳，又能祛风化痰。上药皆用生者取其猛峻，而获速效。

【针灸治疗】

(1) 阴亏火亢

治法：壮水涵木，清上安下。

处方：

涌泉　关元　劳宫　百会　合谷　太冲

关元加灸用补法，其他均用泻法。

方义：足少阴肾经之涌泉为井穴，五行属木，与足厥阴肝经相联系，补涌泉是壮肾水涌肝木以安其下。关元为六阴六阳交关之所，因其为元气之关隘而得名，是足三阴经与任脉四经之交会穴，又是小肠之募穴，小肠与心相表里，在阴虚心火亢盛时取用重灸，能引火归原，与涌泉配合，能摄纳肝肾真元，使浮阳内风导引下归，使阳潜而风息。劳宫是手厥阴心包经的腧穴，性属荥水，百会是诸阳经的交会穴，二穴同时用泻法，以泻其火而清其上。手阳明经在天干属庚，为阳，合谷是手阳明经之原穴，足厥阴肝经在天干属乙，为阴，太冲是足厥阴肝经之原穴，根据阳刚阴柔的理论，合谷主阳行气，太冲主阴和血，二穴配合使用，则阴升阳降，气行血和，使浮阳得以下降，阴血得以上奉。

（2）阳虚痰盛

治法：扶阳补气，运脾通胃。

处方：

风府　百会　气海　中脘　足三里　三阴交　列缺　大陵

针以脉起为度，脱证加灸神阙（隔盐灸），以汗收肢温为度。

方义：风府因治风病而得名，是治舌强不能言语的主要腧穴。百会是手足三阳经与督脉之交会穴，凡气虚而面色苍白者，隔盐温灸，能引清阳之气上布于头。气海为先天原气之海的要所，重灸以补正气，与百会配用达到扶阳补气的目的。手厥阴心包经属火，取心包经的原穴大陵，再配足太阴脾经的三阴交以健运脾土。列缺是手太阴肺经的络穴，肺主气，有理气化痰的作用。中脘为胃之募穴与腑会穴，凡是胃腑病均可取用。胃以通为补，故配足阳明胃经合穴足三里，加强通胃的作用，使阳气足，脾运健，胃气通，则得生气之本，以绝生痰之源。脱证加灸神阙穴是回阳救急之法。

四、鉴别

1. 中络、中经二者俱无猝然昏倒，中络仅突然发作口眼歪斜，中经则很快出现半身不遂或伴有关节疼痛与拘急、麻木等症状。

2. 中腑、中脏有猝然昏倒、半身不遂、口歪斜、不能言语等症。中腑多口臭舌燥，舌腻脉滑，重则两手握固，牙关紧闭。中脏多见面红颊赤、口开鼾睡、小便自遗、痰涎里盛、脉洪大而无力等脱证现象。

3. 中风、厥证、痫证三者共有猝然昏倒、不知人事等症，但中风伴有半身不遂、口歪面红等症状；厥证昏倒时多见面色苍白、四肢厥冷，无半身不遂等兼症出现，同时病程短，无明显前期症状；痫证昏迷时四肢抽搐，口吐涎沫，并发出异常声音，苏醒如常人。

五、注意

1. 脱证为难治，全见脱证为不治，并禁服龙、麝、牛、雄、珀、珠之类，宜参、附、芪、术之类补气固脱。

2. 阴虚汗出，津液衰亡，小便短少者，禁用利小便药，待汗止小便自行。

3. 血虚津亏，不能润泽，致大便燥结者，慎用通导，应以养血为主。

4. 脱证均忌针刺十宣、人中、十二井等穴，避免加速虚脱。

5. 凡是年高之人，常有指端不时发作麻木和头晕、舌强等现象，这是中风的预兆，可以内服人参再造丸，外取曲池、风池、百会针刺，并常灸足三里以预防。

六、发展

在杨甲三教授后期医疗活动中，他在治疗中风病方面又有了与从前不尽相同的独特见解。他认为中风的病因病机为肾阴不足，水不涵木，横逆克脾，化风上逆，循太阳经上头至脑，风阳伤筋，发为偏瘫。在治疗上采用分期辨证立法处方，即将中风一病分为急性期和恢复期两种治疗方案。

急性期用"清上补下法"即清心肝之阳热于上为主，兼以调肝肾之阴于下。针灸取穴：头部，风池、风府、百会、前顶、后顶、通天；上肢，曲池、支沟、列缺、阳谷、八邪；下肢，足三里、三阴交、昆仑、照海、八风。针刺方法：双侧肢体同取，先针健侧，后取患侧。百会、前顶、后顶、通天用浅刺补法，风池、风府用泻法；曲池、阳谷、昆仑、八邪、八风用泻法；列缺、照海、足三里、三阴交、支沟用补法。其特点是重在泻火祛风，兼以补阴。

恢复期的治疗，以"补下清上法"即以补肝肾之阴于下为主，兼以清心肝之阳于上。针灸取穴：头部，风池、风府、百会、前顶、后顶、通天；上肢，曲池、合谷、列缺、腕骨；下肢，足三里、悬钟、太冲、三阴交、昆仑。针刺方法：风池、风府用泻法，百会、前顶、后顶、通天用补法，列缺、腕骨、足三里、太冲、三阴交、悬钟用补法，曲池、合谷、昆仑用泻法。

其兼夹症的治疗，多在分期辨证的基础上灵活加减：

①夹痰湿者，加四门（中脘、天枢、气海）、章门等穴。

②兼阳虚者，加灸气海、关元、天窗、百会。

③兼阳亢者，加通里、解溪。

④肢端浮肿者，加偏历、足临泣。

⑤摇晃者，加二脑（脑空、脑户）、申脉。

⑥神志失常者，加二神（神庭、本神）。

⑦四肢拘急者，加曲池透曲泽，曲泉透阴谷。

⑧偏盲者，加承光、率谷透颅息、头临泣。

⑨面瘫重者，加牵正、颧髎、地仓。

⑩伴有肩周炎者，加肩四针（肩前陵、肩髃、肩后陵、肩髎）。

据上述治疗方法可见其治疗特点如下：

①阴经阳经腧穴同时选用，充分体现了中医学中"善补阳者必欲阴中求阳，善补阴者必欲阳中求阴，则阳得阴助而生化无穷，阴得阳升而泉源无竭""壮水之主，以制阳光""益火之源，以消阴翳"的治疗原则。

②重视头部腧穴，补泻兼施。由于中风病病位在头部，所以头部腧穴很重要。百会、前顶、后顶、通天用皮内浅刺补法，取其"从卫取气"之意；风池、风府用泻法，取其"从营置气"之意。可见运用头部腧穴补泻兼施，针对性强。

③在疾病的不同时期，采用不同的治疗方法，体现了辨证论治、整体观念等中医学的理论精华。

④不取肩髋关节的腧穴。他认为中风病病位在头而不在肢体，所以肢体取穴只是远道取穴，只取肘膝关节以下腧穴即可。

⑤兼症加减，用穴精当，配伍灵活。

七、病例

井某，男，5l 岁，干部。

初诊：1994 年 7 月 4 日。

患者于 1994 年 1 月 5 日在工作中突发头痛、头晕，恶心欲吐，随后右半身不遂，舌强，言语不利，呼之能应。经某医院急诊抢救治疗，病情平稳。CT 诊断：左侧内囊脑出血，出血量约 20mL。血压 21. 28/13. 3kPa（160/100mmHg）。给予住院保守治疗，头痛、头晕消失，言语较前流利，右侧肢体无力，右手臂稍遇紧张则内收挛急，纳食不香，大便干，日行 1 次，舌暗苔黄而干，脉细微弦，尺弱。

诊断：中风（中经络）。

辨证：脾肾亏虚，心肝火旺。

治法：补下清上，益气活血。

针灸处方：

神庭 本神 前顶 后顶 通天 曲池 合谷 阳谷 内庭 列缺 足三里 三阴交 太冲 金津 玉液

刺法：神庭、本神、前顶、后顶、通天角度压式进针，用泻法。曲池、合谷、阳谷、内庭针用泻法。列缺、足三里、三阴交针用补法。太冲先泻后补，深刺透向涌泉。留针20～30分钟。金津、玉液三棱针点刺放血。每周2次。

二诊：1994年8月1日。

经遵上方治疗8次，患者言语清晰流畅，已能独立行走数十米，但仍乏力，口干，大便干，舌暗红苔薄黄，脉沉细。

针灸治疗去金津、玉液放血，加照海，针用补法。

配合益气阴、清里热之剂。

中药处方：

党参10g 麦门冬10g 当归10g 五味子8g 白芍15g 川芎6g 生地黄15g 丹参10g 葛根10g 牛膝10g 泽泻10g 石菖蒲10g 郁金10g 桃仁10g

7剂，水煎服，日1剂。

上药加减共服14剂，精神已振，口不干，大便调。又针灸上肢配八邪、内关等穴调治月余，前后共治疗23次，诸症皆平。患者生活基本自理，右手已能持钥匙开门。

按语：中风之因虽多，但总体病机乃下虚上实，肝、脾、肾亏于下，心、肝之火炽于上。故临床常用补下清上之协定方。方中神庭、本神、前顶、后顶、通天醒神开窍；曲池、合谷、阳谷分别清泻阳明、太阳之火；列缺通于肾，与足三里、太冲共补肾、脾、肝三脏。本例患者气阴不足，兼有里热，故酌配汤药以助针灸之功。针药并用，以求速效。

头　痛

　　头痛是一种几乎人人都体验过的症状，通常是指眉毛和发际以上的头颅某部或全头的疼痛和不适。头痛是自身的主观感受，可以出现在很多的疾病中，并可能被很多的因素诱发或加重，譬如全身性疾病、神经血管调节障碍、运动肌肉病变、精神心理疾病等。在日常生活当中，精神紧张、疲劳、受凉、睡眠障碍等都可以导致头痛，或使原有头痛症状加重。

　　杨甲三教授在临床医疗实践中，诊治头痛时注重辨别头痛的病因。如上所述，引起头痛的原因很多，虽然头痛可以作为一种症状给予对症止痛处理，但对于某些继发于其他疾病的头痛还要从病因入手予以治疗，以免头痛医头。如颈椎病引起的肌紧张性头痛必须同时治疗颈椎病；青光眼引起的头痛如不针对青光眼治疗也很难缓解头痛；如果是蛛网膜下腔出血引起的头痛更应注意原发病诊断，以免贻误病情。

　　头痛是因症状而定名，可以引起头痛的病因很多。这里讨论的是指以头痛为主要症状的疾病。关于伤寒、外科、五官科等所致头痛不在此叙述。

一、病因

1. 外因

　　外因以风为主，一般分为风寒、风湿、风热，均系外邪袭于脉络，与气血相搏，气血循行失常，营卫不和所致。

2. 内因

　　①上虚：头为天象，六腑清阳之气与五脏精华之血皆会于此，如七情过度，劳倦不已，以及房劳所伤，以致伤气损

血，则清阳之气、精华之血不能上布于首，头失其养为上虚。

②上盛：胃气积热或脾失健运，痰湿凝聚，痰浊上逆，干犯清道，壅遏为痛。

③上盛下虚：肝肾内亏，水不制火，相火内炽，上炎于头，妨碍清气上升。

二、症状

1. 外因头痛

①风寒头痛：头痛恶心，鼻塞流涕，痛在头顶，不口渴，苔白腻，脉浮紧。

②风湿头痛：头痛而重，鼻流浊涕，痛多在前额及后枕部，脘闷，苔腻。

③风热头痛：头脑胀痛，恶热口渴，自汗咽痛，小便短赤，脉弦数。

邪入太阳，则头项巅顶发际作痛。邪入阳明，则咳哕，心烦，痞满，额前作痛。邪入少阳，则时寒时热，鬓边作痛。邪入少阴，则头痛连骸骨，心疼烦闷。邪入厥阴，则干呕涎沫，痛在巅顶。

2. 内因头痛

①上虚：头部空痛，痛兼头晕，遇劳即发，倦怠神衰。偏于气虚者，畏寒气短，面色苍白，舌淡苔少，脉浮弱。偏于血虚者，头痛连鱼尾，面色萎黄，唇甲苍白，或心悸怔忡，脉细涩。

②上盛：头额作痛，恶心欲吐，口渴口臭，小便赤涩，苔白腻或黄腻，脉滑数。

③下虚上盛：头痛胀晕，睡眠不宁，烦躁易怒，用脑过度则痛益甚，面颊红赤，舌赤少苔，脉细弦。

专病论治

三、论治

1. 外因头痛

【药物治疗】

治法：疏风散寒，胜湿清热。

选方：川芎茶调散。

防风　荆芥　细辛　白芷　薄荷　川芎　甘草　茶叶　羌活

湿盛者倍量羌活，加蔓荆子、茯苓。寒盛者倍细辛、川芎。热盛者加黄连、黄芩，减细辛、白芷。

方义：防风、荆芥为治风之药，解表散寒为主，羌活治太阳头痛，白芷治阳明头痛，川芎治少阳头痛，细辛治少阴头痛。风主阳邪，故辅以薄荷、茶叶上清头目，甘草之甘味以缓中。风湿者，倍量羌活、茯苓以化表里之湿邪。风热者，减细辛、白芷之香燥，加黄芩、黄连之苦寒而清其热。

【针灸治疗】

治法：疏风化湿，泻火清热。以疏解风邪为主，辅取太阳经穴化湿，取阳明、少阳二经穴泻火清热。

处方：

三风　印堂　太阳　合谷

风湿与邪入太阳加昆仑、后溪。风热与邪入阳明加足三里、劳宫。邪入厥阴加太冲、百会。邪入少阳加阳陵泉、支沟。邪入少阴加太溪。寒者加灸局部以温散其寒。

方义：三风，即风门、风池、风府，均在项背部，有疏散风邪的作用。印堂、太阳位于头面部，施用圆利针放血，可祛瘀生新，通经活血，使局部经络循行通畅，达到通则不痛的功用。手阳明大肠经沿体表循行，由手指到头面，依据"经脉所通，主治所在"的理论，取该经手部的合谷治头面疾病。风湿先由太阳经侵入，故取手足太阳经之昆仑、后溪治疗邪入太阳的头痛。以足阳明胃经之足三里治邪入阳明之头痛。风热是阳邪，故取手厥阴心包火经的荥火穴劳宫，施用泻法以泄其热。太冲是足厥阴肝经之原穴，百会是督脉与足厥阴经之会穴，故治厥阴经头痛。支沟属手少阳三焦经，阳陵泉属足少阳胆经，故治邪入少阳头痛。太溪属足少阴肾经，故用于少阴头痛。

2. 内因头痛

（1）上虚

【药物治疗】

治法：补气益血，升阳和阴。

选方：补中益气汤加味。

人参 白术 茯苓 甘草 黄芪 当归 陈皮 生姜 大枣 升麻 柴胡 川芎 细辛

血虚加生地黄、沙参。

方义：诸虚不足，先健其脾，故以白术、陈皮、甘草、茯苓健脾和中。人参补气，黄芪固表，姜、枣和营卫，使里健气足、表固卫强而治其本。阳升则万物生，阴生则浊阴降，故用少量升麻、柴胡升举清阳（如表不固而汗不敛者，升、柴可以不用，气主升，补气就有升举的作用），当归、川芎补血生阴。细辛温经止痛。阴津是生血之源，故血虚者加生地黄、沙参滋阴生津以补营血。

【针灸治疗】

治法：培土补元，引升阳气。取背俞以脾论治，培后天补元气以治其本，佐取局部加灸引升阳气。

处方：

脾俞 肾俞 肝俞 风池 太阳 百会

方义：取脾俞以健脾胃。肾俞是肾气输注之处，重灸补肾阳以壮命门之火，使火能生土。脾主病必防肝木侮乘，故取肝俞以柔肝木并助健脾。佐取头项部之风池、巅顶部之百会、前额侧部之太阳加灸，引导清阳上升于头。

（2）下虚上盛

【药物治疗】

治法：壮水制阳。

选方：六味地黄丸加味。

熟地黄　山茱萸　山药　泽泻　牡丹皮　茯苓　甘草
白芍

方义：熟地黄滋阴补肾，山茱萸涩精秘气，山药清虚热于
肺脾，三药配伍有壮水之主以制阳光之用。泽泻泄下焦水邪。
肾水亏则水不涵木，致肝阳上越，故用白芍之酸味以敛之。甘
草之甘味缓肝，牡丹皮泄君相之火，茯苓通心交肾，使阴水上
奉而纳阳，君相之火下交于阴。

【针灸治疗】

治法：壮水涵木，息火清上。取三阴经肢体会穴，壮水涵
木，使阴能纳阳；佐厥阴、阳明经穴及局部穴息君相之火以清
其上，使阳交于阴。

处方：

三阴交　关元　大陵　风池　丝竹空　合谷

方义：三阴交位于下肢内踝高点直上 3 寸，是肝、脾、肾
三经之会穴；关元位于脐中心直下 3 寸，是肝、脾、肾、任脉
四经之会穴。三阴交在下肢，关元在体腹，二穴伍用为足三阴
经肢体会穴配穴法，有壮水涵木的作用。阴水不足，以致阴不
纳阳，君相之火势必上越，故取手厥阴心包经之原穴大陵以清
君火，取手少阳三焦经之丝竹空、足少阳胆经之风池以息少阳
相火，辅取手阳明经之合谷上清头面之火。

（3）上盛

【药物治疗】

治法：辛温燥湿，平降胃气，清泄湿热。

选方：栀连平胃散。

山栀　黄连　苍术　厚朴　陈皮　甘草

方义：脾恶湿喜燥，故以苍术之辛温燥湿。胃以降为顺，故以厚朴之苦降泄其实满。辅以陈皮行气化痰，甘草和中缓急，山栀清热，使脾气健运，胃气和降，湿热痰浊得以下降，则清阳之气上升，头痛自愈矣。

【针灸治疗】

治法：通腑清头。取阳明经穴以通腑浊，佐取局部穴放血以清头。

处方：

足三里　合谷　天枢　中脘　头维　上星　印堂

方义：取足阳明胃经之足三里以降胃气，手阳明大肠经之合谷通腑气而清头面。头首气血壅滞，气血循行不畅则痛，故取头角部之头维、前鬓发际之上星、眉间之印堂施以圆利针放血，减轻局部气血之壅滞。

四、鉴别

攻痛恶心属风寒。头痛而重属风湿。头脑胀痛属风热。空痛眩晕属气虚。刺痛引眉属血虚。头痛胀晕属肝阳上亢。额痛口臭属积热。头痛呕吐属痰湿。

五、病例

王某，女，70岁。

初诊：1992年9月4日。

患者缘左侧偏头痛3天而就诊。患者3天前无明显原因突发左侧偏头痛，疼痛剧烈，呈阵发性跳痛，每次持续数分钟，发作频繁，伴心悸。眠差，纳可，大便干，小便黄，舌质红，苔薄白，脉弦细。血压17.3/12kPa（130/90mmHg）。既往无特殊记载。

诊断：

中医：偏头痛（肝阳化风兼肝肾阴虚）。

西医：神经血管性头痛。

治法：平肝息风兼滋补肝肾。

针灸处方：

左侧外关　足临泣　列缺　风池　阿是穴

刺法：外关直刺到内关，泻法；足临泣直刺0.2寸，泻法；列缺向手方向斜刺0.2寸，补法；风池向对侧眼球斜刺1.2寸，平补平泻；阿是穴，找最痛之处予多针浅刺，泻法。

方义：外关、临泣是八脉交会穴一对配穴，有平肝息风作用；列缺为四总穴之一，"头项寻列缺"，且列缺可滋阴补肾（肺肾金水相生）；风池为足少阳胆经经穴，可平肝息风；局部阿是多针浅刺，使邪去络通，通则不痛。

二诊：1992年9月5日。

患者头痛明显减轻，效不更方。

三诊：1992年9月7日。

头痛自第2次针后至此已不发作，巩固治疗1次。

按语：外关、足临泣是偏头痛治疗中最常用的一对配穴，只要辨证准确，手法得当，往往会收到很好的效果。

眩　晕

视物眼花昏黑为眩，视物头旋转为晕，两种症状并有称之为眩晕。眩晕往往并见于各类疾病中，历代医家对本证病因有不同看法。《黄帝内经》（简称《内经》）论眩，皆属肝水与肾精亏损，如"诸风掉眩，皆属于肝""髓海不足，脑转耳鸣""胫酸眩冒，目无所见"。朱丹溪认为眩晕病因为痰，治应以化痰降火为法，如"无痰不作眩""痰因火动"。张仲景治眩亦以痰为先："心下有痰饮，胸胁支满目眩。"张景岳认为眩晕属人体虚损，如"无虚不作眩"。根据历代医家的说法，可总结归纳为心脾两亏之阳虚，肝肾不足之阴虚，湿痰之阻于中州，从气血不足、风阳上扰、痰湿中阻三方面来论述。

一、病因

1. 阳虚

忧思伤脾以致生成气血功能失常，心无所养，脾心清阳不能上布于首而为头晕。

2. 阴虚

肝内藏血不足，如吐血、血崩、产后失血过多，以致阴血亏损，则肝阴不足，肝阳上亢，上浮扰脑而为眩晕；或属房室不节，肾精亏损，水不涵木，肝属风木，风木内动，风逆上犯而为头晕。

3. 痰湿

痰湿内阻中州，浊气上冲，扰乱清阳，发为眩晕；或痰瘀生热，化火内动上犯发为目眩。

二、症状

1. 阳虚

面色㿠白无华，皮肤头发不泽，身体倦怠，懒言，眩晕，心悸气短，大便溏泄，舌淡，脉细涩。

2. 阴虚

①血虚：面色萎黄，眩晕气短，心悸失眠，四肢发麻，舌淡红，脉细数。

②精亏：精神萎靡，体质羸弱，面色不华，腰酸腿软，健忘少寐，耳鸣，舌红赤无苔，脉细。

3. 痰湿

眩晕兼头重如蒙，胸脘痞闷，恶心欲吐，多梦易惊，痰多苔腻，脉弦滑。痰火则见眩晕兼头脑胀痛，心烦心悸，口苦嘈杂，苔黄腻，脉弦滑而数。

三、论治

1. 阳虚

【药物治疗】

治法：补脾升阳。

选方：补中益气汤。

黄芪　人参　炙甘草　炒白术　陈皮　当归　升麻　柴胡

方义：黄芪性甘温，气薄味厚，升少降多，入手足太阴以补脾肺二经之气，同人参配用，能补五脏诸虚，为君药。佐以白术补胃理气，使脾胃得以健旺，则土能生金，肺金之气充沛，五脏六腑皮肉筋骨之气亦能随之增加。升麻、柴胡补黄芪升少降多之不足，以鼓舞胃中清气迅速上升于首而加强疗效。脾胃气虚，营血亦亏，血减则心无所养，阳旺虽能生阴血，但还需当归之引导阳气，领入血分，以生阴血而养其心。

【针灸治疗】

治法：培补脾胃，助阳补气，聪上窍。

处方：

足三里　三阴交　大椎　气海　百会　风池

方义：足三里是足阳明胃经之合土穴，为调和胃气之主要腧穴。三阴交是足太阴脾经的腧穴，又是肝、肾二经的交会穴，也就是脾、肝、肾三经共有的腧穴，所以得名三阴交，故有健脾之功。脾胃相表里，足三里和三阴交同时取用，为阴阳表里配穴法，脾胃得以健旺，则生气血，滋养五脏六腑。督脉大椎穴是诸阳经的交会穴，能助阳补气。人以元气为本，元气不伤虽疾不害，故取任脉之气海穴补气。头部百会是督脉与足厥阴肝经的交会穴，风池属足少阳胆经，肝胆属风木，二穴配用不但平肝息风有卓效，同时针后加灸能引导清阳之气上腾，聪上窍而愈眩晕。

2. 阴虚

【药物治疗】

（1）血虚

治法：补气养血。血为气配，气之所丽，以血为荣，故本在血虚，治要补气，气足则血行，血行于上，目得血而能视，耳得血而能闻，能视则自愈眼黑眩晕，能闻则何忧耳鸣哄之。

选方：人参养荣汤。

人参　白术　白芍　茯苓　熟地黄　甘草　陈皮　桂心　远志　五味子　生姜　大枣

方义：参、芪、五味子补肺，肺主气，气能生血，为阳生则阴长之义。甘、陈、苓、术健脾，脾健则能统血。熟地黄滋肾，肾藏精，精血相生。借远志通肾气，上达于心，心主血。桂心引导诸药入营而生血，则脏腑交养得以互益。营与卫相依为伴，所以养营必须调卫，故加姜、枣调和营卫。

（2）肾虚

治法：清上温下。阴虚于下，阳冒于上，上重下轻，上重者属热，心肝必有郁火，下轻者属寒，脾胃又为两亏，故息养其上，温纳其下。

选方：加味六味地黄丸。

六味地黄丸加天麻、生石决明。

方义：治肝虚不足，风从内生，天麻是要药，故得名定风草，石决明息风，牡丹皮凉血，三药配伍，使浮阳内风得以息养。熟地黄借火力蒸晒得太阳真火，为阴中之阳，确有坎离交通之妙用，蒸晒后变紫色为黑，能直入肾脏，填补真阴，转苦味为甘，故能培土，土厚载物，诸脏皆受其荫，为培养真阴真阳之总司。佐以山药培土壮水，山茱萸补肾益肝，肾气受益，则封藏有度，肝阴得养，疏泄无虑，由此培脾补肾养肝，则下焦得以温纳。泽泻入足太阳气分，性专利窍，窍利邪热自通，内无热郁则脏气和。用补药要兼泻邪，邪去则使补药得力。茯苓其性先升后降，先引息火之药力上行，亦能生津液，开腠理，滋水之上源；后接引温纳之剂归就肾经，由此上下水火得以互通，即所谓"阴平阳秘，精神乃治"。

【针灸治疗】

治法：温下养上。取足三阴经肢体会穴以温纳其下，取手阳明经表里原络和局部配穴摄养其上。

处方：

关元　三阴交　合谷　列缺　风池　太阳

血虚加脾俞；精亏加肾俞。

方义：关元是任脉与足三阴经的会穴，位于少腹部脐下3寸。三阴交是足三阴经的会穴，位于下肢内踝最高点直上3寸，胫骨后缘。关元与三阴交都是肝、脾、肾三经共有的穴位，都有益肝、补肾、健脾之功用。关元位于体，三阴交位于肢，此为肢体会穴配穴法。此二者是临床治阴虚为患不可缺少的要穴，需针灸并用，使元阳温纳于下。合谷是手阳明大肠经之原穴，该经循行从手去向头面，根据"经脉所通，主治所在"的理论，能治疗头面疾患。列缺是手太阴肺经的络穴，肺主气，气为血之帅，补养阴血，皆赖气之充足，才能使阴血上奉于头面，濡养上窍。手阳明大肠经与手太阴肺经互为阴阳表里，五行属金，这种原络配穴法能清头面之热，金能生水，故又有壮水滋阴的作用，配以颈部的风池穴、头颞部的太阳穴以养阴息风。血虚者加脾俞以统其血，精亏者加肾俞以养阴水。

3. 痰湿

【药物治疗】

治法：健脾利湿。健运中州，以利水湿从小便排出，使上逆之心火得以下交，则眩晕自愈。

选方：半夏白术汤。

半夏　白术　天麻　陈皮　神曲　茯苓　木通　泽泻

痰火加黄连。

方义：半夏燥湿健脾豁痰，白术入脾、胃二经，二药配伍有健脾燥湿豁痰的作用。佐以天麻息内作之虚风，神曲荡胃中气滞，陈皮调气升阳。脾为生痰之源，肺为贮痰之器，脾胃之气通则不生痰。健脾燥湿的同时，须加利水清热之品，茯苓、木通其性能升能降，上能通心清肺达九窍，生津液，开腠理，滋水之上源，下能通调水道，利水降火。泽泻入足太阳膀胱经气分，性专利窍，使诸经之湿热皆从小便泄去。窍利则神识清，湿散则浊痰去。痰火者加黄连，以其苦燥之性清头目而祛湿热。

【针灸治疗】

治法：健中运湿，息风。取足阳明胃经合穴及胃之募穴，健运中州以逐湿痰，佐取手阳明经经穴和局部腧穴以清息其风。

处方：

中脘　足三里　合谷　风池　丝竹空　百会

方义：中脘是腑会，又是胃之募穴，有健运中州、通涤腑浊的作用，配足阳明胃经合土之足三里，降浊导滞而襄助中脘，以利运行而化痰湿。合谷是手阳明大肠经的原穴，原主气，有清气的作用，配息风之风池，清头目之丝竹空，颠顶之百会，以达清气息风、利湿化痰的目的。

四、鉴别

阳虚者，早起眩晕，肢冷面白。精亏者，日晡面红，眩晕耳鸣。血虚者，日晡眩晕，少卧略安。湿痰者，眩晕欲吐，头重胸痞。痰火者，头晕胀痛，心烦口苦。

五、要点

本病的病因很多，但在临床上一般以肝肾不足，水不涵木，以致风阳上扰为多见，甚则可以晕倒，每为中风之先兆，故朱丹溪认为"眩晕是中风之渐"。用药以天麻钩藤饮为主，方中之天麻、钩藤、生石决明平肝息风，山栀、黄芩清上，牛膝、杜仲安下，益母草活血行气，桑寄生补肝肾，坚筋骨，夜交藤、朱茯神交通心肾。气虚加人参以补益。血虚加当归、川芎以补血。痰湿加白术、半夏、茯苓燥湿化痰。精亏加鹿茸以壮阳，龟板以填阴。

本病一般是肝阳偏旺，肾阴亏损，上盛下虚为患，除阳虚血亏之证宜于灸治外，其他原因若妄灸头部反徒增上盛。

六、病例

宋某，男，59岁。

初诊：1996年4月2日。

患者素有高血压病，后患脑梗死而言语欠清，右侧肢体欠利。十余天前因生气后出现头晕，伴腰膝酸软，夜寐不宁，纳食好，二便调，舌质暗淡，苔薄，脉弦细。血压26.2/13.1kPa（200/100mmHg）。

辨证：阴虚肝旺（上盛下虚，瘀血阻络）。

治法：清上补下，化瘀通络。

针灸处方：

风池　大椎　头三神　百会　外关　列缺　合谷　太冲　足三里　绝骨

刺法：均双侧取穴，先针健侧，后针患侧。风池、大椎针用泻法，不留针。头三神、百会用连续压进针法进针，并用泻法。外关针用泻法，列缺、足三里、绝骨针用补法，合谷、太冲用平补平泻法。留针30分钟，每周2次。

中药处方：

天麻10g　黄芪15g　党参10g　丹参15g　茯苓10g　泽泻10g　牡丹皮10g　当归10g　升麻3g　柴胡3g　陈皮6g　甘草5g　牛膝10g　夏枯草10g　珍珠母20g

7剂，水煎服，日1剂，分2次早晚服。

二诊：1996年4月19日。

经5次针灸后，眩晕已止，睡眠好转，血压逐降，今测血压21.28/11.97kPa（170/90mmHg），未服降压药。嘱患者畅情志，少劳累，坚持治疗。停服汤药，单纯针灸。

三诊：1996年4月26日。

头晕未作，腰膝酸软症状减轻，血压17.29/11.97kPa（130/90mmHg）。

按语：针刺降压确有实效。以风池、大椎用泻法，清泻肝胆上亢之阳，头三神、百会调神息风以清上。合谷、太冲均为原穴，原穴主治性能不仅具有祛邪之力，更有补虚扶正的特点，二穴相合，阴阳上下，刚柔相济，更具养血理气、平肝息风之功，且补中有泻。然列缺为肺络，取金能生水之意，以补肾气，肝肾同源，达肝肾双补。全方合用，清上补下，化瘀通络，而眩晕得止。

痫　证

痫证，即癫痫，是一种发作性神志失常性疾病，俗称"羊角风"。本证是由风、痰所引起，和肝、脾、肾三脏有关。肾藏精，肝藏血，精血互生。若因母体精气耗损，损及胎气，或素体肾阴不足，则精不化血，血不养肝，可引起肝风。若大惊大恐，气机逆乱，损及脏腑，肝肾受损则易致阴不敛阳而化热生风；或脾胃受损，水谷精微不得输布，痰浊内生。故七情损伤，饮食过饱，劳累过度，使脏腑功能失调，肝风夹痰浊上逆，蒙蔽清窍，走窜经络而发病。

现代医学认为癫痫是一种由于神经元异常放电所引起的反复发作的短暂性大脑功能失调的慢性疾病。由于异常放电神经元所涉及的部位不同，临床可见短暂的运动、感觉、植物神经等不同的障碍，实验室检查也可有很多不同的发现。典型的表现为突然的意识丧失和全身痉挛，并有咬破舌头与小便失禁。癫痫是一种临床常见病，引起癫痫的病因有很多。临床通常分为原发性和继发性两种。原发性癫痫又称为真性或特发性或隐匿性癫痫，致病原因尚未明确。继发性癫痫又称为症状性癫痫，是由于疾病所导致的一个症状。引起癫痫的常见疾病有局部或脑部疾病，如先天性异常，脑外伤，脑部炎症，颅内肿瘤，脑血管畸形及脑血管疾病等；也可由于全身性疾病引起，如煤气中毒所致缺氧，尿毒症，低血糖，碱中毒，高血压脑病，儿童佝偻病，酒精中毒，铅中毒等。

癫痫的发病可以从任何年龄开始。发病年龄与癫痫的类型有密切关系。婴儿期发病尤其是 6 个月以内发病者多有脑部器质性病变。原发性癫痫发病有 60% 在 20 岁以前发病，其中以 6~10 岁和 14~17 岁为多，20~30 岁以后发病者较少。失神发作多在 6~12 岁开始，15 岁以后发病的很少。良性中央回颞部放电癫痫于 4~10 岁开始，青春期后可自愈。在女性患者中，癫痫发作在月经前期和月经期内发作频繁或加剧。还有少数原发性癫痫只在月经期内发作，又称为经期性癫痫。妊娠期内有可能会发作加剧，也有发作减少的，还有少数病例仅在妊娠期内发作，又称为妊娠性癫痫。睡眠和癫痫的发作也有一定的关系。有些患者在入睡前和晨醒后发作，婴儿痉挛症也有类似的情况，良性中央回颞部放电癫痫基本在睡眠（包括午睡）中间发作。颞部癫痫表现为日间精神运动性发作，夜间大发作。强烈的情绪刺激，例如惊恐、情绪激动，以及睡眠不足、疲劳、饥饿等，都可成为癫痫发作的诱因。

临床表现：癫痫的形式是多种多样的，有的癫痫病人在反复发作中只有一种发作形式，而有的可有一种以上，如有时为大发作，有时为失神发作；也有在一次临床发作中从一种发作演变为另一种发作，如简单部分性发作迅即变为复杂部分性发作而以大发作告终；也有开始时只有大发作，在长期反复发作后又出现精神运动性发作；也有在白天为精神运动性发作而晚间睡眠中为大发作等。临床上最常见的发作形式为大发作、小发作、局限性发作和精神运动性发作，其中以大发作为最多见。发作的间隔与发作的时间差异很大，发作从每日数次至数月1次不等，小发作可多至每日100次以上，大发作可数年发作1次，发作时间早晚不一。这种差异非但各个病例不同，即使同一病例亦常交换不定。

大发作：即全身性强直－阵挛发作。每次发作时，患者突然尖叫一声，意识丧失，跌倒于地，并立即发生肌肉抽搐。发作开始时，全身肌肉同时发生持续性收缩，患者头转向一侧或向后仰，眼球也向同侧或向上转，上肢伸直或弯曲，手握拳，下肢常伸直，有时屈曲。全身的肌肉由持续的收缩转变为一张一弛的交替抽动，形成阵挛。患者头部、躯干与四肢的肌肉均见强烈的收缩，有时容易发生挫伤。阵挛逐渐减弱，频率逐渐减少，松弛时间逐渐延长，持续约1分钟，在最后一次强烈痉挛后，抽搐即行停止。由于胸部的阵挛活动，气体反复由口中进出，形成白沫，若舌头或颊部被咬破，则口吐血沫。尚出现心率增快，血压升高，汗液、唾液和支气管分泌增加，深反射、浅反射消失，牙关紧闭和再次咬破舌头，并有可能发生小便失禁，少数还有可能发生大便失禁。

小发作：即单纯失神发作。典型的失神发作最多见，多在6～12岁发病，15岁后发病者极少。表现为突然发生和突然停止的意识障碍（神志丧失），持续5～20秒，很少超过30秒钟。患者无任何先兆，突然中止其正在进行的动作，呆立（坐）不动，呼之不应，双眼睑节律性抽动或双眼上翻，与脑电图上的SBZ棘－慢波同步。手持物件可能跌落，亦仍能机械地继续原来的简单动作，但从不跌倒。发作突然停止，意识

专病论治

立即清醒，对发作不能回忆。

一、病因病机

癫痫属于中医痫证范畴，因其发作时口中如做猪羊叫声，故又称"羊痫风"。

杨甲三教授通过学习历代文献，加之临床观察，将此病之病因病机重点放在痰火内盛，蒙蔽清窍。风痰厥逆，先天或后天受惊恐，悲则气下，惊则气乱，悲气归肾，惊气归心，并于心肾则火不生木，水不涵木，肝木生风，脾土生痰，风痰相搏，酿成痰涎，内乱神明，外闭经络，而发昏仆。因痰有聚散，故间歇发作。如《素问·奇病论》中曾说："人生而有病癫疾者……此得之在母腹中时，其母有所大惊，气上而不下，精气并居，故令子发为癫疾也。"而《三因极一病证方论·癫痫叙论》说："夫癫痫病，皆由惊动，使脏气不平，郁而生涎，闭塞诸经，厥而乃成。或在母胎中受惊，或少小感风寒暑湿，或饮食不节，逆于脏气。"《丹溪心法·痫》则直言："非无痰涎壅塞，迷闷孔窍。"可见本证之形成或由七情失调，饮食不节，劳累过度，或由他病致脏腑失调，痰浊阻滞，气机逆乱，风阳内动而致。

1. 七情失调

突受惊恐，气机逆乱，升降失职，脏腑受损，病攻肝肾，而阴不敛阳，内风骤升。或脾胃受损，精微不布，痰浊内聚，或随气逆，或随火炎，或随风动，蒙闭心神清窍，而作痫证。小儿元气未充，神气怯弱，且为纯阳之体，更易受惊恐，惊则气乱，恐则气下，气机逆乱，随阳化风，因而痫证多矣。

2. 先天因素

小儿痫证与先天因素关系密切，所谓"病从胎气得之"。受孕之时，母体受惊，气机逆乱，精伤而肾亏，恐则精却，或多食肥甘，内生痰湿，化热化风，均可使胎儿在胎内发育受到影响，素体热盛，易生痫证。

3. 脑部外伤

跌仆撞击，或生产时胎头受损，头为脑之府，脑主元神，脑窍受损，神无所舍，逆乱为病，气血瘀阻，则脉络不和，肢体抽搐，而发癫痫。

二、论治

虽癫痫成因有外伤与内伤之别，但其证不离风痰，临证可分为虚实两证，实证为多，久发不愈，脏腑愈虚，痰浊愈盛，而成本虚标实之证。因此实证施以息风化痰是为常法，即便是虚证，在其发作时也有标实之象，扶正也应不忘治标。

1. 实证

发作时突然昏仆，抽搐吐涎，神志不清，两目上视，牙关紧闭。痰浊壅盛者可伴眩晕，胸闷，神疲，舌苔白腻，脉弦滑。痰火内盛可见心烦易怒，失眠，便秘，舌红苔黄腻，脉弦滑数。

【药物治疗】

治法：息风化痰，和胃降浊。

选方：顺气导痰汤。

姜半夏　陈皮　茯苓　甘草　胆南星　枳实　木香　香附　石菖蒲

痰火盛加用石决明、钩藤、竹沥、黄连；便秘加大黄。

方义：胆南星温胆以息风痰，痫病久发，痰必胶固，辅以枳实之冲墙倒壁之力而助胆南星以化顽痰。痰由湿生，湿去则痰消，故用半夏燥湿，茯苓渗湿，甘草和胃以除痰源。痰因气滞而成，气顺则痰降，故以陈皮、木香、香附之利气，气顺则一身之津液随气而运，不会聚而生痰。石菖蒲开心窍，使心神不为痰蒙。痰火内盛可加用石决明、钩藤、竹沥、黄连清热息风；便秘可加大黄泄热通便，使痰热有去路排出。

45

【针灸治疗】

治法：息风化痰，安神定志。以手足厥阴、足太阴及任脉、督脉经穴为主。

处方：

内关　太冲　中脘　气海　三阴交　丰隆　风府　风池

方义：内关为手厥阴心包经腧穴，心窍被蒙，清心开窍，心包代心行事，故取手厥阴心包经之内关以清心降逆；太冲为足厥阴肝经之原穴，调肝以潜阳；中脘、气海理气化痰；丰隆为足阳明胃经之经穴，可健胃化痰，为化痰之专穴；三阴交为足三阴经交会穴，调肝脾肾，以绝生痰之源；风池、风府为祛风之专穴。诸穴合用，使风息痰去，气血平和，逆乱得降，痫证无以为发。

2. **虚证**

痫证发作日久，抽搐强度减弱，精神萎靡，神疲乏力，头晕失眠，面色不华，食少痰多，腰膝酸软，舌淡少苔，脉细无力。

【药物治疗】

治法：扶正固本，补益心肾，健脾化痰。

选方：大补元煎合六君子汤加减。

党参　山药　熟地　杜仲　枸杞子　当归　山茱萸　茯苓白术　陈皮　半夏　炙甘草　石菖蒲　远志

方义：党参、甘草补气养心。熟地、枸杞子、杜仲补肾。茯苓、白术、党参、甘草为四君子汤，益气健脾。陈皮、半夏、茯苓、甘草又为二陈汤，燥湿化痰。石菖蒲、远志宁心开窍。

【针灸治疗】

治法：脏虚取背俞，痰浊取腹募，标本兼治。

处方：

心俞　肝俞　肾俞　脾俞　日月　中脘　足三里　后溪

申脉

方义：癫痫一证多由惊恐而生，受惊则心病，心火不能生脾土，运化失常，积湿成痰，故取心俞、脾俞培补心脾，以杜痰源；受恐则肾病，肾水不能涵肝木，故取肝俞、肾俞补肾调肝，以息其风。背俞治脏病、虚证，故诸脏俞可补脏气，和阴阳。虽为虚证，病发时仍夹有痰实，故补虚同时，取足阳明胃经之合穴足三里、胃之募穴中脘以理气降逆化痰，取胆之募穴日月以清利肝胆，息风清热。后溪通督脉入脑，开窍醒神。申脉通阳跷脉，且与后溪手足同名经相配，加强后溪通督定痫之功。

三、鉴别

癫痫一病，临床表现较为典型，但发作形式多种多样，注意应与其他精神神志疾病鉴别。

1. 与癫、狂鉴别：癫为语言错乱，秽浊不分；狂为狂妄，刚暴，骂詈；痫为发作无时，突然昏倒，四肢抽搐，口流涎沫，并发出异常声音，醒后如常人。

2. 与中风鉴别：中风发作，仆地无声，昏不识人，伴肢体瘫痪，口眼歪斜，言语謇涩，通常不能自醒，醒后常留后遗症。痫证时发时止，醒后如常人。

3. 与痉证相鉴别：痉证以颈项强直、肢体僵硬、角弓反张为特点，虽也时发时止，但不发异声，不吐涎沫，一般不能自然苏醒。

4. 与厥证相鉴别：厥证也以突然昏仆、意识不清为主症，但常伴有四肢冰冷。

四、要点

1. 病后发痫证，神脱目瞪，发时遗尿者病较重，有危险，应及时抢救。

2. 痫证发作形式多种多样，应对癫痫之西医学知识有一定了解，以免误诊、漏诊。并应在治疗时对不同类型癫痫的年龄、性别及发作时间等特点予以特别注意。

3. 癫痫发作时可取人中、涌泉、百会、合谷、太冲等穴，百会穴可灸，以开窍醒神。

4. 癫痫无论虚实，都应不忘息风化痰。盖风痰为病的主因，切不可只扶正补虚，风痰未祛，闭郁于内，化火亢盛，而加重病情。

5. 注意间歇期的生理调护，避免劳累及精神刺激，忌食羊肉，忌酒。

五、病例

1. 刘某，女，20 岁，学生。

初诊：1996 年 3 月 29 日。

患者 5 年前因夜出受惊，后精神不振，十余天后行走时突然昏倒在地，不醒人事，四肢抽搐，口吐白沫，牙关紧闭，口中发出低怯鸣叫声，约三五分钟后苏醒，醒后头目昏沉，乏力。此后每半年发作 1 次。近 2 年来发作日益频繁，或十余天 1 次，或 3～5 天 1 次，经服用苯巴比妥、苯妥英钠等疗效不显著，前来针灸治疗。胸中满闷，纳呆，月经前后不定，面色㿠白，神疲乏力，二便尚调，舌淡苔白腻，脉滑。

诊断：痫证。

辨证：痰气郁结。

治法：安神通督，理气化痰。

针灸处方：

大椎　身柱　本神　神庭　四神聪　中脘　天枢　气海
申脉　三阴交　足三里

刺法：大椎、身柱速刺不留针用泻法；本神、神庭、四神聪斜刺用泻法；中脘、天枢、气海平补平泻；补足三里、三阴交，泻申脉。留针 20～30 分钟，每周 2 次。

二诊：1996年4月3日。

经2次治疗，近几日未发作，胸脘满闷较前缓解减轻，食欲见增，精神亦有改善，眠差，舌苔变薄，脉滑。继上法治疗。

三诊：1996年6月10日。

经2个月时间治疗，发作频率明显减少，治疗期间共发作2次，睡眠安香，纳食大增，舌苔变薄，脉仍见滑。上方去本神、神庭、四神聪、申脉，加外关、足临泣。改每周1次。

至1996年10月，经半年调治，患者未见发作，月经亦调，脉症俱平。后随访2年未见复发。

按语：该患者因受惊气机逆乱诱发，痰气郁阻中焦，升降失常，运化失司，痰气走窜经络，蒙闭清窍而发此病。治疗以安神通督治其标，穴取大椎、身柱、头三神（本神、神庭、四神聪）等；理气化痰解郁治其本，穴取四门（中脘、天枢、气海）、三阴交、足三里等。频发期配后溪、申脉加强通督之功，稳定期则以调理气机为务，故用外关、足临泣调畅阳分气机。

2. 魏某，女，12岁。

初诊：1992年9月28日。

突发性失神及左侧肢体抽搐反复发作6年。患者6岁时无明显原因出现左侧口角和手足抽动，失神，持续短暂，数分钟后停止，反复发作多次，到某医院就诊，脑电图提示"重度异常"，符合癫痫之脑电图特征，诊为癫痫，遂口服苯巴比妥和中药治疗，效不显。曾查头颅CT未发现异常。核磁共振成像提示：左侧枕顶部灰白质分布不均。坚持口服苯巴比妥治疗半年，后因效果欠佳而改用痫可灵，但仍无明显效果。经人介绍来我院治疗。刻下症见表情淡漠，双目无神，性情急躁易怒，平素每日至少有1次癫痫发作，情绪不好时每日发作可达5~6次，以失神为主，表现为突然发生和突然休止的意识丧

专病论治

49

失，双目凝视，茫然若失，呼之不应，一次可持续数秒，而后意识立即恢复正常，对发作无记忆，仍可继续原来的动作语言，或偶有左侧肢体抽动，意识清醒，一般在几分钟内恢复正常。纳食不香，睡梦咬牙，大便干如羊屎状，3~4日一行，小便调。舌质红，苔黄微腻，脉弦滑。患者于出生时曾有窒息。

诊断：

中医：痫证（风痰阻络，蒙蔽清窍）。

西医：癫痫（小发作和局限运动性发作）。

治法：息风化痰，开窍醒神，安神定志。

针灸处方：

外关　足临泣　风池　大椎　本神　神庭　四神聪　天枢　中脘　气海

刺法：外关穴先刺至肌肉浅层行平补平泻，以理气，而后透至内关用泻法，中等强度刺激；足临泣直刺0.5寸，泻法，中等强度刺激；风池穴取向鼻尖方向刺0.5~0.8寸；大椎直刺0.5~0.8寸；风池、大椎均用泻法，中等强度刺激，不留针（可在余穴起针后刺）；本神、神庭、四神聪平刺0.1~0.3寸至皮下，中等强度刺激，平补平泻；天枢直刺0.8~1.2寸，中等强度刺激，泻法；中脘直刺0.8~1.2寸，气海直刺0.8~1.2寸，两穴均为平补平泻，中等强度刺激。

方义：外关为手少阳三焦经之络穴，手少阳主气所生病，功可理气化痰，深刺至手厥阴心包经之内关穴时，亦可治神志病，足临泣可疏肝利胆，调节情志，二穴相配疏肝理气，息风化痰；风池为足少阳胆经经穴，为祛风要穴；大椎属督脉，为诸阳之会，督脉直接入脑，故可宣通阳气，定志安神；本神为足少阳、阳维之会，广泛治疗各种神志病，少阳经风、火、痰所致之神志病变均可用之，神庭为足太阳、督脉之会，治疗神志病变效果颇佳，二穴相配，安神定志息风；脾为生痰之源，脾、胃相互表里，而足阳明胃经上头面，故取胃募中脘，治胃必通肠，故取大肠募穴天枢，化痰必理气，故取诸气之海气海，四穴合称四门，功可化痰理气，健脾和胃，起到"心胃同治"之效。

依上法隔日治疗1次，每次留针30分钟，直到1992年10月8日一直未犯癫痫。10月9日患者在外候诊时，突发口角及左侧手足抽搐，但意识清楚。急将患儿抬至床上，用指压人中、合谷、太冲、后溪、申脉等穴，10分钟后缓解，令其休息片刻后仍按前法治疗，病情又归于平稳。一直至11月8日因情绪欠佳，在吃中饭时又失神发作1次，这之后至今尚未再次发作。患者于1993年1月7日复查脑电图，与1992年9月25日的脑电图比较，有明显好转。患者精神状态转佳，双目有神，情绪也不似从前暴躁，身体逐渐健壮，饮食睡眠转佳。从1993年3月29日开始，逐渐减少痛可灵用量，希望能完全停用抗癫痫药物，靠针刺治疗来控制癫痫的发作。

按语： 癫痫是一种反复发作性的暂时性中枢神经系统功能失常的疾病。发作时由于发病急、时间短，门诊较少遇到，一旦遇到可针刺或指压人中、涌泉、合谷、太冲、后溪、申脉，以开窍醒神，息风止痉。平时的治疗应从风痰立论，以息风化痰、安神定志为法。处方可分为三组：①息风：风池、大椎、足临泣；②化痰理气：外关、天枢、中脘、气海；③定志安神：本神、神庭、四神聪。在对癫痫的治疗方法中，许多人不惯用后溪、申脉（或照海），但杨甲三教授认为发作时可用后溪、申脉，平时治疗则应用外关、足临泣，此对配穴与癫痫风痰之病机相符，乃治本之法。癫痫属顽疾，应长期坚持治疗，对原来服用之抗痫药不可骤然停掉，减药时间不可过短，且越到最后减得宜越慢，需经过1年以上的减量过程最后停掉。因为癫痫病因难以根除，所以多年未发作并非说明癫痫病已经根治，需要特别注意坚持治疗。

不　寐

不寐，一般称为失眠症，即睡而易醒，甚则转侧不安、整夜不能入眠的一种症状。不寐原因很复杂，但张景岳认为："寐本乎阴，神其主也，神安则寐，神不安则不寐。其所以不安，一由邪气之扰，一由营气之不足。"概括而明确地指出失眠以"有邪""不足"为病因。为此，本篇就心脾不足、阴亏火旺和痰湿积瘀三方面来叙述。

一、病因

1. 心脾不足

劳倦七情太过，脾气先伤，脾伤则后天水谷不能生化血液，以致血不养心，神不守舍，心阳上越，失其下交于肾水以致失眠，是阳不交阴。

2. 阴亏火旺

肾水不足，真阴不升，心火独亢，肾水居于下，心火居于上，火亢水亏，阴阳失交，水火不济以致失眠，属阴不纳阳。

3. 痰湿积瘀

气弱则脾土少运，生湿生痰，痰生于脾，贮于胃，胃为中枢，升降阴阳于交通，痰湿积于胃中，阻碍心火肾水不得交通相济以致失眠，即所谓"胃不和，卧不安"。

二、症状

1. 心脾不足

初睡常安，半夜即醒，体困神倦，面色不华，心悸健忘，饮食无味，舌少苔色淡，脉弱。

2. 阴亏火旺

常难以入眠，或入眠易醒，头晕目花，耳鸣掌热，咽干唇红，舌质红绛，脉细数。

3. 痰湿积瘀

头眩失眠，胸脘痞满，心烦不安，大便干燥，苔厚腻，脉滑数。

三、论治

1. 心脾不足

【药物治疗】

治法：健脾生血养心。

选方：归脾汤。

人参　白术　黄芪　当归　甘草　茯神　远志　酸枣仁　木香　龙眼肉　生姜　大枣　珍珠母　山栀子

胁脘闷加柴胡、枳实。

方义：参、芪补气健脾，术、草化湿和中，姜、枣调和脾胃，木香行气，茯神、远志、枣仁、龙眼肉甘酸善补其心。心者，脾之母也，根据"虚则补其母"的理论补心健脾。心主血，故以当归养血。胁脘胀闷是肝木侮土之症，加柴胡之疏肝以制木培土。脾虚易患食积之胸脘痞满，以枳实之利气导滞，气行积消则痞满自消。枳实性沉，可制柴胡之升举以导气下行，这是补中兼攻，使邪去正得以复之方法。

【针灸治疗】

治法：以心脾二经俞原配穴，以健运脾土而养心脾，以三阴之会而益其阴，使阳交于阴。

处方：

脾俞　太白　心俞　神门　三阴交

胸脘痞满加期门、中脘。

方义：心俞、脾俞健脾养心。太白是足太阴脾经原穴，神门是手少阴心经的原穴，原主元气，有扶正祛邪的作用。这种俞原配穴法，能加强培脾养心的作用。三阴交为足太阴脾、足厥阴肝、足少阴肾三经共有之会穴，有培脾益肝壮肾之功。上述腧穴除心俞、神门外，其余穴位均针后加灸，引导心阳下交于阴与肾水交恋而奠安睡眠。胸脘痞满加肝之募穴期门、胃之募穴中脘以疏肝和胃而畅通中焦，以利阴阳相交。

2. 阴亏火旺

【药物治疗】

治法：养心阴，滋肾水。

选方：壮水安神汤。

何首乌　酸枣仁　远志　生地黄　丹参　磁石　牡蛎　白芍　甘草　阿胶　川芎　知母　茯神

方义：何首乌味咸走肾，性温入肝，有补肝肾益精血之功，特点是养阴而不滋腻，和阳而不燥热，补阴之中尚有化阳之力，配生地黄、阿胶之滋阴养血为君药。水亏则风木内动，风助火威，故以白芍、甘草、酸枣仁敛肝缓急以制风木妄动。丹参入心经及手厥阴心包经血分以养其心。磁石、牡蛎咸降可降心火。远志入肾经，能强志益精，精足水盛，使阴盛能纳阳而火自息。

【针灸治疗】

治法：取手少阴心经与手厥阴心包经二经原络穴和督脉与足厥阴肝经的会穴以平息心火，足三阴经之会穴以补阴纳阳。

处方：

神门　内关　百会　三阴交

方义：取手少阴心经之原穴神门、手厥阴心包经之络穴内关泻心经之火。佐督脉与足厥阴肝经会穴百会以息肝风，使火无风动，以利心火下降。三阴交是足三阴经之会穴，为补三阴经之不足的要穴。阴足则上通于心而纳心阳，水火相恋，心肾交通而失眠自愈。

3. 痰湿积瘀

【药物治疗】

治法：和胃祛湿化痰。心火在上，肾水在下，水火上下交通，其枢在胃，胃中为痰湿所踞，则上下交通阻梗，水火不能交媾，痰湿借肝火而鼓动。欲媾阴阳，当通胃腑，欲通胃腑，当化痰湿。

选方：二陈汤加味。

半夏　橘红　茯苓　炙甘草　瓜蒌仁　枳实　黄连　石膏
便秘加大黄。

方义：方中半夏燥湿化痰，气机不畅则痰凝，故以橘红利气，气行则痰自化。这两味药贵在陈久，则无过燥之弊，故有二陈之名，为君。湿痰内结必化热，"痰因火盛也，痰即有形之火，火即无形之痰，痰随火而升降，火随痰而横行，变生诸证，不可纪极，火借气于五脏，痰借液于五味，气有余则为火，液有余则为痰，故治痰专必降其火，治火专必顺其气"，故以黄连之苦寒以降其火，瓜蒌仁之甘寒以润之，茯苓之甘淡以渗之。火因于气，即以枳实助橘红之利气。同时，当湿痰瘀热，积于中焦之际，需枳实沉降之性及冲墙倒壁之力通导积瘀，使方克有济。

【针灸治疗】

治法：取胃之募穴，令其通胃腑而化痰浊，使腑气通畅以利心肾交通，辅以手阳明经之原穴利气以助化痰，手少阴心经原穴以清降心火而宁神。

处方：

足三里　中脘　合谷　神门

方义：足三里是足阳明胃经之合土穴，以"腑病取合"的理论，有通胃治湿化痰的作用，中脘是腑会穴又是胃之募穴，位于上腹部，有直通胃腑、荡涤痰湿的功用，二穴配用有胃经募合肢体互应之妙。化痰必利气，肺主气，肺与大肠相表里，故取手阳明大肠经之原穴合谷以利其气。手少阴心经原穴神门以心神出入之门户而取名，有安神宁心的作用。痰湿除，胃腑通，则阴阳交通之枢通畅无阻，"阴平阳秘，精神乃治"。

四、鉴别

心脾不足者，睡眠不深，面黄神倦。阴亏火旺者，掌热，唇红，眠后易醒。湿痰积瘀者，心烦不眠，胸脘痞满。

五、注意

1. 一般不用温燥和升举之剂，以照顾阴分，不使阳亢。用阴药忌滋腻，忌填纳，以照顾阳分。亏损欲补，须照顾痰热。痰热欲平，须照顾亏损。

2. 用灸法一般不灸头部，务使阳不上亢。宜多灸下焦与下肢部以引火归原。

3. 失眠一般与心理因素有关，因此治疗时可做一些适当的心理治疗。

六、病例

关某，男，40岁，干部。

初诊：1994年5月13日。

自述半年来因工作忙碌致失眠。症见失眠烦躁，入睡困难，多梦，每日仅能睡三四个小时，或彻夜难眠，胸脘痞满，大便偏干，舌苔厚腻，脉数。

诊断：失眠。

辨证：湿痰积滞。

治法：通胃腑，化痰湿。

针灸处方：

中脘　天枢　气海　合谷　曲池　足三里　内庭　内关

刺法：中脘、天枢、气海直刺1寸，平补平泻；合谷、曲池直刺1~2寸，用泻法；足三里、内庭直刺0.5寸，用泻法；

内关直刺 0.5 寸。留针 20 分钟，每周 2 次。

二诊：1994 年 6 月 16 日。

经一疗程治疗，烦躁大减，每日能睡 5 小时，仍多梦。大便通畅，日行 2 次，成形，腻苔稍退。上方加本神、神庭，沿皮斜刺 0.3 寸。

经 5 次治疗，患者睡眠如常，胸脘痞满消失，二便调而告愈。

按语： 本例患者虽自述因烦劳所致，实则由于忙于应酬，酒食内积，生痰生湿，所谓"胃不和则卧不安"，治疗若仅以安神之法恐难以取效。故当以调理中焦为主，兼清心胃之热。待积滞已去，再酌配调神之穴善后。

面　瘫

面瘫，因其以口眼向一侧歪斜为主症，故又称为口眼歪斜、口僻等。多为突然发病，好发于春秋季节，其致病原因多为脉络空虚，风寒之邪乘虚侵袭阳明、少阳脉络，以致经气阻滞，筋脉失调，筋肌纵缓不收而发病。面瘫又称为面神经麻痹。

面神经麻痹可分成两类：一类为特发性面神经麻痹，又称贝尔麻痹。另一类为颅内或面神经的炎症或肿瘤、血管病变和外伤累及面神经而致继发性或症状性面神经麻痹。

面神经起自脑桥面神经核，从脑桥腹外侧脑桥小脑三角区出脑，并与前庭和耳蜗神经并行入内耳孔后单独进入面神经管，先后又有膝状神经节、岩神经、镫骨神经和鼓索神经加入，从茎乳孔出颅，分成多支支配，主要为面部表情肌，还有泪腺、舌前 2/3 味觉和耳郭区皮肤感觉功能等。

由于部分面神经位于面神经管内的有限空间，多种原因如受寒着凉、循环障碍、病毒性或非特异性感染即免疫变态反应造成面神经水肿、肿胀，受面神经管所限而压迫，轻者面神经受压，髓鞘受伤，电生理证实神经传导速度减慢，早期解除水肿压迫，功能可完全恢复，重则压迫造成不同程度损伤，轴索变性，再生功能差，恢复差，留有后遗症。

任何年龄均可发病，以中青年男性为多，感冒、受凉、疲劳等均可诱发。起病迅速，数小时内发病，1～2天达到高峰。表现为面颊部表情肌障碍，病侧额纹消失，皱额蹙眉不能，眼轮匝肌麻痹则眼裂变大，不能闭合或闭合不全。可见眼裂不能闭合，眼球向上外方转动，此即贝尔现象。口轮匝肌和面颊肌麻痹，病侧鼻唇沟浅，口角下垂，示齿口角偏向健侧，不能鼓腮吹口哨，漱口漏水。咀嚼食物滞留齿颊之间。由于面神经在面神经管内由近及远有岩神经（副交感神经，支配泪腺）、镫骨神经（支配内耳镫骨肌）和鼓索神经（2/3舌前味觉）纤维加入，故不同部位损伤可出现相应受累症状。岩神经受累为眼干无泪，外耳道和耳郭浅感觉障碍；镫骨神经受累为耳鸣，听觉过敏；鼓索神经受累为舌前2/3味觉障碍。

应注意与继发性及症状性面神经麻痹鉴别，如带状疱疹导致的雷-亨综合征，莱姆病等。还应注意病人是否有糖尿病、结节病、胶原病（干燥综合征，硬皮病，各种血管炎）等。

一、分期分经辨证论治

面瘫作为针灸临床最为常见的疾病，其治疗已有一定的章法可循。因其发病多由感受外邪，风寒侵袭阳明、少阳而致经气阻滞，筋脉失养，肌肉弛缓不收，发为瘫痪。病性属实，病位在面。其辨证并不复杂，临床施治以祛风寒、通经络为法。中药可用牵正散。针灸选用面部阳明经和少阳经腧穴，并配以合谷等远端腧穴。杨甲三教授在早期的治疗中也是遵循这样的法则，其对面瘫的治疗可见于"中风"一病中有关"中络"

一节。

　　以后随着杨甲三教授辨证论治思想的逐渐形成，他对面瘫一病的认识与治疗也发生了相应的变化。杨甲三教授在辨证时注意辨病程的内容。针对一个具体的疾病而言，虽为一病，但随着其发生、发展、结束，其病情是在不断变化的。因而在不同的阶段，对同一疾病也会出现不同的认识。应根据每一阶段疾病的主要矛盾进行分析，辨明其归属、病位，而后立法施治。

　　杨甲三教授根据面瘫的发病特点，将其分为三期：急性期，恢复期，后遗期。三期的辨治重点各有不同。

1. 急性期

　　一般在发病的 5～7 天内。发病突然，常在晨起睡醒时觉面部一侧不适，漱口漏水，眼睛闭合不全，多数病人诉起病前或当时有患侧耳后疼痛，或患侧偏头痛，部分病人伴有耳鸣或耳堵不适。杨甲三教授根据面瘫在急性期的主要症状，认为面瘫在此期可辨为少阳风热为主。虽然致病之邪可有风寒风热之不同，但邪入少阳，少阳为阳经，风寒之邪侵袭少阳后容易随阳化热而成风热。实际在临床就诊的病人很多都伴有风热之症，如口干，口苦，大便干，舌红苔黄，脉浮数等。而从现代医学的认识来看，面神经起自脑桥面神经核，从脑桥腹外侧脑桥小脑三角区出脑并与前庭和耳蜗神经并行入内耳孔后单独进入面神经管，从茎乳孔出颅，其走行与少阳经分布相一致，说明面瘫病变部位在耳后，将面瘫急性期的辨治重点放在少阳经也是有道理的。面瘫的症状虽然表现为面部的肌肉瘫痪，但其初起之时病位却在耳后。

【药物治疗】

治法：清少阳风热。

处方：

柴胡　黄芩　防风　荆芥　丹皮　紫荆皮　丝瓜络　生甘

草　地龙　僵蚕

若发病于夏季，暑湿为病，可加鲜藿香、鲜佩兰。湿热甚者加龙胆草。便秘者加生大黄。

方义：

柴胡、黄芩专入少阳，清少阳之热，柴胡为少阳经引经药，可引诸药入少阳经；防风、荆芥为散风专药，可祛风邪；紫荆皮清热解毒；丝瓜络通络消肿，可减局部水肿，缓解对神经之压迫；地龙、僵蚕搜风通络，使少阳风散，经络畅通，则筋肉得以濡养而恢复活动。丹皮凉血清热，盖治风必治血，凉血以息风。暑湿之季，当加用清化暑湿之品，鲜藿香、鲜佩兰当为首选。

【针灸治疗】

治法：疏散少阳风热，以手足少阳经腧穴为主。

处方：

风池　翳风　完骨　液门　听会　侠溪

方义：风池、翳风同属少阳经腧穴，风池又为阳维脉的交会穴，主治一切风邪侵袭之证，可祛风通络止痛。完骨穴在耳后乳突骨下，为病变之所，亦为少阳经穴，有疏散少阳风热之功。液门、侠溪分别为手少阳三焦经、足少阳胆经之荥穴，荥主身热，取之以清少阳之热。伴有耳鸣耳痛者，加用听会，以清风热，利耳窍。

2. 恢复期

发病5~7天后，病情趋于平稳，一般耳后疼痛经急性期疏散少阳风热治疗之后症状缓解，症状以目不能闭、颊内存食、漱口漏水、面部肌肉感觉僵紧不适、鼓颊漏气、不能耸鼻为主要症状。舌红苔薄，脉浮缓。

病情进入恢复期，少阳风热已减，而以阳明经络不通为主，症状以面部肌肉弛纵不收、瘫痪不用为主要表现。手阳明大肠经其支者上颈贯颊，入下齿中，还出夹口，交人中，左之右，右之左，上夹鼻孔；足阳明胃经行走于面部之前，其起于鼻，交頞中，旁纳太阳之脉，下循鼻外，入上齿中，还出夹口，环唇，下交承浆，却循颐后下廉，出大迎，循颊车，上耳前，过客主人，循发际，至额颅。可见阳明经走行部位恰为面瘫恢复期之病变所在。阳明经为多气多血之经，足阳明胃经与足太阴脾经相表里，脾主肌肉，阳明经气血充盛，上荣于面，肌肉得气血之养而活动自如。若阳明经为邪气所壅滞，气血不得行于面，肌肉失养，则瘫痪不用。因此，杨甲三教授将面瘫恢复期辨证重点责于阳明。

【药物治疗】

治法：疏通阳明经络，调气养血。

处方：

葛根　当归　赤芍　丹皮　白芷　地龙　鸡血藤　川芎　黄芩　炙甘草

暑湿之际，可加茯苓、白术。

方义：

病在阳明，以调气养血为要，盖阳明为多气多血之经，气血充旺则筋肉得以充养而瘫痪得起。葛根专入阳明经，生津养胃气，并为引经之药；白芷入阳明经，专通阳明之络；当归、鸡血藤养血脉筋肉；丹皮、赤芍凉血清余热，川芎为血中气药，行气调血通络，以带动诸药上走头面；地龙功专通络；黄芩清在上之余热；甘草调和诸药，补气和血。若病在夏季，暑湿之季，用茯苓、白术健脾运湿。

【针灸治疗】

治法：调阳明经气血。以阳明经腧穴为主。

处方：

地仓　颊车　四白　颧髎　牵正　阳白　迎香　攒竹　鱼腰　丝竹空　巨髎　翳风　合谷　冲阳

以上诸穴可交替使用，根据面部肌肉瘫痪部位，在病变局

61

部重点治疗。

方义：地仓、颊车、四白、颧髎、迎香、巨髎分属手足阳明经腧穴，又在病变局部，为局部选穴，取之以通经络，理气血，活肌肉。合谷、冲阳分别为手足阳明经原穴，系循经远部取穴，为同名经上下配穴，以调理阳明，疏通气血，使阳明经气通畅，气血得以循经上养头面，肌肉得气血之充则活动自如，瘫痪得起。

3. 后遗期

一般经过积极合理治疗，面瘫可在 1 个月内获得痊愈。若 1 月之后，病情无明显改善，则进入后遗症期，除可见恢复期的症状外，尚可见患侧面肌抽搐跳动，紧绷不舒，眼口同动之联带症状，或瘫肌挛缩，口角歪向病侧，出现倒错。

此时，病情迁延不愈，病久入络，气血瘀滞，挟风扰动筋脉，肝血亏损，而见肌肉跳动或挛缩，为血虚风动之证。针对此期病程，杨甲三教授认为病不仅在阳明，且入内而及肝脾。治疗时务必要养肝血，柔筋脉，健脾胃，搜风通络。

【药物治疗】

治法：养血柔筋，搜风通络。

选方：八珍汤加味。

当归　白芍　生地　川芎　茯苓　白术　党参　炙甘草　木瓜　丹皮　葛根　蜈蚣　全蝎

方义：四物汤补血调血，养肝柔筋，四君子汤健脾补气，脾主肌肉，脾气健旺则肌肉得养；木瓜入肝脾经，柔肝舒筋，可缓筋急挛动；丹皮凉血息风；葛根引诸药入阳明经，养胃生津解痉；风邪入络，必用虫类药之钻动通络，以搜经络之风，首选蜈蚣、全蝎。

【针灸治疗】

在恢复期选穴的基础上加取足三里、三阴交以养肝脾，气海加灸以补气。

二、刺轻刺重有所不同

杨甲三教授对面瘫的治疗，其特点不仅仅表现在分期分经辨治，还表现在其针对不同病程采用不同的针刺手法上。针刺手法如方药之剂量，孰轻孰重，表现出一位针灸医师的治疗水平。杨甲三教授在针刺手法上有深入的研究，就面瘫而言，他针对面瘫各期不同的辨治重点，设计了有轻有重的手法，即"三刺"原则。

首先在面瘫急性期，辨为少阳风热为病。病在少阳，不仅取穴以耳后手足少阳经穴为主，其刺法为"一刺"以出阳邪。风热致病，在表属阳。《灵枢·始终》说"一刺则阳邪去"，所谓"一刺"即浅刺，如《灵枢·官针》所说"先浅刺绝皮，以出阳邪"。可知"一刺"即过皮而已，不宜过深过强。急性期所选风池、翳风、完骨均浅刺轻刺，起针时如能出少许血更佳。液门、侠溪也浅刺。如遇耳后疼痛甚重，连及偏头一侧，可用梅花针在耳后完骨、翳风穴处叩刺出血，并拔罐以出更多血液；或多针浅刺皮内，起针时出血为佳。如此往往可迅速减轻耳后疼痛。出血还可减轻局部水肿，缓解对面神经的压迫。

急性期过后，当面瘫进入恢复期时，阳邪渐去，病入阳明，以阳明经络不通为主，治疗时不仅以阳明经穴为主，刺法也与急性期不同。其针刺较急性期稍深，即所谓"二刺"以出阴邪。病在阳明，属里属阴，《灵枢·始终》说"再刺则阴邪去"，即在一刺之上再深刺一点。《灵枢·官针》认为"二刺"为"再刺则阴邪出者，少益深绝皮，致肌肉未入分肉间也"。可知"二刺"较"一刺"稍深，皮下肌肉浅层是也。恢复期所选穴位以面部为主，此期在刺法上多用透针法，如地仓透颊车，阳白透鱼腰，攒竹透睛明，四白透睛明，颧髎透下关等等。透针不仅减少穴位，一针透二穴，且其深浅恰在皮下肌肉浅层，与病变相应，刺激程度略重。恢复期末也可在穴位多

专病论治

捻转，稍强刺激，以通经经络，活肌肉。但总体刺激不宜过强，以免引起肌肉抽搐挛动而成后遗。

当恢复期疾病未愈转入后遗期，则见面肌抽动，紧皱不舒，眼口同动，证属病久入络，肝脾受损，肝血虚筋脉失养则拘挛抽动，脾不足则肌肉不得濡养，活动不利，紧皱不舒。针刺治疗时虽所选穴位与恢复期大致相同，但刺法却迥然有异。此期手法在面部穴位以皮内刺为主，稍强刺激，以激发经气，不宜在穴位深层刺激，以免加重抽搐挛动。《灵枢·始终》曰："脉实者深刺之，以泄其气；脉虚者浅刺之，使精气得出，以养其脉，独出其邪气。"对远端配穴则刺激宜深宜强，如足三里、三阴交、合谷等均可刺至肌肉层，强刺激补法，以疏通经气，使气至病所。这当属"三刺"，正如《灵枢·始终》中说："三刺则谷气至。"《灵枢·官针》曰："已入分肉间，则谷气出。"谷气乃人体之精气，水谷化生而来，对人有濡养之用，故谷气至则当守当补，不宜泻之。谷气充盛则经气旺盛，循环于周身而养四肢百骸、肌肉筋脉。

综上所述，可见杨甲三教授对手法刺激之研究颇有见地，与疾病病程病位紧密联系，深谙其理，从而治疗时做到深浅有序，轻重有别，恰如其分。

三、病例

陈某，男，61岁，干部。

初诊：1994年5月13日。

2个月前无明显诱因，午休起后自觉左侧面部不适，左耳后疼痛，次日左口角歪斜，左侧额纹消失，闭眼不能。遂前往某西医医院内科就诊，诊断为周围性面瘫，给予泼尼松口服，维生素 B_{12} 肌肉注射等。经治疗二十余天，未见明显疗效，又经某医院针灸中药治疗月余无显著改善，前来求治。刻下症见：眠可，二便尚调，左侧口角无力，歪向右侧，偶见面肌抽搐，左侧额纹消失，左眼闭合不全，时有流泪，左侧舌前味觉减退，舌暗红，苔薄微黄，脉滑。

诊断：面瘫（面神经炎）。

辨证：风热袭络，兼有瘀滞。

治法：疏风活络，兼理瘀热。取手少阳、阳明经穴及颜面局部腧穴为主。

针灸处方：

阳白　丝竹空　攒竹　四白　颧髎　地仓　颊车　大迎合谷　偏历　头临泣

刺法：采用多针浅刺之法。地仓、颊车从皮下肌肉浅层透刺，余穴皆浅刺 0.1～0.2 寸入肌肉浅层。留针 20～30 分钟，每周 2 次。

二诊：1994 年 5 月 16 日。

经针刺 1 次，面肌抽搐消失，眼周及面颊较前舒适，余症同前。

三诊：1994 年 5 月 30 日。

经 5 次治疗，左侧额纹出现，眼已能闭合，但仍不灵活，偶见流泪，味觉正常，口歪较前明显好转，但示齿时仍见歪斜。原方基础上加人中、承浆、目窗、睛明。睛明穴直刺 0.1～0.2 寸，以加强疏通口颊及眼部气血的作用。

经 15 次治疗，至 1994 年 7 月 9 日，全部症状消失，闭眼开齿皆灵活自如。

按语： 面瘫乃临床常见病多发病，针灸治疗疗效颇佳，取效的关键在于掌握最佳治疗时机和针刺方法。面瘫的针灸治疗可分为三期，初期即发病 5～7 天，治疗以远端取穴为主，如合谷、偏历、液门等。面部应少刺激，邻近部位可用翳风、完骨。发病后 8～20 天为中期，此期治疗应采用浅针多刺的方法。面瘫的病机多为外邪袭络，病位较浅，刺激量切忌过重，深浅以皮下或肌肉浅层为度。经此期治疗，多数患者均可治愈或基本治愈。若经 15~20 天治疗，或误治，仍未见效者，属难治病例。治疗仍以浅针多刺为法，适当配合透刺，透刺亦当注意沿皮下或肌肉浅层针刺。面瘫治疗中亦应强调辨证施治，早期虽可由风寒外袭引起，但决不能一见面瘫就用牵正散。从临床来看，面瘫以风热型或兼见热象为多。疑难者多见于内有湿热或痰瘀阻络者，可配合中药内服治疗。

面　　痛

面痛是指在面部一定的部位出现阵发性、短暂性、剧烈性疼痛，是临床上常见的疾病。多发生于中老年人，以30~50岁为好发人群，且随年龄增加发病率增高。女性发病率较男性发病率为高。疼痛发作时严重影响病人的生活质量。

面痛相当于三叉神经痛。三叉神经是脑神经粗大神经之一，为感觉运动混合神经，半月神经节位于岩骨尖部半月神经节窝，由此神经节发出眼神经（Ⅰ支）经眶上裂分布额顶部感觉；上颌神经支（Ⅱ支）经卵圆孔分布面颊部感觉；下颌神经支（Ⅲ支）有运动纤维加入，感觉支分布下颌区感觉，运动支支配颞肌、咀嚼肌和翼内肌。三叉神经根由半月神经节发出，由脑桥中部腹外侧进入脑桥分别至脊束核、脑桥主核和中脑核，运动纤维发自脑桥三叉神经运动核。

三叉神经痛在临床上可分为原发性和继发性两种。其病理生理尚不十分清楚，可能为三叉神经受轻微机械性、炎症性或血管性刺激压迫造成髓鞘和轴索改变，使神经兴奋阈异常，造成发作性疼痛。

一、症状特点

三叉神经痛的临床症状比较典型。其疼痛部位局限于三叉神经分布的范围区域内，不会超过其分布范围。疼痛多限于一侧，双侧发病者非常少见，即便有双侧患病者，在一次发作中也仅累及一侧。好发部位为第二、第三支分布区，单独第一支发病者较少见。临床特点为无先兆突然发生剧痛，为电击样、刀割样或电钻样疼痛，令人难以忍受。患者以毛巾或手掌紧按患部以减轻疼痛，或在发作时不断咀嚼、咬牙或运动唇舌以减轻疼痛。每次由几秒钟至 1 ~ 2 分钟不等，可突然停止。发病初起，发作时间短，间歇时间长，间歇期无疼痛发作，如正常人一样。随着病情的发展，病程的延长，发作逐渐频繁，发作时间延长，间歇期逐渐缩短，疼痛程度日益加重。三叉神经痛可为周期性发作，每个周期可持续数周至数月，以后症状逐渐缓解，甚至消失，有时可缓解数日以致数年。三叉神经痛几乎没有自愈的可能，经过一定的缓解期后疼痛又会重复发作。疼痛发作时剧烈，伴结膜充血，流泪，流涎，面部潮红。

三叉神经痛的一个典型特点为扳机点的存在。在三叉神经受累的分布区域内，常有非常敏感的触发点，即所谓的扳机点。病人可有一个或多个触发点，多分布于上下唇、鼻唇沟、牙龈、颊部、口角、眼眉等处，或在乳突后缘。间歇期可由吃饭、漱口、刷牙和抚摸口角或面颊部诱发疼痛发作。神经系统检查无明显阳性发现。慢性发作可由于剧痛难忍揉搓皮肤而致皮肤粗糙。

二、病因病机

在《内经》中已有类似三叉神经痛的症状描述。在《灵枢·经脉》中有颔痛、颊痛、目外眦痛的记载。《素问·缪刺论》有齿唇寒痛。《张氏医通》记录了类似的病例：许学士治鼻间痛，或痹不仁，如是数年，忽一日连口唇、颊车、发际皆痛，不能开口言语，饮食皆妨，在额与颊上常如糊，手处之则痛。此足阳明经络受风毒，传入经络，血凝而不行，故有此症。

面痛的病因有外邪侵袭、肝郁化火和瘀血阻络。

①外邪侵袭：风寒或风热邪气侵袭阳络，经气壅遏，经脉拘急而致面痛。

②肝郁化火：精神抑郁，肝气失调，郁而化火，肝火上扰，或突受惊恐，心胆火动生风，风火上扰阳明，筋脉掣挛，拘急而痛。

③瘀血阻络：疼痛经久不愈，病久入络，气血运行不畅，瘀阻经脉，血不荣面，经络失养而致疼痛。

三、阳经循行与三叉神经分布区的关系

杨甲三教授认为，面痛为病当责于诸阳经。手足三阳经皆上行于头面。手太阳小肠经其支者循颈上颊，至目锐眦，却入耳中，其支者，别循颊，上䪼，抵鼻，至目内眦，斜络于颧，其走行与三叉神经第二支的分布区相接近。手阳明大肠经其支者上颈贯颊，入下齿中，还出夹口，交人中，左之右，右之左，上夹鼻孔，其走行与三叉神经第三支的分布区域相接近。手少阳三焦经其支者从缺盆上项，系耳后直上，出耳上角，以屈下颊至䪼，其支者从耳后入耳中，出走耳前，过客主人，交颊至目锐眦，其走行与三叉神经第二支分布区相接近。足太阳膀胱经起自目内眦，上额交巅，与三叉神经第一支相接近。足阳明胃经起于鼻，交频中，旁约太阳之脉，下循鼻外，入上齿中，还出夹口，环唇，下交承浆，却循颐后下廉，出大迎，循颊车，上耳前，过客主人，循发际，至额颅，其走行包括了三叉神经三支分布区域。足少阳胆经起于目锐眦，上抵头角，下耳后，其支者从耳后至耳中，出走耳前，至目锐眦，其支者别目锐眦，下大迎，合手少阳抵于䪼下，下颊车，下颈，合缺盆，也包括了三叉神经三支分布区域。手三阳经筋结于角（侧头部），足三阳经筋结于䪼（面颊部）。因而从经络分布规

律来看，手三阳经络受邪可引发三叉神经第二、第三支疼痛，足三阳经中，足太阳经受邪可引发第一支疼痛，足阳明胃经和足少阳胆经受邪可致三支分布区域疼痛。辨明经络走行与三叉神经三支分布区域的关系在针灸治疗面痛时有重要的意义，施治时可分经而治，循经取穴，直到病所。循经施治时取穴要点如下：

①第一支痛：攒竹、丝竹空、阳白、头维、中渚。

②第二支痛：迎香、四白、禾髎、角孙、合谷。

③第三支痛：下关、大迎、颊车、翳风、内庭。

四、论治

【针灸治疗】

1. 风寒夹痰袭络

阵发性疼痛，疼痛剧烈，遇冷加重，舌淡苔白，脉紧或弦滑。

治法：疏风散寒，化痰通络。

处方：

风池　列缺　合谷　外关　足临泣　丰隆　足三里

2. 风热夹痰阻滞经络

阵发性剧痛，烧灼痛或刀割样疼痛，遇热疼痛加重，痛时面红目赤，汗出，口渴，溲赤，舌红苔黄，脉滑数或弦滑。

治法：疏风散热，祛痰活络。

处方：

列缺　合谷　人中　大椎　曲池　陷谷　丰隆

3. 肝郁化火，肝火上逆

剧烈疼痛，时作时止，烧灼痛或刀切痛，心烦易怒，口苦咽干，胸胁胀满，溲黄便结，面红目赤，舌红苔黄，脉滑数。

治法：清泻肝火。

处方：

专病论治

内关　蠡沟　上巨虚　阳陵泉　丘墟

胸胁胀满加支沟。心烦喜怒加大陵。

4. 心胆火动生风

突然受惊骇而致面痛，夜寐不安，心悸易醒，苔白或黄，脉弦滑或数。

治法：清火安神止痛。

处方：

神门　阳陵泉　照海　行间

5. 阴虚火旺（阴虚阳亢）

劳伤过度，面痛易怒，夜间心烦不寐，舌红少苔，脉细数或沉细而弦。

治法：滋阴降火（育阴潜阳）。

处方：

列缺　照海　合谷　太冲　神门　三阴交

6. 气虚血瘀，病邪入络

疼痛反复发作，经久不愈，抽掣作痛，或疼痛难忍，面色晦滞，畏风自汗，少气懒言，舌淡苔白，脉细濡。

治法：补气活血，化瘀通络。

处方：

膈俞　肝俞　关元　三阴交　足三里

五、病例

刘某，男，58岁。

初诊：1990年2月19日。

右眉棱骨痛呈间歇性发作3月余，伴灼热感，疼痛以跳痛及触发痛为多，右目流泪，疼痛剧烈时不能睁眼。纳可，二便调，舌略红苔黄，脉滑。

诊断：面痛。

辨证：风热之邪侵扰太阳、少阳脉络而致疼痛。

治法：疏散风热，行气通络。

针灸处方：

外关　足临泣　合谷　行间　和髎　上关　攒竹

刺法：均行泻法，强刺激，留针 40 分钟，隔日 1 次。攒竹穴可刺络放血。

二诊：1990 年 2 月 26 日。

经 3 次针灸治疗后，疼痛症状减轻，发作次数减少，疼痛发作时亦能睁眼。用原方法继续治疗。

三诊：1990 年 3 月 9 日。

自诉疼痛消失。嘱其继续治疗以巩固疗效，但患者因故停止治疗。

1 月后患者病情反复，复来就诊，施以原方法，症状渐减。

按语：此例患者诉眉棱骨疼痛属三叉神经痛中第一支疼痛范围，以跳动及触发而痛为特点。以其疼痛部位乃太阳、少阳经循行所过之处，辨属风热之邪侵扰少阳、太阳二经致经络不通，瘀滞而痛。穴取外关、足临泣以泻少阳风热，此为远端取穴，和髎为手少阳三焦经穴，上关为足少阳胆经穴，此为病变局部取穴，四者均为循经取穴；合谷乃治头面疾病专穴；攒竹乃足太阳膀胱经穴，刺络放血以疏散太阳风热。诸穴相合，以祛顽疾。

咳　嗽

咳嗽是因症状而定名，有声无痰者为咳，有痰无声者称嗽，因临床多见有痰有声者，故统称为咳嗽。对于咳嗽，《内经》有"肺主咳"及"五脏六腑皆令人咳，非独肺也"的论述。

一、病因

1. 外因

主要以风寒侵袭为主。一因外感风寒，皮毛首当其冲，肺合皮毛，故肺先病而致咳嗽。二由寒冷饮食入胃，寒气循肺脉上膈入肺，与外寒相合而致咳嗽，即"形寒饮冷则伤肺"。至于暑、湿、燥、火之邪，一般皆由外感风寒的转化与季节、气候的影响而引起，故陈修园有"言热，言湿，言燥，令不自行，亦必假风寒以为之帅"之说。

2. 内因

一由情志怫郁，五志之火上乘灼肺，肺失清肃而致咳嗽。二因脾阳不足或过食酒肉，脾失健运，聚湿生痰，上扰于肺，气道不利，以及酒毒上熏伤肺而为湿痰咳嗽。

二、症状

1. 外因咳嗽

外感风寒者，鼻塞声重，口干喉痒，语末咳嗽，少汗恶风，头痛，肢体挛痛，苔薄白，脉浮或数，或恶寒发热。夹湿者，头胀身重，苔白而腻。

外感风热者，咳嗽不爽，口燥鼻干，咽痛发热，苔薄黄，脉浮数。夹暑者，时在夏季，心烦口渴，汗出，尿赤，舌尖边红。

2. 内因咳嗽

虚热者，干咳痰少，颊红心烦，胸胁不舒，饮食不香，脉弦数。湿痰者，痰多易出，胸闷纳少，苔腻，脉滑。

三、论治

1. 外因咳嗽

【药物治疗】

治法：疏风散寒，宣肺止咳。外因咳嗽多为新病，多属实证，当治以辛甘散邪，邪去则安。切忌寒冷收敛，闭门捉贼，邪无出路则易变生他病。

选方：杏苏散。

杏仁　紫苏　前胡　半夏　陈皮　茯苓　甘草　桔梗　枳壳　生姜　大枣

夹湿加羌活、赤茯苓。热甚加黄芩、山栀、桑白皮、芦根，减生姜、大枣。夹暑加鸡苏散。夹燥加瓜蒌仁、知母、贝母、梨汁、麦门冬，减半夏、生姜、大枣。

方义：紫苏、杏仁之辛能宣肺，润能下气，辛温能疏散风寒，风寒解散，肺气宣降，则咳嗽自止，为君药。辅以桔梗之升，引诸药入肺，助邪外出。前胡下气化痰。化痰需利气，故加陈皮、枳壳。甘草和中。姜枣调和营卫，且性温辛甘之味有散寒之功。夹湿加羌活，使湿从表解，茯苓渗湿，使湿从小便泄出，此为化湿表里双解之法。杨甲三教授在临床用此方法颇为得心应手。热甚减姜枣，加黄芩、山栀以解表里之热，桑白皮、芦根专清肺热。夹暑加鸡苏散以清暑邪。夹燥者减半夏、姜、枣，加瓜蒌仁、知母、贝母、麦门冬、梨汁润燥以增津液。

【针灸治疗】

治法：表病取上，以疏解风寒为主，辅以太阴经之表里经原穴宣肺顺气。

处方：

风门　大椎　肺俞　合谷　经渠

寒者加灸风门、肺俞。夹湿加足三里、阴陵泉。热者加风门拔罐，少商、商阳点刺出血。夹暑加大陵。

方义：风门为治风要穴，其为风邪出入之门而得名，表邪属阳，故取诸阳之会大椎以解一身表邪，肺俞为肺之背俞穴，为专治肺经咳嗽之效穴，三穴均居背部高处。风邪先从上受，肺居五脏六腑之上，称为华盖，故外邪侵肺之际，当取身体上部之穴位，以疏解肺部风寒为主。手太阴肺经经渠穴属经金，按《五输之主治歌》"经之所治皆主喘咳寒热"之说而取用。手太阴肺经与手阳明大肠经相表里，取手阳明大肠经之原穴合谷，原主气，故有清肺利气作用。寒重加灸风门、肺俞，借灸温之性以散寒邪。湿重加足三里、阴陵泉，足三里属足阳明胃经穴，阴陵泉属足太阴脾经穴，属表里配穴法，主健脾通胃而化湿邪。热者加手太阴肺经井穴少商，手阳明大肠经井穴商阳，点刺出血以清肺热。夹暑者加心包火经之大陵穴以清暑宁心。

2. 内因咳嗽

【药物治疗】

治法：养阴清肺，化痰止咳。内因咳嗽多为久病，为虚，宜养金制木，使脾无贼邪之害，滋水制火，使肺得清肃之权。

选方：加减麦门冬汤。

麦门冬　半夏　人参　甘草　山药　菊花　陈皮　枇杷叶

痰湿盛者加茯苓、苍术。干咳加南北沙参。

方义：久咳肺胃阴津必伤，故以麦门冬养阴润肺，益水之源，为君药。虚火上炎，病在肺而源于脾胃，虚则补其母，故用人参、甘草、山药、陈皮调补其脾胃。虚火上炎，风木必旺，故以白芍制木敛阴。肺与胃之气皆以下行为顺，故以枇杷叶降肺气，半夏降胃气，使痰浊随气下行，咽喉气道得利，则咳嗽自止。痰多湿盛当治脾，故加苍术、茯苓化湿健脾。干咳为虚火灼肺，故以南北沙参清养其肺。

【针灸治疗】

治法：取手太阴肺经合水与肺之背俞以清上，足阳明胃经合土与胃之募穴以健中，三阴之会以实下。

处方：

尺泽　肺俞　中脘　足三里　三阴交

痰多加脾俞。

方义：久咳则肺实于上，肾虚于下，脾困于中，取手太阴肺经之合水尺泽配肺俞以清其上，使肺不畏火之炎。取足阳明胃经合土穴足三里，为土中之土，以培土生金，使肺有气化之源。胃之募穴中脘，位于上腹脐上 4 寸处，有通胃降气的作用。脾气健旺，胃气通降，则痰源杜绝。三阴交是足三阴肝、脾、肾三经之会穴，有补阴壮水实下作用，取之则肾有生水之渐，肾水能制五火，金水得以相生。脾为生痰之源，故痰多取脾俞穴。

四、鉴别

1. 风寒者，鼻塞声重，语末引咳。夹湿者，时在夏秋，口渴便赤。虚热者，干咳颊红，倦怠纳少。湿痰者，痰多易出，胸脘不舒。

2. 与其他病证鉴别：肺痈者，吐浊腥臭，胸中隐痛。肺胀者，动则喘咳，气急不安。肺痿者，声音不清，浊唾涎沫。

五、要点

1. 咳嗽辨治，首先要辨清外感、内伤，其次是痰之有无。新咳在表者，重在解表，当辛甘散邪，忌寒冷收敛，如干咳无痰者，属风热，兼清之。久咳内虚，忌辛香燥热之品，当以甘寒润肺，如痰多者当参健脾化痰。

2. 用解表之剂当中病即止。若过于解散，则腠理疏而外邪复袭，易使肺损脾虚，而元气疲，反变他证而难治。如遇此证，当以清肺保肺为首务。

哮　喘

喘以气息言，哮以声响言。喘者呼吸急促，甚至呼吸极度困难，出现张口抬肩、鼻翼扇动、不能平卧等现象。如喘气出入时，喉间痰鸣作声谓之哮。但哮必兼有气喘，喘则不一定兼哮。二者很难绝对分开，所以将哮喘放在一起讨论。古今有关本病的记载，《内经》有"动而喘喝""喝喝而喘"的记载，《金匮要略》有"喉间有水鸡声"等有关哮喘的形容词。后世对该病病因的认识逐渐发展，如张景岳说："实喘者有邪，邪气实也，虚喘者无邪，正气虚也。"叶天士更说："在肺为实，在肾为虚。"从古代到近代关于哮喘的记载很多，总的辨证不离乎从虚实、寒热方面来讨论。

一、病因

1. 哮证

①冷哮：痰喘久延，肺胃阳气日耗，胃虚则不能气化津液，壅聚为痰，肺虚则卫气不固，易感外邪，非时之感与宿痰相合，闭拒气道，搏击有声，发为冷哮。

②热哮：肺经素有痰火，肺合皮毛，肺病则毛窍常疏，卫外不固，易感外邪，以致痰火郁于内，风寒束于外，内外相搏，阻塞于气道，肺气郁滞不宣为热哮。

2. 喘证

①实喘：肺居高处为华盖，诸经之火热或外感风热均能上熏灼于肺，火热属阳，阳主升，肺为娇脏，火熏则伤肺气，肺以气降为顺，气升不降，发为实喘。

②虚喘：肺为气之主，肾为气之根，肺虚则气无所主，肾虚则吸入之气不能纳于下焦，故呼吸急促为虚喘。

二、症状

1. 哮证

①冷哮：呼吸困难，喉中痰鸣，面色苍白，身汗肢冷，胸满纳少，甚或抬肩不能平卧，苔白腻，脉迟滑。

②热哮：发作骤急，胸胀气粗，呼吸抬肩，不得平卧，喉中痰声，痰稠色黄，苔黄腻，脉滑实。

2. 喘证

①实喘：胸闷气粗，烦躁口渴，脉数有力，苔黄腻，或发烧。

②虚喘：声低息短，呼吸不能续，肢体倦怠，动则喘急易汗，神疲形羸，口唇清淡，脉弱无力，或咽喉干痛，肢冷掌热。

三、论治

1. 哮证

（1）冷哮

【药物治疗】

治法：宣肺通胃，补脾益肾。肺胃虚久病不已，则肺虚必及于肾，胃虚必累于脾，治宜在上治肺胃，在下治脾肾，发时治上，平时治下。

选方：苏子降气汤。

苏子　半夏　炙甘草　肉桂　前胡　厚朴　陈皮　当归

平时服人参胡桃汤（人参、胡桃）。

方义：苏子不但能降逆定喘，消痰顺气，并因其味辛性温之力，又有表散风寒之功。半夏、前胡宣肺化痰，厚朴降逆通胃，使宿寒痰浊随着肺胃之气下降。陈皮健脾行气，气行则痰行。甘草调中。肉桂温阳祛寒，能引虚阳下归火宅。以上多属温燥之品，故配以当归养血润燥，使肺得肃降，胃得通降。肺胃和，则哮逆平矣，这是冷哮发作时治上之法。平时以人参补气健脾，胡桃通命门、助相火而益肾阳，这是平时治下之法。

【针灸治疗】

治法：助阳护卫培土。从肺胃论治，助阳护卫而治其外，培土生金以治其内。

处方：

太祖　大椎　身柱　肺俞　风门　中脘　丰隆　太渊

平时减中脘加脾俞、胃俞、肾俞，均重灸。

方义：大椎是诸阳经之会穴，加灸有助阳卫外的作用，与太祖（经外奇穴，位在第6与第7颈椎之间）、身柱相配辅助大椎加强疗效。风门是治疗和预防风邪外感之要穴，阳气盛、卫外固、门户坚而抵御外邪侵入，以治其外。土能生金，土为金之母，取手太阴肺经太渊是本经虚则补其母的方法，配肺俞宣肺理气。取胃之募穴中脘、络穴丰隆以降痰浊而治其内。胃虚必累于脾，脾为生痰之源，故平时加取脾俞、胃俞以绝生痰之源。肺虚必及于肾，故取肾俞以补其肾，另一方面，肾为胃关，重灸肾俞增强肾阳，为火能生土之意。

（2）热哮

【药物治疗】

治法：宣肺降火消痰。外邪痰火相搏于上，气道壅塞之际，宜急于宣通肺气，以治其上，务使火降痰消。

选方：定喘汤。

白果　麻黄　桑白皮　款冬花　半夏　苏子　杏仁　黄芩
甘草

方义：风邪外束，痰热内蕴，肺气失其下行之际，以麻黄疏表定喘，苏子、半夏、杏仁宣肺降逆以化痰浊，使肺气直行，痰浊下降。又以黄芩、桑白皮之苦寒除肺部郁热以助痰浊下行。以款冬花、甘草之甘润，白果之收敛，以防麻黄耗散肺气之弊。此方妙在由散邪、宣肺、降逆、清火、理气五种治法组成，君臣佐使，相互制约，以防其弊，颇为周到。

【针灸治疗】

治法：清肺通胃，降浊止哮。取肺经合穴及肺之背俞以清肃其上，佐取胃经络穴及胃之募穴通降于中，使清津上升浊液下降，则哮乃平。

处方：

肺俞　尺泽　天突　中脘　丰隆

方义：肺俞属足太阳膀胱经，位于背部第3胸椎棘突下旁开1.5寸处，是直接与肺脏联系的穴位，是治疗肺部疾患的有效穴位。肺属金，金能生水，水是金之子，肺金有热需行泻法，"实则泻其子"，故取肺金本经合水穴尺泽。天突穴是主治气管咽喉疾患及各种原因引起的哮喘的常用穴，属任脉经穴，位于胸骨柄端上0.5寸，内为气管，故可以缓解气管的痉挛。肺俞、尺泽、天突三穴配伍，有宣肺利气、清肺降火而治其上的作用。中脘是腑会，又是胃募，位于脐上4寸，内为胃腑，有直通胃腑的作用。丰隆是足阳明胃经别络，别走足太阴脾经，联络着脾与胃的表里关系，既能治胃，使胃气调和痰浊下降，又能治脾，使脾健运，杜绝生痰之源，以安其中。胃腑痰浊下降，清气上升，痰浊不上干于肺，则哮喘自平。

2. 喘证

（1）实喘

【药物治疗】

治法：清肺降火。火炎于内，邪袭于外，邪正相搏于肺之际，宜清肃肺气，佐清腑气以助气清火降。

选方：兼外邪者用麻杏石甘汤。

麻黄　杏仁　石膏　甘草

不兼外邪而虚热内盛者选生脉散治之。

人参　麦门冬　五味子

方义：麻黄疏表定喘，石膏清其里热，杏仁润肺定喘，甘草泻火安中。此方以辛温之味疏解外邪，并用甘寒之剂清热降火，邪解则肺清，火降则喘平。内火灼肺之喘以人参补其肺气，麦门冬润肺滋水清心泄热，五味子摄纳肺气下降归通于肾，使肺得清宁，肾得蛰藏，则气自纳而喘自平。

【针灸治疗】

治法：清上实下。取手三阴经荥火穴清上使肺不畏火，补足少阴合水实下滋水制火，使肺得清化之权，兼表证取上，以疏解外邪。

处方：

鱼际　劳宫　少府　阴谷

如有表证加椎杼。

方义：劳宫在手掌部第3、第4掌骨之间，属相火之手厥阴心包经的荥火穴，少府在手掌部第4、第5掌骨之间，属火之手少阴心经的荥火穴，二穴均属荥火，故称为火经中的火穴，为治疗火旺内热、津液消灼引起气喘证的要穴，针泻该二穴能使火不刑金，有清肺泻火的作用。鱼际位于大指本节后内侧赤白肉际，属金之手太阴肺经的荥火穴，可以在该穴青络上放血以清泄肺热。根据井、荥、输、经、合特定穴的主治歌"荥之所治，皆主身热"，取手三阴经之荥火穴鱼际、少府、劳宫三穴治疗实热肺喘。阴谷为属水之足少阴肾经的合水穴，为水经中的水穴，有滋水制火的作用。椎杼位在项背部大椎与大杼穴连线的中点，是治疗喘病兼有表邪者的专门穴位，是在临床实践中被发现治疗哮喘有效的经外奇穴。

（2）虚喘

【药物治疗】

治法：益肺清气，补肾助阳。肺为出气之路，肾为纳气之府，肺气虚则气无所主，肾气亏则气不归根，所以气聚于上而为喘。法当清气于上，纳气于下，使肺气得其清宁，肾气得其蛰藏，则气自纳而喘自平。

选方：八仙长寿丸。

熟地黄　山茱萸　干山药　泽泻　茯苓　牡丹皮　五味子麦门冬

阳虚去麦门冬，加附子、肉桂。

方义：此方补中有泻，补而不滞，有清肺补肾的作用。方中熟地黄养血补肾，山茱萸补肾滋肝，山药健脾补肺，五味子敛纳肾气，有纳气于下之功，使肾气得其封藏。泽泻宣泄肾浊，牡丹皮清泻肝火，茯苓淡渗脾湿，麦门冬甘寒清肺，清气于上，使肺得其清宁。舌淡神乏、面色苍白、脉沉迟说明属阳虚喘证，故减麦门冬加桂附以扶其阳。

【针灸治疗】

治法：温固下元。上病实下，以温固下元而治其本。

处方：

关元　三阴交　复溜　太渊　膻中

方义：关元位于少腹部脐下 3 寸，是任脉与足三阴经位于少腹的穴位。三阴交位于下肢内踝高点上 3 寸，胫骨后缘，是足三阴经会于下肢的穴位。关元会足三阴经于腹，三阴交会足三阴经于下肢，二穴伍用谓足三阴经肢体会穴配穴法，能治疗三阴亏损，针灸并用有温固下元、摄纳真气的作用。复溜是属水之足少阴肾经的经金穴，称水经中之金穴，金能生水，金是水之母，取"虚则补其母"之意。胸部两乳中间之膻中是气之会穴，有利气的作用。太渊是手太阴肺经原穴，原穴对本经虚实之证皆能治疗，故能治疗肺虚实诸证。

四、鉴别

冷哮者，喉间有痰声，痰稀色白。热哮者，胸胀气粗，痰稠色黄。实喘者，气粗烦躁，苔黄脉数。虚喘者，声低息短，易汗唇淡。

五、要点

1. 哮证以痰为主，治疗不能专责于肺，因为肺金以脾土为母，故肺中浊痰亦以脾中之湿邪为母，所以治脾胃与治肺是同等重要的。

2. 所谓实喘治肺，虚喘治肾，是治喘的大法。但在临床上，每遇病情复杂，寒热虚实互见之际，又不可执一而论，要灵活掌握，应于在上治肺胃、在下治脾肾、发时治上、平时治下的基础上认真辨证论治。

六、病例

任某，女，57 岁。

初诊：1990 年 9 月 7 日。

自诉每年夏末秋初发作哮喘已二十余年。病发时喷嚏连作，双目红赤，涕泪俱下，多汗，咳喘胸闷，痰多色白而不易咯出，舌暗红苔微腻水滑，脉滑数。

诊断：哮喘。

辨证：表虚不固，痰湿内蕴，外邪侵表而诱发宿痰。

治法：固表化痰。

中药处方：

生黄芪 12g　　防风 9g　　白术 12g　　陈皮 10g　　半夏 10g　茯苓 12g　　炙甘草 6g　　干姜 5g　　细辛 3g　　五味子 10g　　苏子梗各 10g　　前胡 10g

7 剂，水煎服，日 1 剂。

二诊：1990 年 9 月 15 日。

上方服 7 剂后，喘咳大减，痰易咯出，汗出正常。上方加桑白皮 15g，嘱再服 7 剂。

三诊：1990 年 9 月 22 日。

上方 7 剂尽服后，诸症悉除，患者言谢而去。

按语： 过敏性哮喘系变态反应性疾病，属中医喘证。此类患者多伴有动辄汗出、畏风怕冷等症状，系表虚不固，易感风邪，外邪引动内饮而为病。有此辨证则施以固表化痰之治，以玉屏风散固表祛风，二陈汤化痰除湿。卫外固密，不受外邪，无以为发也。

胃　痛

胃痛即上腹部疼痛，古代有心痛及胃脘痛等名称。该病多伴有痞满嗳噫等"气"的症状，故称"肝胃气痛"。

汉晋间有九种心痛等名称，其实均难严格对证候辨别，临床时不必在此中过分拘泥。应当注意的是，在很多医籍中所论述的"心痛""心下痛"或"九种心痛"等实际上多指胃脘痛。

一、病因

1. 七情郁结

凡七情过甚，每易引起肝气郁结，肝失条达，气滞不舒，肝气横逆犯胃则胃痛。亦有久郁化火，由伤气或及血分，如是则发作频繁，缠绵难愈。

2. 脾胃虚寒

寒主收束，主凝聚，虚则气血运行不利。脾主运，胃主纳，脾胃虚则健运纳谷之功能减退，水运内停，痰饮不化阻于中焦，不通则痛。

3. 饮食不节

大饱伤脾，过饥暴饮则伤胃，以致脾胃运化失常，消化食物不及，食滞内停致痛。另外，虫积、岚瘴均能使脾胃气机升降失常，气血内乱为痛。

二、症状

1. 七情郁结

胃脘胀满而痛，攻冲连胁，按则转缓，嗳气频繁，不欲纳食，苔白腻，脉沉弦，或吐酸，大便干燥，色酱黄或黑色。

专病论治

2. 脾胃虚寒

胃痛必喜按而绵绵不已，饱食则痛虽缓，但呈腹胀嘈杂，微饥则痛剧心悸，面白神疲懒言，四肢不温，苔白腻或舌红少津，脉沉迟，或见脘部胀痛，转侧作水声，时吐清水，大便干燥，此属痰饮。

3. 饮食不节

胃脘胀满而痛，欲吐不安，嗳腐吞酸，往来攻痛拒按，唇内有白点，眼眶鼻下色黯，舌上现槟榔纹，痛时吐涎沫。

三、论治

1. 七情郁结

【药物治疗】

治法：疏肝理气，通胃降逆，止痛。肝气横逆，犯胃克脾，通降失司，肝为刚脏，故以疏肝为宜，腑泻而不藏，胃以通为补，故宜通胃，参以理气以协肝胃气机升降趋于正常。

选方：逍遥散加味。

柴胡　白芍　当归　甘草　白术　茯苓　薄荷　煨姜　香附　陈皮　枳壳

痛势攻刺急迫，口干无苔，呕酸烦躁，脉弦数，加左金丸、山栀。面部潮红加牡丹皮。大便干坚加瓜蒌仁、枳实。痛如锥刺，痛定不移，大便酱黄或黑色，加延胡索、五灵脂、清阿胶。

方义：柴胡、白芍、当归疏肝和阴，补血养肝，而使木得条达。肝木盛则土衰，故以培土植木之法，用白术、甘草和中补上以缓肝木。煨姜、薄荷健胃调中，疏肝解郁。腑以通为补，胃宜降则和，故以枳壳通胃阳之气。茯苓利湿热而通小便。参以香附、陈皮以理气，使气机通畅则不痛。痛势急迫，呕酸烦躁者，属肝胆郁火，以左金丸加山栀以泄肝火。面部潮红者加牡丹皮以清虚热。痛如锥刺，痛定不移，大便酱黄或黑色属瘀血，加延胡索、五灵脂、清阿胶化瘀止血。

【针灸治疗】

治法：疏肝理中通腑。取肝之募穴与手厥阴心包经经金穴以疏柔肝气，取手足阳明经原穴、合穴与胃之募穴理中通腑。

处方：

期门　中脘　间使　合谷　足三里　梁丘

大便不调，时稀时干或溏薄，加天枢。大便燥结加神门。呕吐苦酸味加阳陵泉。脘痛彻背加肩井、背部阿是穴。脘痛彻胸加天宗。脘痛彻腰加京门。久痛不已加气海。腹痛加三阴交、脾俞。大便隐血加地机。

方义：期门是肝之募穴，位于乳头直下3肋间，有疏柔肝木的作用。肝气郁结必化热，故取属火之手厥阴心包经的间使疏肝清火。中脘是胃之募穴，足三里是足阳明胃经的合穴，这两个穴位是治疗一切胃病的要穴，有和中通胃的作用。通胃必涤肠，故取手阳明大肠经合谷以涤肠道。天枢是大肠之募穴，有调整肠腑功能的作用。小肠主液所生病，故取与手太阳小肠经相表里的手少阴心经原穴神门增加肠道津液而润大便。梁丘是足阳明胃经郄穴，有止痛的作用，尤善治急性胃痛。呕吐酸苦之味系属肝胆火盛，故取足少阳胆经合穴阳陵泉，以泄肝胆之热。脘痛彻背属肝气上逆之症，取与足厥阴肝经相表里的足少阳胆经之肩井穴以平肝逆。依据从阴引阳、胸痛取背、调整阴阳的道理，取天宗穴治其胸痛。腰为肾之府，故脘痛彻腰取肾之募穴京门。久痛必损元气，故取气海以固摄正气。腹胀属脾失运化之症，故取脾俞、三阴交健运之。大便酱黄或黑色是胃肠道出血之症，故取足太阴脾经穴地机，以脾能统血之意。

2. 脾胃虚寒

【药物治疗】

治法：温脾健胃，理气止痛。温脾健胃，使脾土健运，清气上升，胃阳通和，浊气得以下降，清升浊降，中焦气机通畅，通则不痛。

选方：小建中汤。

肉桂　生姜　白芍　甘草　大枣　饴糖

痰饮胃脘胀痛，转侧作水声，吐清水，加白术、茯苓、干姜，减白芍、姜、枣、饴糖。

方义：脾居四脏之中，故称脾为中脏，此汤功能温健中脏，故名建中。脾欲缓，甘能补胃，食甘以缓而补之，故以饴糖、甘草、大枣之甘味以润土，土润则生万物。里寒宜温，故以肉桂辛厚之味温中健胃以散其寒。甘生中满，甘润之中，参以肉桂之辛散以制中满。土虚则木乘，故以白芍敛阴柔肝使木不乘土。脾主阴主里，脾病属里证，里证宜收，故倍量白芍之酸寒之性以收之。脘部胀痛，转侧作水声，口吐清水，此系水来侮土，水停中州积聚为痰饮，故减白芍之酸收及大枣、饴糖之甘满以防痰饮不消。加茯苓伐肾邪，使痰饮由水道排出。治痰先补脾，脾复健运则痰自化，故加白术以健脾。痰饮属阴象，阻抑其阳，故加干姜加强温通其阳，阳气化则停水能从小便而出。甘草温中下气，与茯苓配伍有泄满的功效。前方治脾肝，重甘润化饮，是土中泻木之法。后方是苓桂术甘加干姜汤，主治脾肾，通阳利水，是土中泄水之法。

【针灸治疗】

治法：柔肝建中。从脾胃论治。

处方：

脾俞　期门　中脘　天枢　三阴交　太冲　内庭

腹胀痛，转侧作水声，减肝俞、太冲，加三焦俞、委阳、肾俞。

方义：脾病则肝木必乘，故以期门、太冲泻肝以制木培土，脾俞针灸并用以扶其脾，取中脘以和其胃。三阴交穴属足太阴脾经，内庭穴属足阳明胃经，两穴伍用为表里配穴法，能加强健脾和胃的作用。治胃必通肠，故取大肠之募穴天枢。腹脘胀痛，转侧作水声，系痰饮为患，为水来侮土，治宜通阳利水，"三焦者，决渎之官，水道出焉"，故取三焦俞、肾俞与足太阳膀胱经线上的三焦之下合穴委阳以疏通津液引流，不使水液停积为患。

3. 饮食不节

【药物治疗】

治法：温脾健胃，消食止痛。当食物积滞伤脾呆胃之际，依据脾喜燥恶湿、胃实而不能满之意，宜温健脾阳，消导食积，脾得健运，胃道通畅，通则不痛。

选方：香砂枳术丸。

木香　砂仁　枳实　白术　陈皮　半夏

腹痛拒按，唇内有白点，舌现槟榔纹，痛时吐涎沫，证属虫痛，以乌梅丸治之。

方义：物滞伤胃，属有余致伤胃气，宜消补兼行。胃气不足，故以白术之甘温补脾胃之气为君。滞为有余之物，故以枳实苦峻之推陈倒壁之功，以消导物滞。辅以木香平肝行气，使木不克土。砂仁理气健胃。陈皮、半夏化痰消痞。

【针灸治疗】

治法：取手足阳明经原穴、合穴及胃之募穴，以通导腑气为法。

处方：

足三里　合谷　天枢　中脘

方义：积滞腑气，不通则脘痛，故取足阳明胃经之合穴足三里、胃募穴中脘以通胃腑，使通则不痛。通胃必泻肠，是釜底抽薪之法，故取手阳明大肠经之原穴合谷及大肠募穴天枢。

四、鉴别

胀而攻痛，属气滞。锥刺便酱，属瘀血。痛迫烦躁，属火郁。久痛舌红，属阴伤。喜按神疲，属阳虚。痛呕清水，属寒重。胀痛水声，属痰饮。满痛嗳气，属伤食。痛时吐涎，属虫积。

五、要点

1. 胃痛与神志、饮食、保暖及本体虚寒的关系最大，故治疗中的患者，应保持心情舒畅，饮食切忌生硬，身体最宜保暖，必须加以注意。

2. 胃痛止后，不可认为已痊愈。大致新病之后，遗留气滞者居多，如表现食减、胸闷、消化不良等症状；久病脾胃虚损者不少，如表现饮食不知饥饿、不欲饮食、神疲乏力等症状。均应注意，必须彻底消除而后已。

六、病例

程某，女，37 岁。

初诊：1990 年 6 月 13 日。

患者既往有胃脘痛病史，每因劳累、寒冷及饮食不当而发作。现胃脘部疼痛，按之痛甚，发紧发胀，发作持续时间 10 分钟左右，不能平卧，甚则冷汗出，活动症状加剧，伴口苦、恶心，两胁胀痛牵及少腹，纳差，大便干，舌淡红苔薄白，脉弦细略数。

诊断：胃脘痛。

辨证：肝胃不和，冲气上逆，阴维内结。

治法：疏肝和胃，降逆散结。

针灸处方：

公孙　内关　中脘　足三里

刺法：上穴均取泻法，中等刺激，留针 20 分钟，每日 1 次。

二诊：1990 年 6 月 15 日。

初次针刺治疗后，患者即感胃脘胀痛大减，再次治疗后胃痛消失。今诉两胁隐隐胀痛，遂加阳陵泉施以泻法，而获痊愈。

按语：此病例取穴简单而疗效显著。公孙、内关乃八脉交会穴中的一对配穴，分别与冲脉、阴维脉相通，专治逆气冲胸、阴气内结之心下痛满。中脘为腑会，又为胃募，主治腑之疾，足三里乃胃之下合穴，募合相配，共奏通降胃腑之功。诸穴相合，疏肝和胃，降逆止痛。

呕　　吐

有声有物谓之吐，即胃中食物随声上涌外出；有声无物谓之呕，即吐不出什么东西或仅吐出水液及酸苦胃液，俗称干呕。干呕出声重浊而长者称哕。吐后胃逆仍不下降，但胃空无物，势必出现干呕，所以并称为呕吐。呕吐是由胃气上逆，失其和降而出现的症状，可见于很多疾病中。胃主受纳和腐熟水谷，与脾共司升清降浊，其气主降，以和降为顺，若邪气犯胃，或胃虚失和，气逆而上，则发生呕吐。

一、病因

引起胃气上逆的原因很多，一般分外邪犯胃、饮食失调、情志不和等因素来叙述。

1. 外邪犯胃

风寒暑湿之邪，直侵胃腑，郁滞中宫，则胃腑功能紊乱，浊气不能下降，以致上逆为呕吐。《古今医统大全》（简称《古今医统》）说得很对："卒然而呕吐，定有邪客胃腑，在长夏暑邪所干，在秋冬风寒所犯。"

2. 饮食失调

饮食生冷，伤及胃腑，影响消化，则食滞不化，酿积于胃，胃失顺降，上逆而呕吐。或嗜酒肥甘，滋湿满中，湿热内蕴，满于胃腑，积为痰饮，阻滞胃气下降，上逆为呕吐。《济生方》指出："饮食失节，温凉不调，或喜腥脍乳酪，或贪生冷肥腻，动扰于胃，胃即病矣，则脾气停滞，清浊不分，中焦痞满，遂成呕吐之患。"

3. 情志不和

怒伤肝，肝失调达，肝木犯胃，思伤脾，脾运失常，脾病势必及胃，致使胃中阳伤，食物不能及至小肠，变化失司，上逆为呕吐。或日久不愈，下元衰惫，胃气虚弱，则水谷虽入，亦难以承受，以致朝食暮吐等胃虚症状。

二、症状

呕吐症状比较简单，由于致病原因不同，可伴发其他症状，加之个体差异，当辨虚实。

1. 外邪犯胃

感受风寒者，恶寒发热，呕吐，头痛，苔薄白，脉浮紧。暑湿者，心烦胸闷，呕吐口渴，头胀，脉濡。

2. 饮食失调

食积者，胸脘胀满，厌食，嗳气酸腐，苔腻。痰饮者，呕吐痰涎，胸脘不舒，食后饱胀，头眩心悸，苔厚腻，脉弦滑。

3. 情志不和

胸胁胀闷，喜嗳气，不思饮食，干呕或吐酸苦水，日久不愈可见胃阳虚之症，朝食暮吐，暮食朝吐，腰脚少力疲倦。胃阴虚者，呕吐不已，口干咽燥，舌红少津，脉细数无力。

三、论治

1. 外邪犯胃

【药物治疗】

治法：疏解和中，芳香和胃降逆。

选方：藿香正气汤。

藿香　紫苏叶　厚朴　白芷　桔梗　甘草　陈皮　半夏曲

大腹皮　白术　茯苓　生姜　大枣

　　暑湿加黄连，紫苏叶换为紫苏梗。热盛口渴舌干减白芷，加天花粉、麦门冬。

　　方义：藿香之芳香能和中醒胃，味辛能宣散外邪，为君药。辅以紫苏叶、白芷、桔梗助发表邪。胃腑以通为补，胃气以降为顺，故用厚朴、大腹皮、陈皮、半夏除湿消满，和中下气，使胃逆下降以平呕吐。白术、茯苓健脾祛湿，加姜枣不但能调和营卫，而且能健运脾脏，使脾阳上升，胃浊下降，脾胃升降之气达于平衡。暑湿者，加黄连以苦味降胃气，寒性消暑邪。口渴舌干为胃津受劫之症，减白芷之温燥，加天花粉、麦门冬以复津液。

　　【针灸治疗】

　　治法：解表和胃降逆。治上以疏解表邪，治中以和胃降逆，表解胃和，呕吐乃平。

　　处方：

　　风池　风府　内关　中脘　足三里

　　暑邪减风池、风府，加曲泽，甚者加刺中冲放血。

　　方义：风池、风府位于头颈部，功能疏解表邪。手厥阴心包经起于胸中，出属心包络，向下过横膈膜，从胸至腹，依次联系上、中、下三焦，阴维脉循行从足走腹，经过胸胁部，二经都经过腹部，根据"经脉所至，主治所及"的理论，取手厥阴心包经与阴维脉相通的穴位内关，来治疗胃气不和而引起的呕吐。足三里是足阳明胃经的合土穴，它与胃之募穴中脘配伍，是局部与远道循经的有效配穴法，也是治疗一切胃部疾患的有效配穴法，功能通阳理气，和胃降逆。暑属阳邪，故取属火之手厥阴心包经的合水穴曲泽，放血以清泄暑热。

　　2. 饮食失调

　　【药物治疗】

　　治法：温化痰饮，消食化滞。

选方：二陈汤。

半夏　茯苓　陈皮　甘草　生姜

呕酸加黄连。呕绿水加山栀子、钩藤。积食停滞加厚朴、山楂、枳实。干呕加竹茹、伏龙肝。久呕中气虚加人参、石斛。呕冷不食加炮姜、熟附子。吐涎水有虫加川楝子、使君子。

方义：胃以降为顺，故以半夏降胃逆化痰湿，为君药。陈皮、茯苓健脾理气，甘草和中，生姜温胃止呕。诸呕吐酸，皆属于热，故加黄连以清之。吐绿水为足少阳胆经有火，火性炎上，故加栀子、钩藤以降胆火。积食停滞加厚朴、山楂、枳实消食化滞。干呕是胃热，以竹茹、伏龙肝清胃降逆。久呕必伤残胃腑，故以人参、石斛补之。呕冷不食是虚寒之症，加干姜、熟附子以温胃。吐蛔虫以川楝子、使君子杀虫安胃。

【针灸治疗】

治法：以手足阳明原合肢体同气相应配穴，并配胃及大肠之募穴，鼓动肠胃气机，消滞通导。

处方：

中脘　天枢　合谷　足三里

吐酸加阳陵泉。吐绿水加日月、劳宫。呕吐冷食或口吐清水加灸天枢、中脘、胃俞、魂门。呕吐盛加刺金津、玉液放血。

方义：中脘、足三里分别是胃之募穴和足阳明胃经之合穴，是治疗胃病的主要穴位。通胃必涤肠，故取手阳明大肠经的原穴合谷、大肠募穴天枢。吐酸与吐绿水都属肝胆有热，故取足少阳胆经的合穴阳陵泉、胆之募穴日月直接清泄肝胆之热。同时，要用异经母补泻的方法，间接地平泄肝胆之火，方克有济。肝胆属木，木能生火，火是木之子，故在手厥阴心包经上选用属荥火的劳宫穴，以火经中的火穴来泄肝胆之火。呕吐不食、口吐清水是脾胃虚寒，加灸中脘、天枢、胃俞以振脾胃之阳。肝藏魂，故取魂门以制肝扶脾。金津、玉液在舌下中部两旁青络上，舌为心之苗，在该处用圆利针放血，有清心泄热功用。

3. 情志不和

【药物治疗】

治法：降制肝之逆，通胃阳，安中气。

选方：半夏泻心汤加味。

半夏　黄芩　干姜　人参　甘草　黄连　大枣　代赭石

方义：七情不和，肝失条达，郁而化火，火性上炎致呕吐，故以黄芩、黄连苦寒之剂以清肝胆之火。肝病必及脾胃，胃恶寒喜温，脾恶湿喜燥，故参以人参、甘草、大枣甘补之品以奠安中气。真气逆而不降，故以代赭石给以镇坠。这是苦寒辛温、重镇、甘补综合同用的方法。此方妙在既温又凉，又辛又苦，能补能泻，相辅相成，保持平衡。

【针灸治疗】

治法：取厥阴募原，清肝理气以制肝逆，佐取太阴表里，健脾和中，升清降浊。

处方：

大陵　太冲　膻中　期门　足三里　三阴交

方义：大陵、太冲是手足厥阴心包经与肝经的原穴，原主气，故有理气解郁的作用。膻中、期门是心包与肝的募穴，募穴是脏腑气血聚集之所，分布在所属脏腑附近，所以二穴有清肝理气的作用。三阴交是足太阴脾经的穴位，足三里是足阳明胃经的穴位，脾胃相表里，是表里阴阳配穴，有健脾和胃的作用，能使胃中浊气下降，脾脏清气上升。

四、要点

1. 风寒呕吐者，寒热头痛，苔白脉浮。暑热呕吐者，心烦口渴，身热脉濡。食滞呕吐者，嗳腐吞酸，脘胀苔腻。痰饮呕吐者，头眩胸闷，呕吐痰涎。气郁呕吐者，胸闷胁胀，嗳气不食。胃虚呕吐者，稍食即吐，喜暖恶寒。

2. 呕苦味，知胆腑有热。吐酸味，识肝脏有火。属蛔虫，吐涎水腹痛。呕绿水，是肝胆病重。呕黑水，为胃底翻出。吐臭水，是肠中逆来。

3. 治呕吐，重点在胃，并与肝脾有关系。一般常用和胃降逆法为主，辅以疏肝理脾佐之。再根据寒、热、虚、实的不同，参以选用宜解、宜温、宜攻、宜补等各种不同的方法。用攻法，病多在胃与大肠。用补法，多取足太阴脾经穴。

4. 凡呕吐，遇便秘时可考虑攻下之法，其他情况不要妄投下剂，避免再伤胃气。胃以下降为顺，故升提之品也要注意勿用或少用。

胸　胁　痛

胸胁痛是根据部位疼痛而定名的。剑突以上、锁骨以下、两乳之间为胸部，该部位以疼痛为主要症状者叫胸痛。乳后线与腋窝后线之间肋部谓胁部，该处作痛叫胁痛。由于胸胁连在一起，所以并在一起叙述。

一、病因

胸为心肺之堂，胁为肝胆之区，所以胸胁痛也就不离乎心肺肝胆为病。风冷外侵，湿热郁火，跌仆伤形，叫呼伤气，暴怒伤肝，悲哀气结，劳后房色，或痰饮积聚，以致经络失调，气滞血瘀皆能为痛。

二、症状

1. 胸痛

表邪未散，胸部胀闷疼痛，咳嗽气短，甚则不能平卧，脉浮数，或硬满而痛，痰饮积水于胸。

2. 胁痛

终日情志抑郁，时患两胁疼痛，常叹气，甚则胸胁胀闷，脉弦，为肝郁。盛怒后胁痛攻窜为肝逆。胁部痛甚，胀满烦热，二便闭涩，为郁火。胁下有块为积聚。刺痛不移为瘀血。

三、论治

1. 胸痛

【药物治疗】

治法：宣肺清心，理气化痰通痹。

选方：枳桔二母汤。

枳壳　桔梗　贝母　知母　瓜蒌仁　苏子

气短不足以息，不能平卧，减知母、贝母，加半夏、茯苓、杏仁、甘草。胸痞满减知母、贝母，加枳实、橘皮、生姜。隐隐作痛，心下痞气，闷而不舒，加人参、白术、干姜、甘草。

方义：外邪伤肺，肺热灼津为痰，痰热阻滞不宣致痛之际，必以清润化痰、开壅利膈为先，故以知母、贝母、瓜蒌仁清火散结，润肺化痰。桔梗开壅发表，清肺利膈，载诸药上浮于胸。痰因气滞，气顺则痰降，故以枳壳、苏子理气，使一身津液随气顺而运化，不致停聚为痰。气短不足以息，不能平卧者，证由阳虚阴乘，肺胃之阳不宣，化水停饮于胸，故减知母、贝母之寒润，加半夏、甘草温胃通阳，燥湿降气，茯苓逐水化饮，杏仁清肺利气。胸痞满者，胸中气塞盛于水饮，故减知母、贝母之润品而加枳实、橘皮、生姜开其气而通痞塞。隐隐作痛，心下痞气，闷而不舒，面黄神倦者，为阳虚，故以人参、白术、甘草、干姜益脾温胃，脾胃得和，上焦之气开发，则胸痹亦愈。

【针灸治疗】

治法：宣肺理气，清心通痹。从心肺论治。

处方：

郄门　太渊　膏肓　天宗

胸痛向纵直窜加太溪、足三里，横窜痛加期门。胸部积水气短不得卧加脾俞重灸，膏肓加灸。

方义：急性病取郄，故取手厥阴心包经之郄穴郄门。阴病引阳，胸部痛取背部的穴位，故配手太阳小肠经天宗以清心通痹。取手太阴肺经原穴太渊，配背部膏肓以宣肺理气。足少阴肾经、足阳明胃经均从足直行于胸腹，"经脉所至，主治所到"，故取足三里、太溪治疗胸痛向直纵放散。足厥阴肝经循行斜走胸腹，故胸痛横窜取期门。胸部积水加脾俞、膏肓灸法，以通脾肺之阳，而行水道。

2. 胁痛

【药物治疗】

治法：疏肝理气。肝逆参以降逆和胃，郁火参以清火，积聚参以软坚散结，血瘀参以活血散瘀。

选方：逍遥散加减。

当归　芍药　柴胡　云茯苓　白术　薄荷　生姜　香附陈皮　甘草

右侧痛加枳壳、桑皮。左侧痛加郁金、川芎。胁痛攻窜，脉弦数，加旋覆花、青皮、苦楝子。呕吐腹胀加姜半夏、川朴。胁部痛甚，胀满烦热，二便闭涩，加吴茱萸汤煎炒黄连、青蒿、牡丹皮。胁下积聚有块加鳖甲、三棱、莪术。两胁刺痛不移，脉涩，加桃仁、红花。目瞀耳聩，爪枯善恐，加牡蛎、山茱萸。隐隐作痛，连及腰胯，空软喜按，加潼蒺藜、补骨脂。

方义：肝木喜条达，故以柴胡、白芍疏木泻肝。木逆则下克于土，故以甘草、白术和中补土，茯苓利湿助甘，术以益其土使土能生金，金胜以制肝木之盛。当归、薄荷搜肝泄肺，理血清风。生姜温胃和中，香附理气止痛，陈皮理气健脾。左胁痛者肝邪盛也，故以郁金、川芎而解肝郁。右痛者，肝邪入肺也，故以枳壳、桑皮宣利肺气。胁痛攻窜、脉弦数为肝逆之症，故以旋覆花、青皮、川楝子以泄肝降逆。呕吐腹胀为气横逆犯胃之症，故以姜半夏、川厚朴平胃降逆。胁部痛甚，胀满烦热，二便闭涩，为肝胆郁火之症，故以吴茱萸汤煎炒黄连、青蒿、牡丹皮以清肝胆郁火。胁下有块加鳖甲、三棱、莪术软坚散结。两胁刺痛不移为瘀血，故以桃仁、红花活血散瘀。目瞀耳聩、爪枯善恐为肝虚，故加牡蛎、山茱萸以补益其肝。胁痛连及腰胯、空软喜按为兼有肾虚之症，故加潼蒺藜、补骨脂补肾。

【针灸治疗】

治法：疏肝理气。从肝胆论治。

处方：

期门　中脘　支沟　阳陵泉

胁痛攻窜加肩井、足三里。暴痛烦热加劳宫。胁下有块加局部（块之头、中、尾）三针、痞根。刺痛不移加膈俞、行间。爪枯善恐加肝俞。胁痛引及腰胯加肾俞。

方义：期门是肝之募穴，阳陵泉是足少阳胆经合穴，肝胆相表里，二穴配伍，谓阴阳表里募合配穴法，功能疏肝泄胆，凡肝胆一切疾患，均能取用。三焦主气，故配手少阳三焦经之支沟以理其气。肝木为患易犯胃土，故取胃募中脘培土健胃以制肝木。肝气上逆，胁痛攻窜，加胆胃二经之会穴肩井、足阳明胃经之足三里平肝降逆。肝胆郁火则暴痛烦热，加手厥阴心包经之火穴劳宫，以解郁火。胁下有块加局部（块头、中、尾）三针和经外奇穴痞根软坚散结。血瘀胁下则刺痛不移，加血会膈俞、足厥阴肝经之行间活血行瘀。肝胆虚怯则爪枯善恐，加肝俞、胆俞以补肝胆。肝肾亏损则胁部空痛喜按，引及腰胯，加肾俞以补益其肾。

四、鉴别

胸痛喘咳属热痰。硬满而痛属痰饮。缓痛善恐属虚弱。刺痛不移属瘀血。胀满痛属火郁。胁痛攻窜属肝逆。窜痛胸闷属肝郁。

五、要点

1. 胸痛一般以心肺二脏为病，但食管有病亦有胸痛症状。凡胸痛无喘咳气逆，而且饮食阻滞者，病不在肺，而在食管。

2. 胸痛伴有发寒发热，咳吐腥秽似脓者，属于肺痈为患，应以肺痈论治。

3. 凡遇左胸憋闷撑胀，疼痛难忍，是西医学之心脏病、心肌梗死之类，医者不能大意疏忽。

便　　秘

便秘是指大便秘结不通，排便困难，或欲便而艰涩不畅，2天以上而不能自解者。便秘作为临床常见的症状，散见于很多胃肠疾病或全身性疾病中，也有相当一部分人群仅仅出现便秘症状。便秘的发生及改善与人之生活习惯有密切关系，因此治疗时应注意调整病人的起居，帮助其形成合理的生活规律。

一、病因病机

1. 热盛

素体阳盛，或恣饮酒浆，过食辛辣厚味，而致胃肠积热，或因热病之后，津液耗伤，肠道失润，热灼津耗，大便秘结难出。

2. 气滞

思虑过度，情志不舒，或久坐少动，气滞不畅，气机不利，不能宣达，通降失常，传导失职，糟粕内停，不得下行，大便积而不畅。

3. 气虚

劳倦饮食内伤，或产后久病年老体虚之人，气血两亏，气虚则大肠传导无力，血虚则津枯大肠失润，甚或肾精亏损，肠道干枯，排便无力而致内积秘结。

4. 阳虚

阳虚体弱，或年老体虚，阳气不足，阴寒内生，留于肠道，阳气主温煦气化，阳虚气化不利，凝阴固结，肠道艰于传导而致便秘。

二、论治

便秘与脾胃、大肠、肾关系密切。大肠乃传导粪便之所，大肠功能失调则便秘形成。大便形成还与脾胃关系密切，饮食入胃必经脾胃运化腐熟，其糟粕传与大肠排出。若脾胃不利，运化失常，也可导致大便的形成与排泄失常，造成便秘。肾与二便关系密切，不仅主小便，且与大便有关，经言"肾开窍于二阴"，肾阳不足，元火不能温煦于下，肠运无力，自然导致便秘的发生。

便秘的治疗当辨清寒热虚实，不能一味通下，徒耗正气。便秘的表现以大便次数减少为主，病人可诉三五日甚或六七日才能大便一次。大便可见干燥坚硬，排出困难，硬行排出可致肛门裂伤。也可能大便并不硬结，却排便不爽。可伴有头晕头痛、腹胀腹痛、纳差、睡眠不安、心烦易怒、口中味重等症状。治疗时应根据症状，详加辨别。

1. 热秘

大便干结不通，腹部痞满，按之有块作痛，矢气频转，终难排出，烦热口渴，伴小便短赤，面赤口臭，头痛，舌红苔黄燥，脉滑数。

【药物治疗】

治法：清热润肠。大便通后可以麻仁润肠丸缓下润肠。

选方：小承气汤加味。

大黄　厚朴　枳实　麻仁　杏仁　桃仁　赤芍

方义：热积于胃肠，见里实之征，当急下存阴，泄热结以润肠，故以小承气汤通腑清泄在里之热，大黄泄热通便，厚朴、枳实行气除满，助大黄通下之力。麻仁润肠通便，杏仁降气润肠，桃仁、赤芍活血清热润肠通下。若热结已下，大便已通，当停用猛攻之剂，而以麻仁润肠丸缓下通便。

【针灸治疗】

治法：清阳明实热。以阳明经腧穴为主。

处方：

合谷　曲池　腹结　上巨虚　足三里

方义：合谷、曲池为手阳明大肠经腧穴，可清泄大肠之热。上巨虚为大肠之下合穴，又为足阳明胃经腧穴，"合治内腑"，与胃之下合穴足三里相合用，可清泄胃肠积热。腹结为足太阴脾经腧穴，穴居腹部，以健脾气，行津液，疏润肠道。

2. 气秘

大便秘结，不甚坚硬，欲便不得，腹部胀痛，连及两胁，嗳气频作，伴口苦，目眩，纳呆，舌苔薄白，脉弦。

【药物治疗】

治法：顺气行滞。

选方：六磨汤加减。

木香　乌药　沉香　大黄　槟榔　枳实　黄芩　茯苓
白术

方义：气秘属气机不畅而致，治当以理气行气通肠为法。故以木香调气，乌药顺气，沉香降气，使气机通畅；大黄、槟椰、枳实破气行滞。加黄芩以清气郁之热，茯苓、白术健脾以助气行。

【针灸治疗】

治法：疏肝理气，行滞通便。以任脉、足厥阴经腧穴为主。

处方：

中脘　阳陵泉　气海　行间

方义：中脘乃腑会，治胃肠之病，配气海以疏通腑气。足厥阴与足少阳互为表里，以行间配阳陵泉疏肝理气解郁，使气机通畅，升降有常，腑气通降，便秘可解。

3. 虚秘

有便意努责无力，多汗，短气，疲惫，便后乏力，大便并不坚硬，面色㿠白或面色无华，心悸，头晕眼花，舌淡，脉细弱。

【药物治疗】

治法：益气血，润肠道。

选方：八珍汤加味。

党参　茯苓　白术　生地　当归　麻仁　桃仁　枳壳　炙草　黄芪

方义：以四君子汤合黄芪益气健脾，以生地、当归滋阴养血，麻仁、桃仁润肠通便，枳壳引气下行，使气血生，运化有常，大便得以排泄。

【针灸治疗】

治法：补气养血，润肠通便。以足阳明、足太阴经腧穴为主。

处方：

脾俞　胃俞　大肠俞　三阴交　足三里　关元　气海

方义：脾俞、三阴交配胃俞、足三里，为脏腑经络表里配穴法，可鼓舞中气，培生化之源，使气血充盛。关元、气海补下焦之气，配大肠俞，以助排便传送之力。

4. 冷秘

大便艰涩，不易排出，甚则脱肛，伴腹中冷痛，面色白，小便清长，四末不温，喜热畏寒，舌淡苔白，脉沉迟。

【药物治疗】

治法：温阳通便。

选方：济川煎加肉桂。

肉苁蓉　牛膝　当归　升麻　肉桂

方义：肉苁蓉、牛膝温补肾阳，润肠通便，当归养血润肠，升麻以升清降浊，肉桂温下焦阳气以散阴寒。

【针灸治疗】

治法：补肾助阳。以任脉、足少阴经穴为主。

处方：

气海　照海　石关　肾俞　关元俞

方义：气海、关元俞助阳逐冷，温煦下焦以散阴结；照海、石关、肾俞补益肾气，使肾气复振，能司二便，则尿频可止，便秘可通。

三、要点

1. 便秘一病，当分清热与寒、虚与实，虽都应通便，但有通下、润通、以补为通之不同，当审清病证，方能施治，切不可一味通下，耗气伤津，气津损耗，不仅便秘不解，甚而加重。正如《谢映卢医案·便闭门·脾阳不运》所说："治大便不通，仅用大黄、巴霜之药，奚难之有？但攻法颇多，古人有通气之法，有逐血之法，有疏风润燥之法，有流行肺气之法，气虚多汗，则有补中益气之法，阴气凝结，则有开冰开冻之法，且有导法、熨法。"

2. 便秘与人之生活密切相关，应注意指导病人调理生活规律，适当增加运动，保持精神舒畅，合理饮食，定时如厕，形成自然正常的排便反射，有助于便秘的治疗。还可嘱病人自己做腹部按摩，促进胃肠蠕动。

3. 便秘的治疗应除外胃肠道梗阻疾病，如有梗阻，切不可滥用通下之剂。

4. 耳针治疗便秘有较好的效果，可适当配用，穴取神门、腹、大肠、肾等穴位，采用耳穴压豆或埋针方法。

四、病例

李某，男，17 岁，学生。

初诊：1996 年 10 月 5 日。

大便干结不爽 3 年余，开始服麻仁丸尚可取效，近年来便秘日见加重，服麻仁丸也无济于事。2 月前曾求诊于某中医师，给予汤药内服，服后溏泻十余天。停药后 1 周，又见大便不通，且程度较前加重，大便六七日一行，粪便干结难出，靠开塞露维持通便，痛苦异常。西医怀疑结肠占位性病变，建议行乙状结肠镜检，患者心存恐惧，遂前来试治于针灸。诊见面色萎黄，大便干结难下，六七日一行，状如羊粪，纳可，小便如常，舌淡，脉沉迟，尺肤欠温。

诊断：冷秘。

辨证：肾阳不足。

治法：补益肾气，温振元阳，逐寒通腑。

针灸处方：

大肠俞　肾俞　支沟　照海　关元

刺法：补大肠俞、肾俞，直刺 1 ~ 2 寸；补支沟、照海，直刺 0.5 寸。留针 20 分钟。灸关元 5 ~ 7 壮，每日 1 次。

二诊：1996 年 10 月 8 日。

经针灸 3 次，自觉大便较前省力，质稍变软，仍三四天一行。效不更方，继如前法治疗。

针灸至 11 天，患者大便通畅，量多，成形，日行二三次，无腹痛等不适。如此持续3天后，日行1次。遂停灸仅用针刺，每周2次，并嘱禁食冰冷，多活动，多吃蔬菜。后经针刺8次，疗效稳定，停诊。随访6个月未见复作。

按语： 此患者因学习紧张，久坐少活动而发病，后反复使用清热通便泻下之剂，戕杀元阳，损伤大肠津液，阳虚则推动无力，津亏则水不浮舟，故大便干结难出。选穴以肾与膀胱相表里配穴为主，辅以三焦经支沟，灸任脉与足三阴之会穴关元，共奏补肾温阳、逐寒通腹之功。

糖 尿 病

糖尿病是目前临床常见的一种代谢紊乱性疾病，因其在临床尚不可治愈，属终身性疾病，一旦患病，虽可服药控制，但需终身用药。随着病程的延长，还易伴发其他脏器疾病，严重威胁人类的健康。糖尿病发病率逐年升高，在老年人中发病率较高，也是常见的老年病。对糖尿病的治疗主要采取综合疗法，以药物为主，配合饮食控制，体育锻炼，将血糖控制在理想范围内。中医中药在糖尿病的治疗中也起到了重要的作用，可以明显地改善症状，延缓疾病的发展，并有一定的降糖作用。杨甲三教授在北京医院出门诊时，就诊的病人中有很多患有糖尿病，虽不是以糖尿病来就诊，但在治疗其他疾病的过程中，病人的血糖和尿糖都有改善，一些症状如口渴、乏力、皮肤瘙痒、小便不利、大便干燥等也得到不同程度的改善。杨甲三教授注意到这些变化，遂指导当时在读的博士研究生胡慧（笔者）以针刺治疗糖尿病为题进行了临床研究。结合他个人的临床实践，杨甲三教授提出了治疗糖尿病重在脾胃的观点。

一、对糖尿病的认识

糖尿病是一种内分泌代谢紊乱性疾病，其病理基础在于人体内胰岛素分泌绝对或相对不足，引起糖、蛋白质、脂肪代谢紊乱，病人出现持续的高血糖、尿糖阳性和糖耐量减低。临床表现以多饮、多食、多尿和体重减轻为主要典型特征。随着病程的延长可合并心、脑、肾、眼、神经等多系统、多脏器的慢性进行性病变。

糖尿病已经成为临床上的常见病、多发病。由于在老龄人群中发病率较高，也是常见的老年病之一。糖尿病患者分布遍于全世界，并有逐渐增高的趋势。往往随着国家经济的发展和振兴，糖尿病发病率也随之而提高。我国 1980 年进行的 14 个省市糖尿病普查结果，总患病率为 0.609%，而近年的普查表明我国的糖尿病发病率上升至 1% 左右。仅北京等城市局部地区调查，患病率已由 10 年前的 0.67% 上升至 1%～2%，而 50 岁以上人群患病率可高达 10%。虽然我国糖尿病发病率在世界上处于较低的水平，但由于我国人口众多，实际患病人数却居世界之首，因而，积极开展糖尿病的研究工作是极为必要的。

全世界对糖尿病的研究已经进行了几百年，但由于该病的复杂性，目前对糖尿病的病因病理仍未能达到彻底的认识，治疗上也未能达到彻底治愈的水平。虽然基因研究揭示了糖尿病的部分机理，但目前在临床糖尿病仍然是不可治愈的终身性疾病。1921 年加拿大医生班丁和他的助手贝斯特发现了胰岛素能够降低糖尿病人的高血糖，实现了糖尿病研究的重大突破。胰岛素在临床的应用，在一定程度上控制了病情的发展，尤其对胰岛素依赖型病人而言具有重要意义，延长了病人的生存时间，大大降低了因感染造成的死亡。近年来对糖尿病的治疗水平不断提高，胰岛素制剂不断翻新，已经出现通过基因工程生产的人胰岛素、单组分胰岛素等，纯度极高，疗效较好。口服胰岛素、鼻腔用胰岛素、胰岛素气雾剂、胰岛素栓剂等新的剂型正在研制中，新出现的胰岛素注射笔、注射泵方便了病人的使用。降糖药物则不断更新，以提高疗效，减少副作用。外科疗法也取得了一定的进展，人工胰岛、胰岛移植等正在逐渐应用于临床。尽管如此，目前对糖尿病的治疗仍然停留在以降糖为中心的对症治疗阶段，依靠饮食疗法、运动疗法、药物疗法的综合治疗作用。胰岛素作为一种替代疗法、降糖药物的消极对抗作用虽能在一定程度上较为有效地控制血糖的升高，但毕竟不能从根本上解决问题。而且这些药物本身也具有一定的副作用，在临床应用受到一定限制。随着糖尿病人病程的延长，糖尿病也给医学提出了新的挑战——即糖尿病并发症的问题已成为困扰糖尿病人的新的威胁。长期的糖代谢、脂肪代谢紊乱，势必会破坏人体的生理平衡，除了加重糖尿病本身外，还可能波及全身各个系统的脏器组织，尤其是心、脑、肾、神经、眼等器官的慢性进行性病变，带来了双目失明、下肢坏疽、尿毒症、脑血管意外、心血管疾病、周围神经障碍及植物神经功能紊乱等多种疾患，严重影响了糖尿病患者的身心健康，使之生存质量降低，甚至生命受到威胁，其中心、脑、肾等病变已成为糖尿病人死亡的主要原因。因此，积极有效地防治糖尿病并发症的发生和发展，已成为当今糖尿病研究的主攻方向。现代医学对糖尿病并发症从生物化学、形态学等方面进行研究和探索，仍未能阐明其病变机制，尤其在治疗上缺乏行之有效的方法，显得力不从心。目前还没有一种药物既能有效降低血糖，又可治疗其并发症。

二、消渴与糖尿病

消渴病是中医学中一个古老的疾病，早在《内经》时代就已经出现消渴病名，并对其病因病机、临床症状进行了基本论述，经过历代医家的发展，最终形成了较为完善的中医消渴理论。消渴病以渴而多饮、多食而瘦、小便频数等症状为主要临床表现，其产生在于各种原因导致人之阴阳平衡受到破坏，阴虚而阳亢，燥热灼阴，水谷津液的运化输布失常，导致消渴病。一般认为，中医消渴病包括了现代医学中的糖尿病、甲状腺功能亢进症、尿崩症等多种疾病，但其中与糖尿病关系最为密切，其临床表现、病理变化等方面都较为接近。早在隋朝，甄立言在《古今录验方》中已经发现了消渴病人小便甜如蜜，这与糖尿病患者尿糖阳性所揭示的临床意义是相一致的。因而我们可以认为中医的消渴病即现代医学的糖尿病。中医消渴理论对糖尿病的治疗具有指导意义和实用价值。

三、因消致渴，病在脾胃

消渴病自古以来就是一个大病，其病变较为复杂，可涉及五脏六腑。中医对消渴病的认识历史源远流长，内容十分丰富，无论是传统的三消分证，还是现代的分型证治，都体现了中医辨证论治的思想。杨甲三教授通过对消渴病位、病因病机的深入探索，形成了其对消渴病的独特认识。消渴作为疾病名称，其本身就反映了其病变的因果关系。《说文解字·病疏下》解释"消"为"欲饮也"。《古代疾病名候疏义》则说道："消渫，渫，渴也……津液消渴，极欲得水也。"《医学入门》直言"消者，烧也，如火烹物理者也"。认为消渴的病变与以火烹物的道理相同。《景岳全书》进一步阐述："消者，消灼也，亦消耗也。凡阴阳气血之属，日见消败者，谓之消。"《类经》也同样认为："消瘅者，三消之总称……内热消中而肌肤消瘦……消者，消耗之谓。"

从中医学对消渴的病名所进行的论述来看，可以认为消渴乃因"消"而致"渴"，消渴病变的基本点在于消。消既反映了消渴的病机在于内热消灼，也反映了气血消耗、肌肉消瘦的证候特点。渴乃是因消作用于机体，津液被消耗而造成的一个证候表现。因此对消渴的认识应基于对"消"的分析和探讨，只有如此才能对消渴病有深刻而透彻的认识。

"消"何以而成呢？早在《内经》中即明言："二阳结，谓之消。"二阳者，阳明也。阳明为多气多血之经，乃水谷之海。手阳明大肠经主津液，足阳明胃经主血，"二阳结"乃胃与大肠气血津液郁遏内结，结而蕴热，成为消证。气血津液输布不利，当责于脾。胃主受纳，脾主运化，脾病则其运化功能失司，导致气血精微物质不能上布下达，滞阻中焦，蕴久而热结，消灼津液，成为消渴的病变基础。因此，脾胃在消渴的发病中具有重要的意义。

中医理论认为，消渴病是体内津液运化失常的疾病，其病机具有阴虚燥热的病理特点，阴虚为本，燥热为标，阴愈虚则燥热更盛，反之燥热又可伤阴，使已虚之阴更为不足。如此互为因果，愈演愈烈，终至体内阴阳失衡，消渴日久不愈而变生诸症。其阴虚燥热的病机，具体而言，我们认为在其病之初始阶段当为脾阴虚，胃阳燥，脾胃升降运化功能失常，当其功能失常影响了津液的化生及敷布，便导致了消渴病的发生。消渴发病与脾胃的生理、病理有密切的关系。

脾胃居于中焦，乃后天之本，水谷生化之源。脾胃的功能在于受纳腐熟水谷（以胃为主）并将消化水谷所得精微物质运送全身（以脾为主），以濡养全身各个脏腑、四肢百骸。人体生命活动的物质基础皆赖于脾胃的运化功能。《素问·阴阳别论》中曰："饮入于胃，游溢精气，上输于脾，脾气散精，上归于肺，通调水道，下输膀胱，水精四布，五经并行，合于四时五脏阴阳，揆度以为常也。"说明只有在"脾气散精"的基础上，才能"上归于肺""下输膀胱"，而使"水精四布"，从而保证人体正常的生理活动。"脾气散精"的过程依赖于脾气升清的功能，脾之所以能够将水谷精微物质转输于周身主要是通过脾的升清作用实现的。一旦脾失健运，升清失职，这种"散精"的过程便无法进行，尽管饮多食多，也只能结于胃肠，而不能为机体所用，最终导致机体精气津液的匮乏，而所入水谷蕴结体内成为燥热之由。中医消渴理论认为消渴病因是多种多样的，归纳而言，不外饮食所伤，脏气虚弱，过取丹石、温燥之品，劳逸失当及情志失调等。这些原因都有可能直接伤及脾脏或间接影响脾之功能。饮食不节，过食肥甘厚味，或嗜食辛辣，势必损伤脾胃，致脾胃运化失职，脾弱而胃强，胃热而消谷善饥，脾虚而转输失司，导致消渴发生。清·钱一桂在《医略》中说："夫肥甘膏粱之疾，同属于热，然非酒色劳伤，脾失传化之常，肾失封藏之职，何以至此。"十分深刻地揭示了饮食所伤，脾失传化之常导致消渴的病理过程。劳倦太过，耗伤脾气，同样的，过度安逸也能使脾气受损，所谓"逸则气滞""久卧伤气"，劳逸失当，都会损伤脾气，不能敷布精微，津液代谢失常，发生消渴。五志过极，情志不畅，肝气郁结，横克脾土，肝郁可化火伤阴，脾伤则津液不行，生化乏源，阴更伤而燥热更甚，正如叶天士《临证指南医案·三消》云："心境愁郁，内火自燃，乃消渴大病。"

　　脾阴虚，不能为胃行其津液，胃阳燥热，脏虚而腑实，脏虚则精不得藏，腑实则热蕴中焦，消谷而善饥，虽食多却身瘦。脾虚不能使津液上承，母病及子，则肺燥津亏，饮水以自救，故而口干多饮。脾虚升清无权，脾气下陷而膏汁下流，水谷之精微不能为人体所用却从小便而出，故小便频多浑浊而味甜。《成方切用·润燥门》即言："小便本咸而反甜，是生气泄，脾气下陷于肾中，为土克水也。"《医家心法·消症》也认为"小便常盐，今变为甘，则水已败，而土味下泄矣"，并说此乃"先后天真气已绝"。甘味入脾，尿甜正是脾之味随脾气下陷而致。无论是土克水还是先后天真气已绝，都说明脾之功能失常是消渴小便甘的病变基础。脾失升清，精微物质下陷，随小便排出体外，人体脏腑肢节不得濡养，精血生化无源，势必造成机体功能衰退，甚则变生诸证。

　　脾胃运化升降失常是消渴发病的基础。进而言之，脾胃运

109

化升降功能的异常可以导致多种疾病的发生。仅就消渴而言，脾胃功能的失常尤其表现在对津液的输布利用上。亦即言，脾阴虚，胃阳燥，运化失司，升降失常，导致津液在体内的运化敷布障碍，糖分等营养物质不能为机体所利用，便形成了消渴病，产生一系列的临床表现。这是我们对消渴病变的基本认识。津液的形成、输布和排泄是一个十分复杂的生理过程，涉及脾、肺、肾、大肠、小肠、膀胱、三焦等多个脏腑。从经络而言，津液病则属大肠经与小肠经所主。《灵枢·经脉》中论述经脉的是动病与所生病时，认为大肠经"是主津液所生病者"，小肠经"是主液所生病者"。大肠与肺相表里，肺主气而通调水道，为水之上源，大肠或泻或秘，均为津液代谢异常，故大肠主津液之病。小肠有分清泌浊的功能，对胃腑腐熟之水谷进一步消化和吸收，清者归脾，由脾转输，浊者归大肠，或归膀胱而排出。小肠病则水谷不分，流衍无制，故小肠主液之疾病。《素问·举痛论》即曰："热气留于小肠……瘅热焦渴。"因此我们认为消渴病与大肠经和小肠经的关系十分密切。

虽然杨甲三教授强调了脾胃在消渴发病中的重要作用，但并不是说消渴病只与脾胃有关，实际上随着消渴病的发展，五脏六腑都将受到影响，从而造成一些相应的病理变化。《内经》中强调了"五脏皆柔弱者，善病消瘅"，这并不与我们强调脾胃的认识相矛盾。消渴发病之初，首先与脾胃有密切关系，脾胃乃后天之本，脾胃病变，日久必然影响其他脏腑。《内经》所强调的五脏为病，实质上是揭示了消渴作为脏腑病变的复杂性。很多医家充分认识到了脾胃与消渴病的重要关系。喻昌在《医门法律·消渴论》中指出："消渴之患，始常于微，而成于著，始于胃而极于肺肾，始如以水沃焦，水入犹能消之，既而以水投石，水去而石自若。"说明了消渴病从脾胃中焦开始，不愈，久则上下传变。中焦热盛，上熏于肺而渴不止成为上消，日久肾气衰败而溲频浑浊而成下消。

四、脾与膵的关系

张锡纯在《医学衷中参西录·消渴》中谈到了消渴起于中焦是因为膵病及脾。他说："消渴一证，古有上、中、下三消之分，谓其证皆起于中焦而极于上下。究之无论上消、下消、中消，约皆渴而多饮多尿，其尿有甜味……至谓其证起于中焦之是诚有理，因中焦膵病，而累及于脾也。盖膵为脾之副脏，在中医书中，名为散膏，即扁鹊《难经》所谓脾有'散膏'半斤……有时膵脏发酵，多酿甜味，由水道下陷……迨至膵病累及于脾，至脾气不能散精达肺（《内经》谓脾气散精上达于肺），则津液少，不能通调水道，则小便无节，是以渴而多饮多溲也。"张锡纯分别从解剖位置与脾之功能探讨了脾在消渴发病中的作用，与现代医学有较为一致的认识。他说："尾衔接于脾门，其全体之动脉又自脾脉分支而来，故膵与脾有密切关系。"

关于脾与膵的关系早在《难经·四十二难》中即有论述："脾重二斤三两，扁广三寸，长五寸，有散膏半斤，主里血温五脏，主藏意。"认为散膏归属于脾，散膏即膵脏。王清任在《医林改错》中更为清楚地将脾与膵的解剖关系进行了描述："脾中有一管，体象玲珑，易于出水，故名珑管。脾之长短与胃相等，脾中间一管即是珑管。"

现代国内外学者认为，就其解剖位置和形态而言，中医的脾脏包括了现代医学所指的脾和胰，散膏或膵脏或珑管即现代医学之胰脏。因而中医脾脏的功能包括了现代医学的消化系统、血液系统、内分泌系统等多系统的功能。糖尿病是胰岛分泌胰岛素的功能发生障碍造成的病变，张锡纯衷中而参西，认为消渴（糖尿病）由膵病及脾因而脾脏在消渴发病中有重要作用的观点不无道理，并为该认识提供了解剖方面的论据，从而表明脾脏在消渴发病中的意义有其解剖学基础。

五、初在脾胃，久必及他脏

喻氏、张氏之见解均反映了中医学辨证论治的一个重要内容，即辨病程。中医学对待疾病的认识是辩证地看待其发生、发展与转归。辨清疾病的发展过程对于正确进行辨证论治有很重要的意义。杨甲三教授在辨证中十分注重辨病程的问题，认为疾病的每一个发展阶段都将有其不同的病理机转，病位、病性也会随之而发生变化。消渴病当然也是如此。我们认为消渴发病之初重点在于脾胃。脾胃居于中焦，病久必然延及心肺肝肾等脏腑，上可波及心肺，下可影响肝肾，使消渴的病机十分复杂而成诸多变证。这体现了脏腑之间相互生克制约的关系。

脾阴虚作为消渴的病变基础，当其病变日久不愈时，脾阴虚则必兼脾气虚，正如《针灸甲乙经》所谓"阴虚则气虚"。阴虚作为机体生理活动的物质基础，其虚必将影响机体正常的生理功能，导致气虚而功能低下。从我们临床观察来看，就诊的消渴病人并非十分典型的阴虚征象，舌质多数不是舌红少津的阴虚象，而是舌体偏胖，苔薄腻，一派脾气虚水湿内停的表现。而脉象多为细弱而小滑。消渴病初起症状隐匿，常不为人所注意，一旦发现往往都经过了一定的时间。即如喻嘉言所说"始常于微，而成于著"。因此，有部分消渴病人在就诊时不一定表现了很典型的"三多一少"的临床症状，而是以气阴两虚为主要表现，有很多病例均主诉症状为疲乏倦怠，四肢无力，为脾之气阴俱虚的特点。

脾与其他脏腑关系十分密切。脾为后天之本，主散精敷布，对其他脏腑有濡养之功。而脾之气阴不足也会影响到其他脏腑的生理病理。脾为肺之母，母病及子，脾病可影响于肺，而从经络循行上看，肺经起于中焦，而后下络大肠，又还循胃口，才上膈属肺，中焦有病，必然会对肺经的气血运行产生影响。脾不能散精上达，则津液不能上承于肺，肺燥而津亏，口干而欲饮水以自救。肺主皮毛，肺卫燥热，皮毛失于濡养则全身瘙痒，或发湿疹、牛皮癣等。脾为后天之本，脾病则生化无源，肾为先天之本，亦有赖于后天之补充，脾虚日久也会造成肾气不足，肾主二阴，固摄无权，则见溲频浑浊，而夜尿尤多，或小便滴沥不畅，下肢浮肿。脾肾阳虚还可导致腹泻便溏，畏寒肢冷等。脾虚，或水谷精微化生不足，或下陷而随小便排出。精血亏损，肝失所养，肝开窍于目，目不得肝血之充则视物模糊；肝脏体阴而用阳，肝血亏虚，虚阳无所依附而上扰，风阳暴扇，或卒中昏厥，头晕目眩；肝血虚则筋失濡养，加之脾气不足而湿浊内停，阻遏筋脉，致四肢麻木或疼痛不舒。脾统血，脾虚病久而入络，血脉瘀阻不通，加之阳气衰微，四末不温，气血不能流通则可成坏疽等恶症。脾为心之子，脾病日久，子盗母气，可致心气不足，心血瘀阻，而见心悸、胸闷胸痛等症。汗为心之液，心病则汗出异常。总而言之，脾病可以累及其他脏腑，而使消渴终成五脏皆病的病理转归，使消渴病的辨证成为一个复杂的过程。

六、健脾升清，泄胃润燥治疗糖尿病

基于以上对消渴病的基本认识，杨甲三教授设计了一套养阴益气、健脾升清、泄胃润燥的治疗方法。在选穴上以俞穴、募穴为主，涉及脾、胃、大肠、小肠、任脉、膀胱等经，取穴为脾俞、胃管下俞、合谷、腕骨、天枢、中脘、气海、百会、足三里、三阴交诸穴。以上十穴，为治疗消渴的基本组方。脾俞为脾之背俞穴，有健脾升清之功能，可以调和脾脏功能。中脘为胃之募穴，又为腑会，可以和胃健脾，通调腑气。天枢为胃经腧穴，又为大肠之募穴，有调理升降、泄胃通肠之功。腕骨、合谷分别为小肠经、大肠经之原穴，原穴乃脏腑原气经过和留止的部位，针刺原穴可以扶正而祛邪，且腕骨乃治疗消渴之传统穴。气海穴为治疗气病之总穴，为先天元气汇聚之所，主治"脏气虚惫，真气不足，一切气疾久不瘥"（《铜人腧穴针灸图经》），补气海穴以益气健脾升清。三阴交乃脾经之穴，又为足太阴、足厥阴、足少阴之会，补之可健脾养阴，兼调肝肾，与脾俞相合，以养阴益气，健脾升清。足三里乃胃经合穴，可清降胃热而润燥，且足三里又为人身之强壮穴，可以调理气血。百会穴可通治百病，穴居人之巅顶，取其升提之功。胃管下俞又称胰俞，乃经外奇穴，为治疗消渴病的专用穴，可以调理脾脏。

治疗中还可根据一些证候变化而随症加减配穴，如口渴甚可加鱼际穴，鱼际乃肺之荥穴，荥主身热，取之以清泄肺热；如消谷易饥可加用内庭穴，内庭穴乃胃经之荥穴，取之重泄胃之燥热；视物模糊不清者可选配肝俞、太冲以养肝血，睛明、风池、光明等穴以明目；小便频数可加肾俞，或灸命门，以补肾固摄；小便不利，伴淋漓涩痛者可选用八髎、中极、小肠俞等穴清利下焦，如伴浮肿者可用阴陵泉、复溜等穴利湿消肿；身痒者可用曲池、血海以清热凉血；中风偏瘫者可加大椎、风池祛风清热，加太冲合三阴交以调补下焦；胸闷胸痛、心悸者可选用内关、膻中以理气清心；失眠者则加用二神（神庭、本神）、神门以养心安神。

七、病例

1. 戴某，女性，41岁，工人。

初诊：1992年4月13日。

缘外阴瘙痒1月而就诊。患者由于外阴瘙痒在妇科就诊时，查小便发现尿糖（＋＋＋＋），空腹血糖为7.27mmol/L（131mg/dL），后又复查一次血糖仍明显增高。转至我处就诊时，主诉外阴瘙痒，口干喜饮冷，倦怠易疲劳，饮食可。查面红赤，身瘦，舌红少津，脉细数。嘱其再查血糖（包括空腹血糖、餐后2小时血糖）、尿糖、糖化血红蛋白等指标，结果为空腹血糖10.38mmol/L（187mg/dL），餐后 2 小时血糖 25.30mmol/L（456mg/dL），尿糖（＋＋＋＋），糖化血红蛋白14%。予以糖尿病确诊，并开始进行针灸治疗，饮食加以控制。

辨证：胃火炽盛，化燥伤阴。

治法：清泄胃热为主，辅以养阴健脾。

针灸处方：

足三里　内庭　曲池　血海　三阴交　中脘　天枢　气海百会　脾俞　胃管下俞　合谷　腕骨　次髎

隔日 1 次，每次留针 20 分钟。操作时重泻足三里、内庭、曲池、血海、次髎、天枢，合谷、腕骨先泻后补，余穴施以补法。

经治 5 次后患者即诉症状有减轻，自检尿糖（＋）~（＋＋）。经治疗 1 个疗程（1 个月）后复查空腹血糖为6.10mmol/L（110mg/dL），餐后 2 小时血糖为 10.49mmol/L（189mg/dL），临床症状基本消失。嘱其继续治疗第 2 个疗程。治疗结束后复查尿糖转阴，空腹血糖为 5.55mmol/L（100mg/dL），餐后 2 小时血糖为 8.49mmol/L（153mg/dL），糖化血红蛋白8.26%。

此例病人为新发病患者，尚未采用药物治疗，病情较轻，故先嘱其进行饮食控制，同时给予针灸治疗，获得了良好疗效。根据其症状，辨为胃火炽盛。

2. 沈某，女，58 岁，干部。

初诊：1991 年 11 月 22 日。

患者从 1971 年即开始患病，血糖控制不太稳定。就诊时诉乏力眠差，视物模糊，口干，纳食欠香，身痒，便秘难行，进食不当易致腹泻，下肢时有浮肿。伴腰痛、双膝疼痛。查体：形体较瘦，舌质暗，舌体略胖，苔薄，脉沉细小滑。尿糖（＋＋＋），空腹血糖14.10mmol/L（254mg/dL），餐后 2 小时血糖 18.98mmol/L（342mg/dL），糖化血红蛋白 8.30%。就诊时服用优降糖每次 2.5mg，每日 3 次，降糖灵每次 25mg，每日 3 次。

辨证：脾气阴两虚，肝肾不足，气虚血瘀。

治法：益气健脾，养阴通络，调补肝肾。

针灸处方：

脾俞　肝俞　肾俞　胃管下俞　百会　气海　中脘　天枢　足三里　三阴交　太冲　合谷　腕骨　睛明

每次留针 20 分钟，隔日 1 次。睛明浅刺施以补法，天枢、足三里、合谷、腕骨平补平泻，余穴施以补法。

患者接受针灸治疗后，由于其肾功能异常，嘱其停服降糖灵，优降糖继续按原用量服用。1 个疗程后，患者精神状态较前转佳，临床症状有所减轻，复查空腹血糖为 11.16mmol/L（201mg/dL），餐后 2 小时血糖为 17.21mmol/L（310mg/dL）。尿糖平时自测（＋＋）。在治疗结束时，除视物模糊略减外，其余诸症明显减轻，大便正常，小便调，双下肢无浮肿。尿糖在（－）～（＋）之间，空腹血糖为 5.94mmol/L（107mg/dL），餐后 2 小时血糖为 11.38mmol/L（205mg/dL），糖化血红蛋白为 6.72%。根据病人血糖检测情况，可以逐渐减少优降糖的使用剂量。

水　肿

水液潴留在体内，泛溢肌肤而引起头面、眼睑、四肢、腰背甚或全身浮肿的症状叫水肿。《金匮要略·水气病脉证并治》根据病因和脉证的不同，将水肿分为风水、皮水、正水、石水和黄汗五种类型。由于水邪偏胜于某脏，就会出现某脏的病症，因此又有心水、肝水、肺水、脾水和肾水之五脏水的名称。历代医家对水肿病分类虽有所不同，但目前临床多以朱丹溪概括的阴水和阳水的分类法为依据。

一、病因病机

水液在体内的循环流动，全凭气的推动。水不运行，留于体内，是全身气化功能障碍的表现。虽可波及五脏六腑，但与肺脾肾最为密切。风邪袭肺，感受湿邪，起居不节，导致气化不利，水湿内聚，泛溢肌肤而为水肿。

1. 风邪外袭

肺外合皮毛，主一身之表，为水之上源，外邪袭于表而伤攻肺脏，则肺失治节，气不化水，不能调水道下输于膀胱，逆水流溢盈散于肌肤之间为水肿。

2. 水湿浸渍

脾喜燥恶湿，如居处卑湿之地或涉水冒雨，则水湿之邪内蕴于体，伤及脾气，脾失运化，土不制水，水湿不化，气机壅滞，三焦决渎无权，成为水肿。亦有不服水土者，如离乡他境，气候既殊，水土亦别，以致三焦气机不利，决渎无权为水肿。

3. 脾肾阳虚

脾虚土不制水而反克，肾虚水无所主而妄行，水不归经，逆而流溢四肢肌肤而为浮肿，逆而上泛入肺为气息喘急。

二、论治

《内经》中就有了关于水肿的较为详细的论述，并根据不同症状分为风水、石水、涌水。在《灵枢·水胀》中对水肿作了详细的描述："水始起也，目窠上微肿，如新卧起之状，其颈脉动，时咳，阴股间寒，足胫肿，腹乃大，其水成矣。以手按其腹，随手而起，如裹水之状，此其候也。"《素问·水热穴论》指出："其本在肾，其末在肺。"《素问·至真要大论》又说："诸湿肿满，皆属于脾。"后世医家基于《内经》

专病论治

的认识，针对水肿的不同表现，分别根据脏腑、寒热、虚实进行了分类。朱丹溪将水肿以阴阳辨治，《丹溪心法·水肿》曰："若遍身肿，烦渴，小便赤涩，大便闭，此属阳水……若遍身肿，不烦渴，大便溏，小便少，不赤涩，此属阴水。"杨甲三教授推崇朱丹溪之说，认为阴阳之分简明扼要，以阴阳为纲，表、实、热证属于阳，里、虚、寒证属于阴，符合临床实际情况，便于临床运用。

1. 阳水

风邪外袭者，发病较急，先见面目浮肿，继而遍及全身，恶风体痛，或见寒热，口渴，气息喘急，苔腻，脉滑。若水湿浸渍，症见肌肤浮肿，按之没指，小便不利，身体困重，胸闷，纳呆，苔白腻，脉沉缓。

【药物治疗】

治法：利水消肿。开鬼门以走湿邪，洁净府以通腑气。

选方：五皮饮。

桑白皮　陈皮　生姜皮　茯苓皮　大腹皮

先见头面肿胀，恶风体疼或气息喘急，加麻黄、石膏、白术。先见腰以下肿胀加猪苓、泽泻、赤小豆、车前子、苍术、白术。烦热口渴，小便赤涩，再加黄柏、黄芩、木通。口渴面赤，气粗腹坚，二便不通，脉沉数有力者，加服舟车丸。

方义：方中生姜皮、桑白皮辛散宣肺，开腠理以走湿邪。大腹皮、茯苓皮下气渗湿，利小便以通腑气。治水要先行气，故以陈皮理气。先见头面肿胀，恶风体疼或气息喘急者，是风邪外袭伤肺，肺失治节所致，故以麻黄疏散肺邪。风为阳邪，故以石膏清泄肺热。水肿为湿邪，故以白术健脾除湿。先见腰以下肿者，因水湿之邪伤及脾气，故以苍术、白术燥湿健脾，并以猪苓、泽泻、赤小豆、车前子等淡渗之品渗水湿以从小便排出。烦热口渴、小便赤涩系湿热内蕴，故再加黄柏、黄芩、木通之苦寒以燥湿邪。口渴烦躁，气粗腹坚，二便不通，脉沉数有力，属形气俱实之证，故以攻逐水气的峻药舟车丸加减（大黄、甘遂、大戟、芫花、青皮、陈皮、牵牛、木香）直攻水之巢穴，使水从大小便而出。

【针灸治疗】

治法：开太阳、督脉以散水湿，通阳明表里以利腑水。

处方：

水沟　风府　风门　合谷　列缺

腰以下肿胀，二便不通，烦热口渴，加神门、水道、阴陵泉、水泉。

方义：水沟又名人中，属督脉。《景岳全书》载："若风水面肿，针此一穴，出水尽则顿愈。"水沟为名，与该穴善治水肿是分不开的。同时，水沟是足阳明胃经与手阳明大肠经的会穴，大肠与肺相表里，风邪伤肺所致的水肿，在临床上选用水沟确有一定的疗效。手阳明大肠经原穴合谷，位于手部阳侧第1、第2掌骨之间，第2掌骨分歧处前0.5寸，与面部的水沟相配伍，是手阳明经肢体会穴配穴法。合谷再配手太阴肺经络穴列缺，是大肠经与肺经表里原络配穴法。这样相互贯通了督、肺和大肠三经经气，加强了宣肺利水、行湿消肿的功能。表病取上，故取督脉之风府、足太阳膀胱经之风门以疏解风邪。腰以下浮肿、二便不通、烦热口渴系湿热内蕴于脾肾，故取手少阴心经神门导赤清热，足阳明胃经水道通腑逐水，足太阴脾经阴陵泉健脾制水，足少阴肾经水泉开肾关利水道。

2. 阴水

发病缓慢，面色苍白，足跗先肿，遍身浮肿胀满，腰以下肿甚，小溲频数，色清量少，或下肢先肿，大便溏泄，四肢清冷，苔白腻，脉沉迟。

【药物治疗】

治法：温肾助阳，利水消肿。壮命门之火，滋肾中之水，使下焦之正气化，关门利，水道自通。

选方：金匮肾气丸。

熟地黄　山药　山茱萸　泽泻　茯苓　牡丹皮　肉桂
附子

方义：肾为胃关，关门不利，是阴中无火，故气不化，水道不通，溢而为肿，故以肉桂、附子、山茱萸壮命门之火，暖脾胃之阳，正气化，关门利，水道自通。水为正阴，其本在肾，故以熟地黄、牡丹皮以滋肾中之水。水化于气，其标在肺，水惟畏土，其制在脾，故以山药以补脾肺，茯苓、泽泻以助行水道，使水道通畅，肾气充沛，阴阳得其和平，则肿胀自消。

【针灸治疗】

治法：行阳化水。从脾肾论治。

处方：

命门　水分　水道　阴陵泉　照海　列缺

方义：灸命门、水分、照海，壮命门之火以暖脾胃，配足太阴脾经穴阴陵泉，足阳明胃经穴水道，使脾健胃和以制其水。水化于气，气行水亦行，故取手太阴肺经列缺以利肺气。

三、鉴别

1. 阴水与阳水

阴水先肿下肢，从足三阴经开始，面色苍白，溲频量少。阳水先肿上肢，从手三阳经开始，小溲不利，苔腻脉浮。

2. 水肿和气胀

水肿皮薄足嫩，肢体浮肿，按凹不起。气胀皮厚色苍，四肢消瘦，胸腹痞满，先见腹部胀大，继则下肢或全身浮肿，腹皮青筋暴露。

四、论治

1. 凡治水肿，切忌用甘药，以免助湿作满。尤忌盐酱，方克有济，否则极易复发。

2. 治水肿，利小便虽为常法，但遇阴水虚证，小便频数量少者，当以补脾胃为要务，注意不用或少用通利小便之法。

3. 腰以上肿，恶寒发热，肢体疼痛，以发汗为主，参以利水。腰以下肿，身不发热，小便不利，当以通小便为主，参以调补脾肾。

4. 遇胸腹胀痛、按之坚实、二便不通之症，方可使用攻法（舟车丸之品），开其大便以逐其水，但必须随下而随补，则邪去而正无损，渐为调理，庶可得生。

五、病例

刘某，女，19 岁。

初诊：1996 年 3 月 12 日。

患者 1 年前因患急性肾炎，曾在某医院就诊，服西药对症治疗，症状稍见好转。但每因劳累后双下肢浮肿，伴腰膝酸软，时见腰痛，疲倦少寐，头晕耳鸣，纳少腹胀，小便短少，面色萎黄，查尿蛋白（＋），舌红苔腻，脉沉细滑。

诊断：水肿。

辨证：脾肾两虚（湿浊中阻，泛溢肌肤）。

治法：健脾益肾，清热利湿，升清降浊。

中药处方：

党参 10g　当归 10g　生地黄 15g　山药 15g　升麻 3g
柴胡 3g　陈皮 6g　炙甘草 6g　女贞子 15g　旱莲草 10g　牡丹皮 10g　山茱萸 10g　茯苓 10g　泽泻 10g　冬葵子 15g
白茅根 15g　南沙参 10g

7 剂，水煎服。日 1 剂，早晚 2 次空腹分服。

二诊：1996 年 4 月 23 日。

每周来复诊 1 次，经服药 40 余剂后，患者精神状态明显好转，上课能专心听讲，头晕、耳鸣、腹胀症状消失，小便自调，查尿蛋白（－），劳累后偶尔双下肢仍见轻度浮肿，睡眠不实。嘱劳逸结合，注意休息，进食低盐饮食。上方加生姜 3 片、大枣 5 枚以调和药性，继服 1 个月。

三诊：1996 年 5 月 7 日。

患者精神好，面色红润，浮肿消失，睡眠正常，复查尿蛋白（－）。嘱继续服前药 1 个月以巩固疗效。

1 年后随访，病人症状未见反复。

按语： 水肿病起日久，反复发作，正虚邪恋，则缠绵难愈，故以党参、山药、茯苓、泽泻益气健脾利湿，冬葵子、白茅根清热利湿祛邪而不伤阴。升麻以升其阳而散其热，使邪从外解，浊自下降。柴胡引清阳之气，升中有散，为防其升散耗伤气阴，用量每每控制在 3g，则无耗气伤阴助热之弊。当归、陈皮理气活血，沙参入肺，取其金生水，以清肺养阴助肾利水消浮肿。然水肿的治疗，尤重于肾。若水肿与伤阴并见，当此之时，单厚味滋阴之品有助水邪之弊，利水又虑伤阴，而以六味地黄丸合二至丸加减来补肾、生精治病本，补中有清。全方合用，标本皆治，故收全功。

淋 证

淋证以小便不畅，点滴淋痛，小腹拘急，或痛引腰腹为主要症状，病位主要在膀胱和肾，并与肝脾有关。一般根据症状分为气、血、石、膏、劳五种类型，故称为五淋。《诸病源候论》载："诸淋者由肾虚而膀胱热故也。"文献的记载中淋证均由热结下焦为患，所以淋证多属实证、热证。

一、辨清病因，重在湿热

淋证一病，其因机重在下焦湿热，此乃历代医家所共识。《金匮要略·五脏风寒积聚病脉证并治》中认为淋证乃"热在下焦"。《丹溪心法·淋》则曰"淋有五，皆属乎热"。淋证初起，必有下焦湿热，正如《景岳全书·淋证》中所云："淋之初病，则无不由乎热剧，无容辨矣。"但淋证病机看似简单，临床施治却非常复杂，究其缘由，盖因淋证初起必责下焦湿热，但若迁延日久，病及脾肾，虚实夹杂，湿热与阴虚共存，遣方用药则十分棘手。杨甲三教授将淋证的病因病机分为三点，虽重在湿热，但也勿忘脾肾。

1. 湿热结于下焦，注于膀胱，或房劳无节，以致水火不交，心肾气郁，遂使阴阳不和，清浊相干，蓄于下焦为患。

2. 厚味醇酒，郁遏中焦，脾土受害，不能化精微，别清浊，使肺金无助而水道不清。

3. 诸劳伤神伤精，水火不交，心肾气郁，遂使阴阳不和，清浊相干，蓄于下焦，久郁化热，灼津劫液，如日晒海水成盐为结石。

二、淋有五种，各有虚实

淋证由于小便症状的不同，在临床可以分为多种类型。在《中藏经》有冷、热、气、劳、膏、砂、虚、实之分，《诸病源候论》则有石、劳、气、血、膏、寒、热七种，《备急千金要方》提出"五淋"之说，《外台秘要》则详细论述了五淋："急验论五淋者，石淋，气淋，膏淋，劳淋，热淋也。"

杨甲三教授根据历代医家之论述，结合临床常见类型，将淋证分为五淋，即石淋、气淋、血淋、膏淋、劳淋。

1. 石淋（又名砂淋）

少腹拘急，有时候绞痛而连及腰背，溺色黄赤或浑浊，小便时淋漓疼痛难忍，或排尿时突然中断，尿中夹石带血。尿中排出砂石症状稍缓解。舌红，苔薄黄，脉弦或带数。

【药物治疗】

治法：清热泻火，利水通淋。下焦结热壅滞膀胱之际，当投苦通淡渗之剂，以清热消结通涤砂石为法。

选方：石韦散加味。

石韦　冬葵子　瞿麦　滑石　木通　金钱草　海金沙　木香　王不留行　怀牛膝

小腹绞痛加甘草、延胡索。大便燥结，小便黄赤，加制大黄。久病少腹隐痛，阴分亏者，减木通、瞿麦，加南沙参、阿胶。阴虚阳亢，苔少而欠润，加生地黄、麦门冬。

方义：方中木通、瞿麦、石韦苦寒以清热通淋，滑石、冬葵子、金钱草、海金沙甘淡以渗湿涤石，以上均为主药。辅以王不留行专行血分，其性走而不守，木香走气分，有塞者通之的作用。另一方面，上药均属寒性，寒则凝之，故借木香之性温，使气血通畅，砂石易出。怀牛膝解毒利窍，对急性发作或尿中夹脓液者更为重要。这样配伍以清热利窍为主，行血通气解毒，以动结石为辅。少腹疼痛加延胡索止痛，甘草性甘能缓急。大便燥结、小便黄赤加制大黄，通大便，泄结热。久病必伤脾胃，故减木通、瞿麦等药以免苦寒伤胃之弊。清利之剂易伤阴津，故加阿胶、沙参以滋阴津。阴虚阳亢以麦门冬、生地黄之甘寒急救其阴。

【针灸治疗】

治法：取手足太阳同气相应，并辅以足太阳经以清热导赤，取局部任脉、阳明二经之穴通水道而涤砂石。

处方：

前谷　通谷　关元　水道　阴陵泉

久病阴虚加三阴交、复溜。

方义：前谷属手太阳小肠经，通谷属足太阳膀胱经，二穴均是太阳经，又是同属荥水，为同气相应的配穴法。前谷功能清心火，导赤下行，通谷是水经中之水穴，功能壮水以制阳火。阴陵泉是足太阴脾经之合水穴，故能渗湿利水。局部以任脉之关元、阳明经之水道穴直接通涤水道，使砂石排出。久病阴虚加三阴交以补其阴。复溜性属经金，为足少阴肾经的母穴，故有补肾阴的作用。

2. 气淋

实则少腹满痛，小便涩滞，余沥未尽，尿道疼痛不剧，胁胀嗳气。气虚见少腹坠胀，尿频里急，尿道不作痛，面色㿠白，神疲乏力，舌根苔滑腻较厚，脉虚弱。

【药物治疗】

治法：行气祛滞，通利水道。投苦辛甘润通降之剂，以疏导气滞，还利水道。

选方：沉香散加减。

沉香　枳壳　滑石　王不留行　冬葵子　木通　南沙参车前子

少腹坠胀，小便余沥不尽，加升麻、人参、白术、甘草。

方义：沉香专于化气降气，其性温而不燥，行而不泄，故为君药。枳壳之性浮兼通肺胃，与沉香配伍既能上通肺胃，又能扶脾达肾，摄火归原。佐以木通之清热导赤，车前子之通气利行水道，冬葵子之清利下窍，滑石之清肺胃之气，下达膀胱以通利六腑九窍。王不留行善走而不守，沙参清肺滋津养肾。此方妙在甘润得苦而不呆滞，苦辛得甘润而不刚燥。少腹下坠，小便余沥未尽，是气虚下陷之症，故以人参、白术、甘草补气，升麻升提，不使元气下陷。

【针灸治疗】

治法：循经取手太阴经之络，足太阳经之荣水，开肺气下达膀胱以通利下窍，局部取膀胱之募穴、人气之海以通州都之气。

处方：

列缺　通谷　中极　气海

大便燥，少腹作痛连腰，加内庭、足临泣。少腹坠胀加灸百会。

方义：列缺为手太阴肺经的络穴，不但联络着肺经与手阳明大肠经的表里关系，通二经阴阳之气，又是八脉交会之一，与交会于胸腹部正中线的任脉相通，配取足太阳膀胱之募穴中极，二穴相配，为任脉肢体配穴法。另一方面，由于手太阴肺经五行属金，金能生水，足太阳膀胱经五行属水，故取手太阴肺经之络穴，通过相生的关系治疗足太阳膀胱经的证候。通谷是足太阳膀胱经之荥水穴，是水经中之水穴，为本经之代表穴，故取用治疗膀胱结热。气海位在任脉经线上，脐下 1.5寸，为生气之海，也就是主治一切气病的要穴，少腹胀满取用此穴，具有总调下焦气机的特殊功效。少腹坠胀是气虚下陷之症，取百会以下病取上的方法，灸之能升提阳气。内庭是足阳明胃经荥水穴，有清热利水、通利大便的功效。足临泣为足少阳胆经的输木穴，与带脉直接相通，能治少腹胀痛引腰而疼的症状。

3. 血淋

实证表现为小便灼热刺痛，尿色深红，尿中有血，血色红紫，苔黄，脉数。日久转虚证，表现为尿道疼痛不甚，血色淡红，腰膝酸软，神疲乏力，舌淡红，脉虚弱。

【药物治疗】

治法：清热利水。

选方：导赤汤加味。

生地黄　木通　甘草梢　淡竹叶　旱莲草　北沙参　阿胶金银花

尿血颜色红紫，尿时茎中剧痛，加琥珀。尿血颜色淡红，尿时茎中不甚痛者，加血余炭、车前子、龟板，减木通。

方义：木通苦降心火，导赤引热从小便泄出。淡竹叶淡渗，助木通导心热下降。甘草梢达茎中而止痛。北沙参清金降气。生地黄凉血滋阴。金银花清营解毒。阿胶、旱莲草补血止血。此方不用大苦大寒大热之品故不伤阴阳。淋证宜通，血病宜润，故以通润立方。尿血色红紫是血结膀胱之症，故加琥珀消瘀。尿血淡红属血虚而热，故减木通，加车前子之通小便而不伤其气，加血余炭、龟板加强止血滋阴的作用。

【针灸治疗】

治法：取手足少阴经之穴以凉血清热，手足太阴之合穴以开肺下气通利小便，使营热清则血不妄行而归经。

处方：

阴郄　水泉　尺泽　阴陵泉

尿血淡红，腰部酸痛，加肾俞、复溜。

方义：阴郄是手少阴心经的郄穴，水泉是足少阴肾经的郄穴，为孔隙之意，即骨与肉的间隙，为气血深集之处，一般应用于急证。下焦湿热内蕴，伤及营分，血热妄行以致的血淋，取用手少阴心经郄穴泄心火而清营分，足少阴肾经郄穴以壮肾水制心火，心火宁，营血清，血得静而不妄行。气为血帅，血随气行，故取手太阴肺经合穴尺泽以理气。脾统血，足太阴脾经之阴陵泉以统其血。尿血淡红是属肾虚，故以足少阴肾经之复溜和背部的肾俞以补其肾。

4. 膏淋

实则小便浑浊如泔水，置之沉淀如絮状，上有浮油若脂，或夹有凝块，或混有血液，尿时茎中涩痛，小便脂腻如膏，浑浊而频，舌红，苔黄腻，脉濡数；病久较虚，反复发作，淋出如脂，形体消瘦，尿时多作痛但不重，头昏无力，腰膝酸软，舌淡，苔腻，脉细弱无力。

【药物治疗】

治法：温肾利湿，分清化浊，健脾补精，并佐宣通。

选方：萆薢分清饮加减。

萆薢　茯苓　甘草梢　石菖蒲　益智仁　乌药　泽泻
杜仲

方义：脾气健旺则湿浊去，肾精得充而无湿邪之扰，则膏浊自能收摄，故以萆薢渗湿，以益智仁补脾，甘草和中以助健脾之功，杜仲补肾充精。佐以宣通，故以茯苓、泽泻泄肝渗湿从小便泄出。宣通必兼理气利窍，故以乌药理诸气，石菖蒲利窍。

【针灸治疗】

治法：脾肾并治必兼治肝，以肝肾同治以助健脾。

处方：

脾俞　肾俞　太冲　复溜　关元　阴陵泉

方义：阴陵泉是足太阴脾经的合穴，属水，与肾和膀胱有密切的联系，不但有健脾的作用，还有宣泄水液、通利小便的卓效。古人认为，背部各俞穴是经络之气流注到内脏的穴位，每一穴分别联系着所通的脏腑，穴名上有脏腑的名称，使它的主治作用易于辨别。脾俞穴因与脾脏相联系而得名，是主治脾脏疾病的要穴。肾俞穴因与肾脏相联系而得名，也是主治肾脏疾病的要穴。二穴施行补法，有健脾补肾的作用。复溜是足少阴肾经的经金穴，是水经中的金穴，金能生水，金为水之母，水为金之子，这是根据"虚则补其母"的原则，施行补法，金气充实之后，母能饲子，即能补肾虚之不足了。太冲是足厥阴肝经输穴，是肝经与脾经联系之穴，有疏肝健脾的作用。

5. 劳淋

淋病延久，或经治疗已经向愈，但不彻底，故劳而复发，少腹坠胀，腰膝酸软，舌唇淡红，脉弱，或小便浑浊，茎中稍痛，流白浊。

【药物治疗】

治法：益气升阳，调补脾胃。当予甘温之味健脾益肺，参以甘淡宣泄下焦湿热，以通补兼施。

选方：补中益气汤加减。

人参　黄芪　甘草　白术　陈皮　车前子　泽泻　当归

腰酸腿软加杜仲、菟丝子。

方义：气虚脾弱之体，遇劳则脾更伤，脾伤及肺。肺为水之上源，肺失治节，则气化失常，同时脾伤则生湿，湿邪下流于肾，肾主二阴，以致便不能畅。脾胃虚则肺气先伤，故以人参、黄芪补气，佐以白术、甘草健脾，当归和血，陈皮理气。脾虚则生湿，湿邪下流于肾，故用车前子、泽泻宣泄下焦湿邪以安其肾。腰酸腿软是肾虚之症，故以杜仲、菟丝子补肾填精。

【针灸治疗】

治法：从脾论治，使肺气足，肾气安，而愈劳淋。

处方：

三阴交　足三里　合谷　气海　关元

腰酸腿软加肾俞、志室。

方义：三阴交属足太阴脾经，足三里属足阳明胃经，二穴伍用，是脾胃阴阳表里配穴法，功能健运脾胃，帮助消化，是临床常用的有效配伍处方。肺为水之上源，故取与手太阴肺经相表里的手阳明大肠经的原穴合谷以理肺气，健脾理气，使肺气开，水源通。佐以气海之补气以助健脾，关元之补阴以滋阴固之。腰酸腿软是肾虚之症，故取肾俞、志室。

三、鉴别

石淋者，腹痛引腰，尿有砂石。气淋者，少腹满痛，余尿滴沥。膏淋者，尿浊涩痛，凝如膏糊。劳淋者，遇劳即发，少腹坠胀。血淋者，腹痛茎痛，尿中有血。

四、注意

1. 淋证虽有五种，其因总属于热。在治法上，古人有忌汗忌补之主张，故淋证初期，都以清热通淋为主，病延日久，转为慢性时，可以兼顾治疗脾肾。

2. 淋证往往会后遗筋骨疼痛，某一个肢体的某一个关节漫肿强直、不能伸屈，局部皮色不变等，治疗时应在清热利湿药中加上茯苓、怀牛膝等解毒之品施治。

附：淋浊

浊病，指尿道时流浊物而茎中不痛的疾患，临床上一般分赤白两种，排出物混有血液者为赤浊，没有血液者为白浊。它与淋证很难分别。如淋证急性期已过，尿道不甚痛而流浊物时，就转化为浊病了。同时，五淋中膏淋、劳淋与浊病的症状和治疗原则基本相同，二者同属下焦疾患。淋证病位多在膀胱、尿道等部位，浊病多由败精瘀腐或湿热流注于精窍。膀胱、尿道与精窍均在下焦，相互均能波及为患，所以浊病转重，可见尿道作痛，小便淋漓而为淋，而淋证通过治疗，或久延势缓，转为尿道不痛、下流白赤之物而为浊，所以一般在临床上统称为淋浊。因此，浊病的治疗，可以参考淋证，尤与膏淋和劳淋在治疗上确有共同之处。

痹　证

痹者，闭也，为阻塞不通之意。痹证是指经络气血循行不畅，致肢体出现疼痛肿胀酸麻等症状。杨甲三教授对《内经》中有关痹证的论述进行了认真的学习。他认为《内经》中对痹证的成因、病机、证候、分类及预后等方面都作了较为系统的论述，尤其有关针灸治疗的内容，至今仍对针灸临床有重要的指导意义和参考意义。如《素问·痹论》记载："风寒湿三气杂至，合而为痹也。其风气胜者为行痹，寒气胜者为痛痹，湿气胜者为着痹也。"由于痹证病因为风、寒、湿三气杂至，根据发病原因及其症状，分为行痹、痛痹、着痹三种。另外，若素体阳盛，邪郁化热，则可发为热痹。《素问·痹论》曰："其热者，阳气多，阴气少，病气胜，阳遭阴，故为痹热。"由于感邪部位的深浅不同，所以又分为筋痹、骨痹、肌痹、脉痹、皮痹、五脏痹、肠痹、胞痹及食痹等。尚有周痹、众痹之说，二者均有风性善动不居的特点，可视为行痹。

一、病因

风、寒、湿三邪为主因，过劳气血虚弱、房劳、坐卧湿地、冲冒霜露、气候突然变化等为常见诱因。风气胜者，邪窜经络，与气血相搏，流气无定，故亦称行痹。湿气胜者，水湿逗留，阻滞经络，营卫气血滞涩不行，称着痹。若寒气胜者，则邪遏经脉，血脉凝滞，不通则痛，故称痛痹。风胜者，多犯于上。寒湿胜者，多侵于下。

二、症状

1. 以病因定名

①行痹：其痛上下左右流注不定，谓"风胜则动也"。风为阳邪，阳主升，故其痛在上。阳主动故善行而数变，故疼痛流注不定。

②痛痹：遍身或局部酸痛，甚则肢体挛急，严重时见肢体变形，屈不能伸，腰难直立，手足寒冷，得暖则痛稍减，手足不温。

③着痹：肢体重着，痛处固定而兼麻木不仁，或兼浮肿，病位多在下部。湿性重浊，故有着而不移、身体沉重的感觉。

2. 以病位定名

①筋痹：痛无定处，疼痛拘挛，屈而不能伸。痹证后期常见此病状。

②骨痹：肢体痿弱不能动弹，骨面部肿胀作痛。

③肌痹：肌肉疼痛，麻木重着不仁，活动疼痛加重。

④脉痹：血液凝滞脉道，不通则痛，多在冬季发作，肢末皮色发紫，麻木疼痛。

⑤皮痹：皮肤发冷、发木，没有知觉。

3. 其他

①周痹：以周身疼痛为特点。痛处固定属着痹，痛无定处属行痹。

②历节风：周身关节疼痛，发寒发热。如关节红肿热痛，痛如虎咬，昼夜不止，称为白虎历节痛风。

③鹤膝风：膝关节肿痛不移，胫部肌肉萎缩。症状如痛痹。

④草鞋风：足踝肿痛且酸，重着不能步履。症状如着痹。

⑤心痹：心下满，暴上气，心烦，嗌干善噫，厥气止则恐。

⑥肝痹：夜卧则惊，多饮，小便数。

⑦肺痹：烦满，喘而呕。

⑧肾痹：善胀。

⑨脾痹：四肢懈，发咳呕恶。

⑩肠痹：肠鸣，大便泄泻。

⑪胞痹：少腹部有压痛，小便涩而不利。

三、论治

1. 行痹

【药物治疗】

治法：

①新病宜急散风邪，御寒利湿，参以补血。

选方：防风汤。

防风　当归　赤茯苓　杏仁　秦艽　葛根　羌活　桂枝　甘草

大便秘结加大黄、芒硝。

方义：防风为治风祛湿之要药，借杏仁辛味横行而散，苦味直行而降，与防风为伍，相互为用急散风邪。秦艽入手足阳明而化肌肉之湿水，羌活发汗解表以透关节湿邪，桂枝之辛以散表，性温以御寒，透达营卫，开启腠理，三药为伍，使风寒湿邪由关节、肌肉、腠理从深到浅地得以表解。葛根性升属阳，能鼓舞胃中清阳之气，胃气敷布，诸痹自开。风为阳邪而化热，所以配甘草泻心火，赤茯苓利湿导赤，使湿热之邪得以从小便泄出。治风先治血，血足则风散，故用当归之补血而助治其风。

②久病宿邪要缓攻，养肝则风息筋滋，脾气强健则无痰。

选方：柴胡养血汤。

柴胡　玄参　生地黄　白芍　蒺藜　牛膝　木瓜　桑寄生　地骨皮　甘草　白术

方义：风为阳邪，以玄参、生地黄、地骨皮之寒滋阴养血涵木以清消风热。白芍酸寒、木瓜酸而微温以敛阳疏肝，舒筋止痛。柴胡引诸药入肝经以疏肝，白术引诸药入脾经以健脾，疏肝则风息筋滋，健脾则湿化痰去以安其内。以蒺藜补肾固精，牛膝入肝养筋，桑寄生祛风逐湿，通调血脉。精得固，筋得养，血脉通，则风寒湿邪得以解。

【针灸治疗】

治法：新病以肝胆二经论治。兼以风病，取上以急散疏风为主，御寒利湿辅之。

处方：

风池　风府　太冲　阳陵泉　大陵

方义：肝胆属木，主风，根据脏病取原穴、腑病取合穴的理论，取足厥阴肝经原穴太冲、足少阳胆经合穴阳陵泉。风府位于项部，通总督一身之阳的督脉及主表之足太阳膀胱经，可助阳散寒。行痹重在风邪为患，风池为足少阳胆经腧穴，位在头项，与风府同为祛风要穴，两穴有祛风散寒、通络止痛的功效。大陵为手厥阴心包经原穴，与足厥阴肝经太冲穴为同名经上下配穴，太冲亦为原穴，原主气，可行气止痛。

专病论治

2. 痛痹

【药物治疗】

治法：

①新病散寒为主，疏风燥湿为佐，参以补火。

选方：温经汤。

羌活　独活　柴胡　枳壳　桂枝　川芎　当归　葛根　防风　钩藤　木瓜　姜黄

方义：桂枝辛甘温入肺经、膀胱经，能发汗解肌，温经通阳，以解散肌腠风寒。防风入膀胱、脾、肝三经，疏风散邪，升举阳气。羌活、独活下肾、膀胱二经以散风除湿。以上诸药能统治七经之邪。寒则气滞血凝，故以当归之血中气药补血行气，破瘀通经。枳壳通气，气得通畅，血得活行，则经络气血循环流通而不痛。寒主收引，筋脉拘急，取桂枝、防风等散寒祛风，辅以钩藤、木瓜舒筋活络，使拘急缓解。趁新病尚未伤及胃气之时，以葛根鼓舞胃中清气输布四肢，以扶正祛邪之法疏通经络之痹闭。

②久病外通经络，内和胃气。

选方：四物汤加味。

当归　白芍　生地　川芎　川乌　黄柏　黄芪　威灵仙　甘草　北细辛　肉桂　苍术　知母

方义：以苍术之燥湿健脾以和胃，白芍之疏肝健脾以益胃，黄芪、甘草大补中气以强脾胃，四药为伍内和脾胃，使胃气敷布四肢，以束筋骨利关节。威灵仙辛温祛风化湿，川乌辛热搜风湿痛痹，为治风之向导。细辛辛温上升擅收厥阴经伏匿之邪。当归、川芎甘温能和营血，辛温能散内寒，专治血分诸病，是血中之气药。参以肉桂辛热益火之品以散寒邪。佐以黄柏、知母、生地甘苦寒之剂，约制川乌、细辛、肉桂等药之辛散热燥太过。

【针灸治疗】

治法：

①新病以督脉、太阳经取穴助阳散寒为主，参以加灸益其火而助散寒邪。

处方：

大椎　后溪　申脉　局部阿是穴

方义：大椎是督脉的腧穴，诸阳经均会于此，有助阳散寒祛风的作用，能治因风寒湿邪杂至经络所致的一身尽痛。它与八脉交会穴后溪配用，是肢体奇经会穴配穴法。太阳主表，膀胱是决渎之官，因此取该经与阳跷脉有关的申脉穴（阳跷脉之所生），不但有解表利湿的作用，同时跷脉主运动，亦是治疗经络受侵而致的运动障碍的主要穴位。佐以局部取阿是穴加灸，可温经络，使寒邪得以温散。

②久病以脾、胃二经取穴内和脏腑为主。胃气健旺则束筋骨而利关节，佐以局部加灸温通经络。

处方：

上方加足三里、三阴交。

方义：久病则脾胃必虚，所以在上方通经活络的基础上加足阳明胃经合土穴足三里健胃，足太阴脾经之足三阴经会穴三阴交补阴培土。胃是脏腑之长，治胃能调和脏腑，使胃气敷布四肢而通经络。

3. 着痹

【药物治疗】

治法：

①新病以利湿为主，祛风解寒为佐，参以补气。

选方：加味四苓散。

猪苓　赤苓　泽泻　苍术　羌活　独活　川芎　人参　升麻　黄柏

方义：苍术辛苦而温，芳香而燥，直达中州，有燥湿健脾的作用。但风寒湿痹病既在体表，须用羌活、独活升中有降，方能通达周身，散风胜湿，透关和节，以专治从外受之湿邪。风湿相搏必化热，故以黄柏苦寒燥湿而清湿热。湿为浊邪，故用升麻之升清，并以猪苓、茯苓、泽泻以降浊，使湿热之邪从小便渗出，"湿热必利小便"是釜底抽薪之法。湿性属黏滞，用川芎不但有补血的作用，并能升清阳而开瘀滞，为通阴阳气血之使。参以人参益气补阳以助健脾而化湿邪。

②久病治宜益气，佐以风药。

选方：加味四君汤。

独活　萆薢　黄柏　苍术　白术　当归　人参　茯苓　甘草　牛膝　川续断

方义：久病必致脾虚，故以四君汤之参、苓、术、甘以补气培土。脾性湿主四肢，脾气健，湿气化，则胃气敷布四肢，以固其本。苍术辛温燥湿，黄柏苦寒燥湿，二药为伍谓二妙。萆薢分清祛浊，续断续筋坚骨，使气血足，脾胃健，筋骨壮，阴阳和，其经络痹闭自通。

【针灸治疗】

治法：

①新病利湿取下，佐取上以祛风解寒。

处方：

太白　阴陵泉　委阳　天柱　阿是穴

方义：脾主湿，故取下肢足太阴脾经输土穴太白、合水穴阴陵泉以健脾化湿。膀胱是州都之官，气化出焉，三焦为决渎之官，水道出焉，取二经有关的穴位，有生气利水化湿的作用，故取委阳，其既是足太阳膀胱经穴，又是三焦的下合穴，与足太阴脾经太白、阴陵泉配伍，能使湿邪从小便泄出。天柱是足太阳膀胱经头部的穴位，有化湿利水的作用，由于风性轻扬，故又有祛风的作用。佐取阿是穴，疏通局部经络，使其通畅而不痛。上穴均加灸辅以散寒。

②久病取任脉、脾、胃三经，以益气健脾和胃为主。

处方：

上方加气海、足三里、三阴交。

方义：取脾经之三阴交以健脾，取足阳明胃经之足三里以和胃，脾胃属土，土为万物之母，胃气强则五脏俱盛，胃气弱则五脏俱衰。脾主肌肉四肢，脾健则肌肉丰满，四肢活动矫捷，故配气海补气。脾胃健，正气足，在里在阴之邪得以托出。

风宜疏散，寒宜温经，湿宜清燥，有余则发散攻邪，不足则补养血气。因此，治疗痹证，药物方面可选用当归、川芎、生地黄、白芍之补血息风，羌活、防风、秦艽之祛风化湿，红花、姜黄之活血通经。风胜加白芷以祛风。湿胜加苍术、胆南星以燥湿化痰。寒胜加独活、肉桂以祛散寒湿。热则加黄柏、木通以清热导赤。上肢加桂枝、葛根之上引。下肢加牛膝、防己、萆薢以下引。气虚加人参、黄芪以补气。便秘加大黄以通大便。病久而重者加川乌以搜风。针灸方面可取风池之祛风，足三里、太白之健脾胃化湿邪，大陵之清热导赤，阿是穴之疏通局部经络。风胜加风府之祛风。湿胜加阴陵泉之利湿。寒胜针后加灸以温解寒邪。关节伸屈不利，筋有病者，加筋会阳陵泉。肢体瘦弱不能动之骨病，加骨会大杼、髓会绝骨。肌肉疼痛加脾经络穴公孙。脉道和皮部有病之皮色发紫麻木，加脉会穴太渊。

四、有关皮痹、肌痹、筋痹、脉痹、骨痹的刺法

1. 皮痹

皮肤麻木不仁，或发为瘾疹。

可取半刺法。《灵枢·官针》曰："半刺者，浅内而疾发针，无针伤肉，如拔毛状，以取皮气，此肺之应也。"

2. 肌痹

肌肤尽痛，或四肢肿胀，懈惰。

可取合谷刺，分肉刺。《灵枢·官针》曰："合谷刺者，左右鸡足，针于分肉之间，以取肌痹，此脾之应也。"《素问·长刺节论》曰："刺大分、小分，多发针而深之，以热为故，无伤筋骨。"分，即肌肉汇合处，肉之大会为合，小会为谷。

3. 筋痹

筋拘挛疼痛，不可以行，屈不伸。

可取关刺法。《灵枢·官针》曰："关刺者，直刺左右，尽筋上，以取筋痹，慎无出血，此肝之应也。"

4. 脉痹

脉络青紫怒张，时有胀痛或发为脉绝。

可取豹文刺、泻血法。《灵枢·官针》曰："豹文刺者，左右前后针之，中脉为故，以取经络之血者，此心之应也。"《灵枢·寿夭刚柔》曰："久痹不去身者，视其血络，尽出其血。"

5. 骨痹

骨重不可举，骨髓酸痛，关节变形挛急，兼见卷肉缩筋。

可取输刺法。《灵枢·官针》曰："输刺者，直入直出，深内之至骨，以取骨痹，此肾之应也。"

五、有关五脏痹的刺法

《素问·痹论》曰："五脏皆有合，病久而不去者，内舍于其合也。"

1. 肺痹

症见恶寒发热，烦满咳喘，胸背引痛，脉浮数。治以宣降肺气。取肺俞、太渊、足三里。

2. 心痹

症见心烦心急，气促喘息，胸膺满闷，脉细涩。治以清心宁神，活血通络。取心俞、厥阴俞、膻中、天池、大陵。

3. 脾痹

症见四肢懈怠，脘腹痞闷，纳入欠甘，脉濡缓。治以健脾利湿。取太白、脾俞、阴陵泉、三焦俞、肾俞。

4. 肝痹

症见胁痛呕吐，心下支满，夜卧则惊，甚则阴缩，脉弦硬。治以疏肝理气。取太冲、肝俞、内关、阳陵泉。

5. 肾痹

症见畏寒肢冷，少腹胀满，遗尿溲频，甚则尻以代踵，脊以代头，脉尺部沉弱。治以温补肾气。取肾俞、命门、太溪。

六、鉴别

1. 肿胀

寒胜则漫肿有定处，风胜则红肿走注，湿胜则浮肿重坠。

2. 拘挛

寒湿偏胜则新病关节拘急，肌肉如常，风湿偏胜则久病关节拘急，肌肉消瘦。

3. 疼痛

寒胜则锐痛，风胜则刺痛，湿胜则酸痛，虚则活动痛甚。

七、要点

1. 饮纳不香，痰多脘胀，忌用甘腻滋滞之品。

2. 根据"以痛为腧"的原则，痹证皆可取相应的阿是穴治疗。局部疏通经络时，宜用较强刺激手法，使之通则不痛。

3. 痹证的分型是相对而言的，临证时，应根据复杂的、变化的病情，将诸种痹证相互联系，以做出全面的诊断和治疗。

4. 治疗时应严格掌握针刺的深浅，做到有的放矢，直达病所。应"刺有浅深，各至其理，无过其道"（《素问·刺要论》）。《素问·刺齐论》曰："刺骨者无伤筋，刺筋者无伤肉，刺肉者无伤脉，刺脉者无伤皮，刺皮者无伤肉，刺肉者无伤筋，刺筋者无伤骨。"

八、病例

皮某，女，45岁。

初诊：1988年10月25日。

患者于去年春季感受风寒后，自觉各小关节疼痛而无定处，尤以手指关节疼痛为甚，渐至肘、膝关节亦痛。曾在某医院诊为"类风湿性关节炎"。现指关节轻度肿大、变形、拘紧，膝关节活动不利，活动后疼痛更甚，伴疲乏，活动不利，面色萎黄，腹胀便溏，自汗，舌质淡，苔腻微黄，脉弦细。

辨证：痹证之行痹。

治法：祛风养血，佐以散寒化湿，兼以疏通经络。

针灸处方：

风池　风府　膈俞　合谷　太冲　大椎　太白　阿是穴（灸）

方义：风池、风府、合谷行泻法，稍强刺激。膈俞、太白、大椎、太冲行补法。留针20分钟，每日治疗1次。

治疗4次后关节肿痛明显减轻，腹胀便溏、自汗消失。

经治疗三十余次，面色转为红润，精神转佳，步履较前轻快，各关节肿痛消失。嘱内服玉屏风散及八珍汤以善其后。

按语： 风池、风府二穴为疗风之总穴，均以善治风邪得名，配血会膈俞乃治风先治血、血行风自灭之意。太冲为肝经原穴，又为输穴，应脾，有调肝健脾化湿作用，配手阳明大肠经原穴合谷，为脏腑原穴相配，具有疏风化湿、通络止痛之功。因兼有肺虚表阳不固，故加督脉之大椎以助阳散寒固表，加脾经原穴太白以健脾运湿。方证相合，收效甚速。

痿　证

痿证是手足软弱无力，百节弛纵不能收，不能随意活动的疾患。病因多数属虚、属热，以耗精夺血损津为主。

一、病因

1. 邪热伤津

经云："肺热叶焦而成痿。"肺为水之上源，主布化津液（津血同源），如肺热叶焦，则水源乏竭，津液无以布化，势必阴伤血夺，使筋骨不荣，而成痿。

2. 湿热

湿热郁蒸，以致筋脉弛缓为痿。经云："湿热不攘，大筋软短，小筋弛长，软短为拘，弛长为痿。"又云："有渐于湿，以水为事，若有所留，居处相湿，肌肉濡渍，痹而不仁，发为肉痿。"

3. 内伤房劳

肝肾阴损，精亏血虚，相火蒸腾，则阴愈伤而火益炽，灼筋耗髓，髓不足则骨不强，不能任身为痿。经云："意淫于外，入房太甚，宗筋弛纵，发为筋痿。"

4. 七情所伤

情志过甚损及心脾，气血虚弱，筋脉失养，而成痿证。

二、症状

1. 邪热

初由高热，继则手足不能动，心烦口渴，喘咳唾沫，咽干尿赤，舌绛，脉浮数。

2. 湿热

身重面黄，胸脘痞闷，下肢痿而不用，小便赤涩或热痛。

3. 房劳

下肢痿弱，腰脊酸软，头晕目眩，遗精早泄，舌红绛或淡红，脉细数。

4. 七情所伤

平素易怒善悲，症见手足掌心发热，口舌干燥，心悸惊愕，失眠头晕，面色干萎不泽，舌多淡红，脉缓涩。

三、论治

1. 邪热

【药物治疗】

治法：清燥润肺。养肺阴，清阳明，下病治上，乃古之成法。两足之疾，必赖肺津以输筋。治阳明之热，滋肺金之阴，能下荫于肝肾，肝得血则筋舒，肾得养则骨强，阴血充足，则络热自清，筋舒骨强络清则痿自愈。

选方：清燥救肺汤。

桑叶　熟石膏　甘草　人参　胡麻仁　阿胶　麦门冬　杏仁　枇杷叶

方义：桑叶经霜者，得金气而柔顺不凋，其性味苦甘微寒能清宣肺之邪热。熟石膏清肺胃之燥热。杏仁之辛味能拨散肺之风热，枇杷叶入肺胃可下气降火。上药均可清热散邪，滋燥降火，以治其肺热。胃土为肺金之母，故以甘草之和胃以生肺金，人参之生胃津养肺气，胡麻仁之益脾土而滋肺金。肺金愈燥则阴津愈伤，故用阿胶之补肾水以润肺金，麦门冬之滋燥而清水泉源。

【针灸治疗】

①局部治疗法：此为在局部取用腧穴的方法，必须与整体治疗法并用，方能加强疗效。

处方：

上肢：肩髎　肩髃　曲池　手三里　外关　列缺　合谷

后溪

下肢：环跳　髀关　伏兔　风市　足三里　阳陵泉　昆仑
解溪　太冲　内庭

以上穴位可以轮换施用。

②整体治疗法：肺经大肠经表里取穴以治其上，清阳明之
热，滋肺金之阴而复肺津，滋养筋络，筋舒络清，使肺气能收
摄于一身，肢体活动方能正常。

处方：

少商　商阳　合谷

方义：少商为手太阴肺经的井穴，能泄诸脏之热，故点刺
放血有清泄肺热的卓效。肺与大肠相表里，病在表或多属暴发
者治在腑，故取手阳明大肠经之原穴合谷、井穴商阳解表疏风
清热。三穴为伍为表里阴阳配穴法，对肺部有热所引起的一切
疾病均有疗效。

2. 湿热

【药物治疗】

治法：清热燥湿。扶后天，使脾胃运化则湿热得清。
《内经》云："治痿独取阳明。"阳明胃乃水谷之海，生津
生血，端赖水谷之气为本，胃气强，水谷充，津血充沛，
则全身的筋脉得津血荣濡，自然不会成痿。惟有津血不充，
筋脉失养，而痿乃成。独治阳明是培后天以生津养血而滋
阴也。

选方：加味三妙丸。

黄柏　苍术　白术　萆薢　牛膝

方义：苍术、白术培后天以健其胃，运化湿邪为君，配黄
柏苦寒具有清热燥湿之妙用。萆薢之入肝祛风，入胃化湿，亦
有分清化浊的作用。湿邪受于下而成痿，尚须牛膝引诸药下行
补肝肾以强筋骨。胃气健旺则湿邪得去，而肾无邪之扰，自能
收摄而痿证自愈。

【针灸治疗】

治法：以脾胃二经论治，补后天充津血，化湿热，使筋络之湿得清，津血荣濡以愈痿软。

处方：

脾俞　胃俞　中脘　足三里　三阴交

方义：补脾俞、三阴交以健运脾脏，补中脘、胃俞以壮胃气而升清阳，泻足三里引胃气下行，降浊导滞，健脾胃运化，津血充沛则宗筋润，能束骨而利关节。

3. 房劳

【药物治疗】

治法：滋阴降火。阴愈伤而火益炽，培本以补阴伤，清源以降相火，使阴与阳齐，则水能制火，斯无痛矣。

选方：大补阴丸。

黄柏　知母　熟地黄　龟板　猪脊髓

或健步虎潜丸。

方义：内伤房劳则肝肾阴损，阴愈伤火愈炽，灼筋耗髓，故以黄柏坚阴，知母泄热，二者皆苦寒坚阴之品，能制龙雷之火而保真阴，以清其源。若不顾其本，病去犹恐复来，故又以龟板补阳，熟地黄滋水，猪脊髓以髓补髓，取以形补形之意，补髓填精以培其本，筋得滋则关节利，髓足则骨强而愈痿弱。

【针灸治疗】

治法：补精益气，强壮筋骨以治其下，筋得气则健，骨得髓则壮。

处方：

肾俞　肓俞　气海俞　气海　阳陵泉　悬钟

方义：肾俞与肓俞均与足少阴肾经有关，具有补肾填精的作用。气海俞与任脉之气海均因补气而得名。筋会穴阳陵泉舒筋，髓会穴悬钟益髓，精足髓充则步履健，气壮筋舒则关节利。

4. 七情所伤

【药物治疗】

治法：以疏肝和胃为法，疏肝理气而解其郁。胃为气血之源，润宗筋束筋骨以利其关节。

选方：加味五痿汤。

人参　茯苓　白术　甘草　当归　麦门冬　牛膝　知母　黄柏　薏苡仁　牡丹皮　山栀子　柴胡

方义：肝郁宜疏，故以柴胡疏肝郁为君。肝病无不伤脾，脾伤则四肢不为用，故以人参、白术、茯苓、甘草补气健脾。肝为藏血之脏，肝郁则血病，故以当归补血。久郁必化火，故以牡丹皮泻血中伏火，山栀子泻三焦郁火。两足之疾必赖肺津以输筋，故以麦门冬、知母之润肺津。但病既传于下焦，又非仅治中可愈，故以黄柏苦寒下降之品入肝肾清下焦之湿热，牛膝补肾强筋骨引诸药入下焦。这是标本兼治、中下两解之法。

【针灸治疗】

治法：疏肝和胃而治其中。疏肝以解郁，和胃以培后天而固其本。

处方：

期门　间使　中脘　足三里

方义：期门是足厥阴肝经的募穴，以疏肝解郁。肝经属木，心包经属火，火是木之子，久郁化火，以"实则泻其子"的理论，故取用手厥阴心包经之间使穴。中脘是腑之会穴，可治六腑之病，同时它又是胃之募穴，故为治胃病之要穴。中脘配胃经之合土穴足三里为肢体募合配穴法，对治疗胃部一切疾病均有实用价值。

四、鉴别

1. 邪热者，身有高热，口渴烦躁。湿热者，胸脘痞闷，身重面黄。房劳者，头晕遗精，腰脊酸软。七情所伤者，掌热失眠，心悸惊惕。

2. 痿与痹：痹、痿同为筋络骨髓间病，但痹以邪实而痛，痿属多虚不痛。痹以通行为务，痿以清补为先。

五、要点

1. 肺热禁温。若肺金壅塞，阳气不能下达，以致两足痿而肤冷，当用重棉裹足跗转热，不能认为阳虚即妄投温剂，宜以清肺和胃之法治之。

2. 胃虚禁寒。若食少肌瘦或泄泻者，虽有内热阴虚之征，久用寒凉则谷气益衰，四末益枯。胃为万物之母，资生气血之乡，饮食进而痿弱自健，宜以芳香甘温之品先复胃气为主。

3. 湿热禁厚味。若湿热成痿，须严戒厚味，以免生痰。

4. 本病一般多属虚证、热证，治疗当以滋阴养血、生津强肾为主。应根据不同病因，以治上清肺生津、治中补养肝脾、治下滋养精血为原则。

5. 古人根据五脏见证，将痿证分为五痿，如下肢痿证兼咳喘叫肺痿（皮痿），兼爪枯筋挛叫肝痿（筋痿），兼色黄肉弛叫脾痿（肉痿），兼色黑耳焦叫肾痿（骨痿），兼色赤脉溢叫心痿（脉痿），说明邪可由经络波及内脏。因此，痿证宜速治，勿使病深入脏。

颈 椎 病

颈椎病是因为颈椎发生病变而导致的疾病。确切而言，是指颈椎椎间盘、颈椎骨关节、软骨韧带、肌肉、筋膜等发生退行性改变及其继发病变，致使脊髓、神经、血管等组织受到损害，如压迫、刺激、失稳等，由此产生的一系列临床症状。颈椎病是针灸临床非常常见的疾病，以前多归于中老年疾病之中，好发于 40～60 岁的人群。但现在由于生活及工作环境的改变，很多年轻人也患有此病，使该病的发病率明显提高。颈椎病的临床症状主要为头、颈、肩、臂、手及前胸等部位的疼痛，疼痛可表现为局部钝痛或隐痛，也可为刺痛，或为放射痛，沿上肢向手部放射并伴麻木感，也有病人表现为偏头痛，限于颞部，跳痛或灼痛，并伴有眩晕，还有可能表现为牵拉痛，出现类似于心绞痛或胃痛的症状。除疼痛外，可有进行性肢体感觉及运动障碍，重者可出现肢体力弱，大小便失禁，瘫痪，其他如头晕、心慌等交感神经受累的症状。

一、颈椎病变，虚实夹杂

颈椎病是由于颈椎骨质的退行性病变而刺激或压迫周围的神经、血管及其他组织引起的一系列不同形式的综合征，是临床上常见的中老年人多发病。长期以来，中医对本病的病因病机缺乏完整的认识，治疗上也停留在对症治疗的水平，往往根据病人所诉症状而将其归入相关的病证中。例如以颈项疼痛为主者，便归之于痹证论治；以眩晕为主者，便以眩晕论治；若出现肌肉萎缩，肢体痿废者，便以痿证论治。虽然能取得一定的疗效，但却背离了见病知源、治病求本的原则，势必影响疗效，甚则贻误病情。杨甲三教授在多年的临床实践中，对本病的病因病机及针灸治疗进行了深入的探讨，形成了其独具特色并确有疗效的治疗方法。

147

在《内经》中已有与颈椎病相类似的症状描述。如《灵枢·经脉》中说："小肠手太阳之脉……是动则病……不可以顾，肩似拔，臑似折……颈颔肩臑肘臂外后廉痛。"《灵枢·五邪》指出："邪在肾，则病骨痛阴痹，阴痹者，按之而不得……肩背颈项强痛，时眩。"《素问·长刺节论》还说："病在骨，骨重不可举，骨髓酸痛，寒气至，名曰骨痹。"这些都说明肾气不足，肾虚不能濡养筋骨，且腠理疏泄，卫外不固，易受风寒之邪侵扰，至经络受阻，气血运行不畅，而发疼痛、麻木、活动不利等诸症。杨甲三教授对颈椎病的认识与《内经》中的论述相一致，即以肾气不足为本，外邪袭络为标。

颈椎病多发于40岁以后，属于中老年疾病，或发于年轻者，也多因劳损而致，病位主要在颈项部的筋骨关节。针对这些特点，杨甲三教授结合中医基础理论，对其病因病机进行了探讨。《素问·阴阳应象大论》中说："年四十，而阴气自半也，起居衰矣。""阴气"主要是指肾阴。说明人过中年，肾气不足，起居活动衰退。肾受五脏六腑之精而藏之，肾阴是人体一身阴液之根，是肾气的物质基础，亦即人体生命的物质基础。《素问·上古天真论》论述了人体随着肾气的增长而逐渐成长壮大，又随着肾气的衰少而走向衰老和死亡的过程。而肾气的盈亏消长过程就是肾阴的盈亏消长过程。肝与肾同居下焦，水木相生，乙癸同源，肾阴虚，肝阴亦虚。筋骨失养，则筋骨懈坠。故王冰说："肝气养筋，肝衰故筋不能动，肾气养骨，肾衰则形体疲极。"肝阴虚，则胆气亢，少阳枢机不利，影响关节的枢纽功能。颈项支撑头颅，连接躯体，是人体枢要部位，所受影响尤为明显，故活动不利。肾虚则膀胱气弱，卫外不固，风寒外袭，头项先受之，故头项疼痛。三焦合属于肾，故本病可累及三焦经，出现上肢疼痛，手指麻木。肝肾不足，阴虚于下，阳亢于上，或风阳内动，头晕目眩，甚则眩晕欲仆。因此，杨甲三教授认为本病具有本虚标实、下虚上实的特点。初起时，以标实为主，随着病程的延长，病情的发展，肝肾亏乏，气血耗伤，损及后天脾胃，临床表现除上述症状外，还会有肌肉萎缩，筋骨拘挛，肢体痿废，本虚则成为本病的主要因机。

二、循经论治，勿忘夹脊

基于以上认识，杨甲三教授对颈椎病的治疗提出了标本兼治、补泻兼施的原则，尤其强调早期治疗，以阻断疾病的发展。该病虽根于肝肾不足，但其症状却主要反映于体表头项阳位，故治以清上补下之法，穴取阳经腧穴为主，基本穴方为：风池、天柱、列缺、后溪及颈部夹脊穴。具体应用时尚可根据临床症状加减化裁。

这组配穴配伍精当，体现了杨甲三教授深厚的针灸学造诣。风池穴为足少阳胆经之穴，是足少阳与阳维之会，既能平息少阳上扰风阳，又能疏散外感之风邪，为治风之要穴。足少阳为枢，主骨所生病，风池位于颈项部，具有疏利颈部关节的作用。《针灸甲乙经》记载曰："颈项不得顾……风池主之。"《针灸大成》记载其能治"颈项如拔，痛不得回顾"，可见其主治功能能切合本病病机和症状。天柱穴因穴居颈项部而得其名，属足太阳膀胱经之穴，能祛风散寒，疏通经络，是治疗颈项部疾病的要穴。《针灸甲乙经》载："眩，头痛重，目如脱，项似拔，狂见鬼，目上反，项直不可以顾，暴挛，足不任身，痛欲折，天柱主之。"《百症赋》曰："项强多恶风，束骨相连于天柱。"列缺是手太阴肺经的络穴，交经八穴之一，通于任脉，肺主皮毛，络穴可沟通表里，故列缺具有宣肺散邪、通调任脉之功，宣散外邪，疏通经络，可治头项疼痛。《四总穴歌》便有"头项寻列缺"之论。任脉属肾，主一身之阴，且肺肾金水相生，虚则补其母，故又具益阴之功，补肾之阴治本。后溪是手太阳小肠经的输穴，亦为交经八穴之一，通于督脉。输穴善通经脉而利关节，故《灵枢·本输》指出"输主体重节痛"。后溪可疏通项背部经气，正如《针灸甲乙经》所言："颈项强身寒，头不可以顾，后溪主之。"后溪通于督脉，故可以清上焦虚热，平息上扰之风阳。后溪配列缺，一个通调任脉，益阴潜阳，一个通调督脉，疏风清热，使任督畅达，阴阳和调。

尤值一提的是颈夹脊这组穴位，其位于各相应颈椎棘突间，旁开中线 0.5 寸。常用的为第 4 颈椎至第 7 颈椎的两侧共8 个穴位。这是杨甲三教授根据华佗夹脊穴的定位及功用发挥而来，虽尚未收入正式的教科书或参考书中，但临床应用却较多，并有较好的疗效。其从经脉分布上看应属于督脉或膀胱经，从作用而言，主要在于疏通颈部气血，具有行气活血通经止痛的功能。从现代解剖学的角度看，每穴下都有相应椎骨下发出的脊神经后支及其伴行的动静脉分布。针刺该组穴位后可以改善局部内环境，使受压迫的神经血管功能得到改善。故这组穴位的应用结合了现代医学对本病的认识。纵观全方，风池、天柱祛风散邪，疏通经络，以治标为主；列缺、后溪既散邪通脉治标，又补下清上，调和阴阳，而收治本之功效。夹脊穴汇通中西，直治病位所在。可见其组方严谨，丝丝入扣，颇见功底。

杨甲三教授称此组配穴为"颈椎病常规用穴"，在临床运用时，根据具体情况进行适当的加减化裁，能够取得显著的疗效。如眩晕加百会，手指麻木加外关、八邪，肩背疼痛加阿是穴，头痛加太阳、外关，心慌、胃痛加内关。

三、病例

1. 刘某，女，65 岁。

初诊：1987 年 4 月 4 日。

患者颈部活动不利，伴疼痛和弹响 1 年余。时有头晕、头痛、恶心等症状，后背发沉。在本院行 X 线检查，示"颈椎曲度稍直，第 4、5、6、7 椎体骨质增生，椎间隙狭窄"。提示为"颈椎病"。曾经按摩治疗，症状缓解不明显，故来针灸科求治。刻下症同前，且出现右手指麻木。查体：舌尖红，苔薄黄，脉沉弦。血压为 16/9.3kPa（120/70mmHg），颈椎活动度尚可，活动时伴颈部疼痛，第 6、第 7 颈椎棘突压痛明显。

针灸处方：

风池　天柱　颈₄至颈₇夹脊穴　列缺　后溪

刺法：风池及天柱施以中等刺激，泻法。余穴予中等刺激，平补平泻。留针20分钟，隔日1次。10次为1个疗程。

患者经治2个疗程后，诸症消失。

2. 左某，女，32岁。

初诊：1987年8月28日。

患者近2月来，双手指麻木，颈部强直不舒，活动不利，伴疼痛。有时头痛，恶心。X线摄片检查结果为"颈$_4$至颈$_7$椎体后缘增生，双侧钩突关节增生"。提示为"颈椎病"。曾服用颈复康冲剂、疏风活络丸等药，症状未见明显改善，遂要求针灸治疗。

针灸处方：

风池　天柱　列缺　后溪　外关　颈$_4$至颈$_7$夹脊穴

刺法：风池、天柱、外关予中等刺激，泻法。余穴中等刺激，平补平泻。留针20分钟，隔日1次。

患者经治15次后，颈部活动改善，头痛及恶心明显减轻，手指麻木未减，遂予原处方加用八邪，继针10次后，诸症基本消失。

3. 刘某，男，35岁。

初诊：1993年2月12日。

患者右颈部、肩、臂疼痛3天。患者连日来因学习开车劳累而致颈部不适，右颈、肩疼痛向上臂、前臂放射，时有右手中指、无名指、小指麻木，与颈部活动有关，右上肢力弱，不能持重物，劳累一天后到傍晚疼痛尤甚。查椎间孔挤压试验（＋），神经根牵拉试验（＋），颈部X线片示颈$_5$、颈$_6$、颈$_7$关节退行性变。既往无特殊记载。

诊断：

中医：筋骨痹（肾虚为本，气滞血瘀为标）。

西医：颈椎病（神经根型）。

治法：补肾壮骨强筋，活血化瘀止痛。

针灸处方：

列缺（右）　后溪（右）　风池（双）　天柱（双）颈$_5$至颈$_7$夹脊（双）　外关（右）

刺法：列缺向手的方向斜刺0.2寸，补法；后溪直刺1寸左右，补法；风池向对侧眼球方向刺1.2寸，平补平泻；天柱直刺0.5寸，平补平泻；颈$_5$至颈$_7$夹脊向脊柱方向斜刺0.5寸，泻法；外关直刺1寸，平补平泻。

方义：列缺为手太阴肺经之络穴，八脉交会穴中通任脉的腧穴，本病为颈椎骨质增生压迫神经导致肌肉疼痛的病症，属中医"筋骨痹"范畴，病根在骨，而肾主骨，肺与肾金水相生，据"虚则补其母"的原则，取肺金的穴位以补肾。后溪为手太阳小肠经的输木穴，又为八脉交会穴中通督脉的穴位，颈椎为督脉循行之处，手太阳小肠经"起于小指之端，循手外侧上腕，出踝中，直上循臂骨下廉，出肘内侧两骨之间，上循臑外后廉，出肩解，绕肩胛，交肩上""输主体重节痛"，木穴可柔筋，所以后溪所属、所通经脉的循行与本例患者的病位相符，其输木穴性的主治功用与治疗本病的立法相投，且列缺所通之任脉为阴脉之海，有统任诸阴脉之功能，后溪所通之督脉为阳脉之海，有统领诸阳经的作用，所以列缺、后溪不仅调理督任而且还调理周身阴阳十二经脉，使之归于平衡，即"阴平阳秘"。风池为足少阳胆经腧穴，天柱为足太阳膀胱经腧穴，胆经"主骨所生病"，与肝经互为表里，肝主筋，膀胱经"主筋所生病"，与肾经互为表里，肾主骨，这种肝与胆和肾与膀胱之间表里经主治的相互交叉，是"肝肾同源"在经络方面的体现，且二穴又均位于颈项部，对属于"筋骨痹"之颈椎病正合适。颈$_5$至颈$_7$夹脊穴是针对具体的病变颈椎而设，刺之直捣病位，活血化瘀，柔筋理气。外关为手少阳三焦经之络穴，主"气所生病"，可加强理气之功。

依上法治疗1次后，疼痛即大减，劳累一天回家后不似先前那样痛得难以忍受。继续治疗 1 周，疼痛基本消失，手指麻木亦减，惟颈项、肩臂稍感不适，右上肢仍不能持重物。改为隔日针灸 1 次，坚持治疗 1 个多月，病情基本得到控制。

按语： 颈椎病不论出现哪些症状，属何种类型，其根本都在颈椎，故处方取穴紧紧围绕颈椎"筋骨痹"这一关键，既照顾病因、病位，又照顾病机、病根、病症，既扶正，又祛邪，理、法、方、穴丝丝入扣，故疗效甚佳。虽以肩臂疼痛为主要表现，但却未在肩臂局部取穴，因其疼痛乃因颈椎骨刺而引起，颈椎骨刺对神经的压迫解除了，疼痛自然消失。反之若在肩臂过多用针，不仅徒劳无功，反而有害，使疼痛更甚，临证时一定要注意。

腰　　痛

腰痛以腰脊部疼痛的症状而定名。腰为肾之外府，而脊为督脉经络，督脉系于肾，脊旁为膀胱经，肾与膀胱互为表里。肝经绕阴器，走腰肾，肝肾同源，肝主筋，筋伤亦能引起腰痛。肾藏精，五脏六腑之精皆藏于肾，同时冲任督带皆会于腰。因此，引起腰痛的原因很复杂。这里讨论的范围，仅为以腰脊痛为主要症状者，伴有腰痛的疾病不在此叙述。

一、病因

腰痛是指以腰部疼痛为主要症状的一类病证。腰痛作为病人的一个自觉症状，是临床常见证候之一，可能出现在多种疾病的病变过程中。关于腰痛的辨证，杨甲三教授认为，凡腰痛拘急，牵及腿足项背者多风；腰冷如冰，喜暖恶寒，拘急冷痛者多寒；腰部重着隐痛，遇阴雨则加重者多湿；腰间发热，遇热痛甚者多热；局部刺痛，按之弥甚者多闪挫、瘀血；痛在一处，有形作痛者多痰；腰部痿软无力，悠悠绵绵而痛，甚则但酸不痛者多肾虚。同时还需结合全身症状及舌脉进行辨证才能全面准确。

1. 外因

冒受风雨，或坐卧湿地，或衣裳冷湿，风寒湿邪袭人经络致气血不和作痛，或湿邪久郁化热壅滞腰府而痛。

2. 内因

色欲过度，精气虚耗或滑精频泄，肾虚精亏不能荣养筋脉。

3. 不内外因

闪挫撞击，或强力举重伤及脊椎，以致血瘀气滞。

二、论治

在治疗上，要分清标本缓急，急则治标，缓则治本，亦要针对病因，分清新久。另外，因为腰痛的病理基础是肾虚，所以在祛外邪、治瘀滞时，亦不要忘记补虚，以治其本。杨甲三教授在腰痛的辨证治疗方面，在继承前人经验的基础上，又多有发挥，将其分为寒湿腰痛、湿热腰痛、血瘀腰痛、肾虚腰痛、风寒腰痛、痰湿腰痛、劳损腰痛、闪气腰痛八种类型进行叙述。

1. 寒湿腰痛

腰部疼痛、重着，脊强拘急，转侧不利，遇阴雨则痛势更剧，得温暖则痛减，或腰中冷痛，体重腹胀，小便清白，苔白腻，脉沉濡。查腰部无固定压痛点。

寒湿侵袭腰部，阻塞经络，气血流行不畅，不通则痛。寒湿为阴邪，寒性收引，湿性黏滞，静卧则湿邪易于停滞，故静卧疼痛加重，遇阴雨则寒湿更甚。热能散寒胜湿，故遇热则减。苔白腻，脉沉濡，亦为寒湿之象。

【药物治疗】

治法：拟益土制水之法，温中以祛内寒，健脾而燥内湿。

选方：肾着汤加味。

干姜　甘草　茯苓　白术　肉桂　泽泻　杜仲　金毛狗脊

下肢牵引痛减干姜，加独活、防风、当归、芍药、细辛、牛膝。

方义：此方无表药，适用于内存寒湿者。用干姜、肉桂之辛热祛除寒湿，白术之苦温以胜湿，甘草之甘味以和中补脾，茯苓、泽泻之甘淡以渗湿。以上诸药均属温脾阳化内湿之品，是益土制水之法。再辅以杜仲之味甘辛性温、狗脊之味甘苦性温入肾经而温补肾阳。这样既健脾而又温肾，脾肾兼治，有相得益彰之妙。腰痛常引下肢作痛者，此为肢体经络亦存寒湿入侵之症，故加表药独活、防风之祛风胜湿，当归、芍药之补血养筋，细辛温通经络，牛膝引诸药下行而舒筋活络。

【针灸治疗】

治法：以脾经原穴及脾俞穴为主，参以局部加灸，温健脾阳，散寒胜湿。

处方：

太白　脾俞　三阴交　阿是穴

方义：足太阴脾经主土，太白是脾经之输土穴，是土中之土穴，也是本经之代表穴，功能健脾化湿。太白又是足太阴脾经之原穴，脾俞是脾脏经气输注之处，二穴相配是俞原配穴法。脾主运化，脾虚则水湿不化，湿盛则脾土被困，再加上外来寒湿之邪的侵袭，则更伤脾阳。《素问·咳论》曰："治脏者，治其俞。"故以太白用补法，健脾化湿，温补脾土。三阴交为肝、脾、肾三经的会穴，能健脾化湿，治肝、肾二经病患，对寒湿入肾所致的腰痛更是适合。阿是穴灸刺，就是在腰部疼痛处以中间带两头排刺三针，加灸温散局部寒湿。

2. **湿热腰痛**

腰脊胀痛，痛处觉热，或关节红肿，手按得温痛均不减，烦热口渴，小便短赤，烦躁便闭，苔黄腻，脉濡数。

湿热壅滞，经脉痹阻，且湿热之邪极易流注关节，故关节红肿，腰脊作痛。热为阳邪，故痛处有热感。湿热耗灼津液，使津不上承则烦热口渴，湿热下注，则小便短赤。苔黄腻、脉濡数亦为湿热之象。

【药物治疗】

治法：坚阴胜湿。

选方：四妙丸。

苍术　黄柏　牛膝　薏苡仁

方义：腰为肾府，肾欲坚，故以黄柏之苦味坚阴清热。益脾能制肾水，故以苍术之苦辛健脾燥湿。辅以薏苡仁之甘淡除湿清热。牛膝活血通经，引诸药下行。

【针灸治疗】

治法：化湿清热。取足太阳膀胱经。

处方：

肾俞　委中　小肠俞

方义：肾俞是肾脏经气输生之处，有泻结以清下焦湿热的作用。委中是足太阳膀胱经之合土穴，是肾经与脾经的联系点，故有健脾化湿清热之功。委中又名血郄，本病"皆内有风湿之邪，及血滞于腰脊之内，一泄此穴，气血邪热之在上者，尽泄于下矣"（《经穴解》）。故此型腰痛最适宜放血疗法。二穴相配是表里俞合配穴法，有泻腑补脏的功用，再配与火经有关的小肠俞，可泻小肠之火助清泄下焦湿热。

3. 瘀血腰痛

痛定不移，如针刺样。大多有外伤史，按之愈甚，转动痛甚，昼轻夜重，或便黑尿清。舌质暗紫，或有瘀斑，脉涩。

外伤后，瘀血阻滞经脉，致气血不能通畅，不通则痛，且病有定处，如针刺样。舌质紫暗，有瘀斑，脉涩，昼轻夜重，均为瘀血内停征象。

【药物治疗】

治法：补血养阴，行气止痛。

选方：活血四物汤。

当归　川芎　生地黄　赤芍　桃仁　肉桂　红花　延胡索

俯仰艰难，闪挫痛，加木香、茴香、甘草。

方义：当归为血中主药，通肝经，能补血活血。生地黄为血中血药，通肾经，能补血养阴。川芎为血中气药，通肝经，能行血中之气。赤芍为血中阴药，通脾经，能和血止痛。以上四物治血各有特点，合用统治血证百病。桃仁、红花、延胡索行瘀活血以止腰痛。血脉凝涩，遇温则行，故配以温药肉桂暖肾阳，促进气血之运行。闪挫痛者，属经气不和，气滞血瘀，故加木香、小茴香之行气，气行则血活，通则不痛。

【针灸治疗】

治法：局部取膀胱经穴止痛，以远道配穴祛瘀生新。

处方：

腰部痛处阿是穴（用圆利针刺后加拔火罐）　委中（三棱针放血）

方义：阿是穴是在痛处取穴，即以痛为穴，采取圆利针浅刺后加拔火罐，借真空吸力吸取局部瘀血，局部瘀血有所出路，新血方能畅行。腰背部是膀胱经所过之处，故取膀胱经穴委中，采用三棱针放血，以泻腰部瘀血。委中与阿是穴配伍是局部远道相应泻血的疗法。

4. 肾虚腰痛

痛势绵绵不休，腰腿酸软无力，不能久立远行，痛处喜按，或伴有气短、耳鸣、遗精、尿频等症，此为最常见之肾阳虚。如面颊赤红，掌心发热，舌红苔少，脉细数者，为肾阴虚。

腰为肾之府，肾主骨生髓，肾之精气亏虚，腰脊失养，故痿软无力。肾虚则腰不耐劳，故久坐久劳后诸症加重。脉尺部不足亦为肾虚之象。

【药物治疗】

治法：益阴补肾。

选方：六味地黄丸。

熟地黄　山茱萸　山药　泽泻　茯苓　牡丹皮

手足心热，舌绛脉细，加龟板、知母、黄柏。气短尿频加肉桂、杜仲、补骨脂。

方义：六味地黄丸是纯阴重味润下之方，能壮水之主，以制阳光。手足心热，舌绛脉细，属肾阴亏损，故加龟板滋阴填肾，知母、黄柏坚阴燥湿。气短、尿频属肾阳虚，故加肉桂、杜仲、补骨脂之助阳温肾，益火之源以消阴翳。

【针灸治疗】

治法：从肾论治，壮水补肾。

处方：

肾俞　太溪

肾阳虚加热灸。肾阴虚加复溜。腹胀加三阴交。腰痛引胁腹仰俯不利加中封、带脉。

方义：肾俞是肾脏经气输注之处，太溪是肾经之原穴，二穴为伍，有益阴补肾之功。肾阳虚者加灸有助阳温肾的作用。足少阴肾经属水，复溜是肾经之经金穴，水经中之金穴，与手太阴肺经相联系，肺属金，为肾水之母，金能生水，故肾阴虚者取肺经有关的复溜穴。痛引胁腹，仰俯不利兼属肝经，故加足厥阴肝经之中封、足少阳胆经之带脉。

5. 风寒腰痛

猝然起病，腰痛拘急，痛引及项背，甚则尻、腘、周身关节均痛，腰间畏寒，得温则腰痛减轻，苔薄白，脉弦紧。

足太阳膀胱经脉"起于目内眦，上额，交巅……入络脑，还出别下项，循肩膊内，夹脊，抵腰中，入循膂，络肾，属膀胱，其支者……入腘中……以下贯腨内"。足太阳经脉为风寒邪气所阻，轻则腰脊强痛，项背强几几，重则项如拔，脊痛，腰似折，腘如结，腨如裂，寒性收引，则腰痛拘急。朔风、寒流侵袭腰部，故腰间畏寒。寒邪得温则散，故腰痛得温则减。苔薄白、脉弦紧亦为风寒之象。

【药物治疗】

治法：祛风散寒。

选方：独活寄生汤。

独活　桑寄生　秦艽　防风　细辛　当归　芍药　川芎　地黄　杜仲　牛膝　人参　茯苓　甘草　桂心

方义：独活散寒祛湿，专入下肢，与秦艽、防风祛风湿，止痹痛；方中四物汤养血调血，通经止痛；细辛发散风寒，且能止痛；杜仲、牛膝、桑寄生补益肝肾，助阳散寒止痛；桂心温通血脉，散寒祛湿。

【针灸治疗】

治法：祛风散寒，疏通经脉。

处方：

肾俞　命门（二穴加灸）　风池　阳辅

方义：肾俞、命门如上所述。风池为足少阳胆经经穴，是手足少阳与阳维之会穴，乃风邪入中流注之处，为搜风要穴。阳辅为足少阳胆经之经火穴，乃本经所生。清·岳含珍所撰《经穴解》中云："……少阳本经为木，而中有相火，此穴乃为经火之穴，故少阳经风邪、寒邪、火邪，一切有余之症皆取此穴者，以泄本经之有余也。所谓盛则泄其子也。"

6. 痰湿腰痛

腰部有形作痛（如条状、菱形、三角形等结节，多位于腰骶部），疼痛绵绵不已，肢体倦怠，面色萎黄，苔腻，脉滑。

痰湿素盛之体，复感外湿，两湿相合，黏结为痰核，故腰骶部出现结节。湿性黏滞，故疼痛绵绵不已。湿邪困脾，化源衰少，脏腑经络、四肢百骸、五官九窍失于滋养，故四肢倦怠，面色萎黄。苔腻脉滑亦为痰湿之象。

【药物治疗】

治法：燥湿化痰。

选方：二陈汤加味。

茯苓　陈皮　半夏　甘草　独活　苍术　牡蛎

方义：二陈汤为治痰湿之基本方。半夏辛温而燥，功擅燥湿化痰；陈皮理气燥湿，使气顺而痰湿化；茯苓健脾渗湿；炙甘草调和诸药。用于治疗腰痛，必加用独活引药下行，散风化湿；苍术健脾燥湿；牡蛎咸寒入肾经，以软坚散结，壮骨益肾。诸药合用，使痰化湿利，经脉通畅，通则不痛。

【针灸治疗】

治法：健脾化痰，散结通络。以足太阴脾经腧穴为主。

处方：

肿块结节处　太白　丰隆

方义：结节处直刺，不捻转，直至结节底层，而后再行捻转提插手法，提插时要保持在一定深度，即病变部位的深度，得气后将针提起向五个方向刺入（合谷刺）。合谷刺是与脾相应的刺法，可健脾化痰，促进结节消散。太白为脾经之输土穴、原穴，针用补法，可健脾化痰，与胃经络穴丰隆相配是为原络配穴法，可加强健脾化痰之功，且丰隆为治疗痰病之要穴，《玉龙歌》载："痰多宜向丰隆寻。"

7. 劳损腰痛

腰疼痛，固定于脊柱两侧，静卧疼痛不减，晨起疼痛明显，轻度活动后疼痛减轻。

劳作时腰部长期固定一种姿势，使腰部某处肌肉长期负担过重，气血供给不足而致病。动则气行，血亦随之而行，故轻度活动后受累肌肉气血供给略有改善而疼痛减轻。

【针灸治疗】

治法：舒筋活络。

处方：

阿是穴（大分刺、小分刺）

方义：两块肌肉之间谓之大分，一块肌肉中的肌纤维束之间谓之小分，刺分肉间即《灵枢·官针》所载九刺中的"分刺"，针之可舒筋活络，疏导气血，因为劳损肌肉本身已经受伤，而针刺本身为创伤疗法，所以手法宜轻，以免损伤加重。

8. 闪气腰痛

有明显外伤闪挫病史，腰部无明显肿胀压痛，当体位变动或深呼吸、咳嗽、喷嚏时感到剧烈刺痛。

外伤闪挫后，致络脉气滞血阻，活动后，外周络脉空虚则疼痛加重。

【针灸治疗】

治法：通经活络，行气活血。

处方及刺法：

远刺近动法：腰两侧痛则用攒竹，脊中痛则用人中。痛处轻刺法或刺络法，远刺委中放血，局部扬刺拔罐。

令患者直立，双脚略分开，浅刺远离腰部的攒竹或人中，边进行捻转泻法，边令患者活动腰部；或浅刺压痛点，边行捻转泻法，边令患者活动腰部。

扬刺为《灵枢·官针》十二刺之一，即正入一针，旁入四针而浅，后代演变为梅花针，刺后拔罐放血 10mL 左右。

方义：腰两侧为足太阳膀胱经所过，攒竹为足太阳膀胱经经穴，刺之可疏通足太阳膀胱经经气，"经脉所过，主治所及"，故攒竹可治疗腰两侧痛。同样道理，脊中为督脉所主，人中为督脉的经穴，刺之可宣通督脉经气，使脊中痛愈。边针刺边活动腰部，则更有利于经气的疏通及腰部气血的运行。委中为足太阳膀胱经之合土穴，膀胱经自腰背而来的两条支脉皆下行会于腘中，从"经络所过，主治所及"的作用上来说，古人总结出了"腰背委中求"的治疗经验。遵"视其血络，刺出其血，无令恶血得入于经，以成其疾"之旨，用三棱针点刺患侧委中血络出血，可收到泄血通络、行气祛瘀之效。因跌仆闪挫，损伤筋脉，气血瘀滞，阻滞经络，局部扬刺拔罐除去恶血，使新血得生，气血流通，腰痛自然好转。

此型腰痛切忌深刺，一定要浅刺，若深刺则疼痛加重。

三、要点

1. 腰痛为病，当辨其寒热虚实。冷痛沉重，脊强拘急为寒湿腰痛。胀痛烦躁，便闭尿赤为湿热腰痛。痛定不移，昼轻夜重为瘀血腰痛。痛势绵绵，乏力酸软为肾虚腰痛。暴痛为实，久痛为虚。腰引胁腹痛，不利俯仰属肝肾，腰痛腹满属脾。

2. 腰痛作为临床症状，可单独出现，也可伴发其他症状，在治疗时可随症加减。腰痛伴善悲加足三里；腰痛无固定处，兼腹胀，大便难，肩背颈项强痛，头眩晕，取涌泉、昆仑；腰脊痛引及睾丸，痛甚则欲大便，加下巨虚、小肠俞；腰痛能俯而不能仰，若仰则欲仆倒，加殷门；腰痛受冷加剧兼痔疾加承扶；腰痛发凉，喜弯腰，睾丸上缩，加上髎；腰痛脊急，胁胀，小腹急，加志室；腰痛少腹胀，癃闭不得小便，加胞肓；腰痛骶寒，俯仰困难，小便困难，加秩边；腰痛不可俯仰加阴陵泉；腰痛不得转侧加章门；腰痛不可以久立，俯仰困难，加京门、行间；腰痛引脊内加复溜；腰痛举足困难，坐位时摇晃，加申脉；腰痛如束带，腰溶溶如坐水中，加带脉；腰痛引少腹加下髎；腰痛兼喘加太溪。

3. 注意

①一般外因以寒湿为多，温热则少见。内因多肾虚，肾阳虚精不足为多见，肾阴虚者较少。闪挫跌仆等外伤在于瘀血。

②腰痛从肾论治为先，而后随邪之所见者施治，标急则治标，本急则论本，初痛宜疏邪滞理经隧，久痛宜补真元养血气。

③凡诸病本虚标热，不可峻用寒冷，须用温散之药，又不可纯用参芪大补，大补气旺运行不畅则痛更甚。

四、病例

1. 李某，男，72 岁，工人。

初诊：1992 年 12 月 26 日。

腰部刺痛 2 天。患者前日关窗时因腰部用力不当，屏气闪挫，而发腰部刺痛，不敢弯腰，勉强蹲下后须扶着东西才能吃力站起，当咳嗽、喷嚏及深呼吸时疼痛加剧，舌质暗红，苔薄白，脉尺部无力。查腰部活动轻度受限，脊间正中从腰$_3$至骶$_1$均有压痛，直腿抬高试验（－）。

诊断：闪气腰痛。

针灸处方及刺法：

因疼痛位于腰脊正中，乃督脉为病，取督脉之穴人中，远刺近动，以宣通督脉，行气活血。针刺人中时要以 30°角向上斜刺入 0.2～0.3 寸，边行捻转泻法，边令病人向前后左右转动腰部数次，而后令患者蹲下，依前法捻针，再令患者站起，如此反复 5 次，病人站起时已不似针刺前那样吃力，腰痛明显好转。第二天如前法再针刺 1 次，腰痛痊愈。

2. 李某，男，50 岁，教师。

初诊：1993 年 2 月 10 日。

腰部刺痛 1 天。患者昨日搬运煤气罐时因腰部用力不当，闪挫而致腰部剧烈疼痛，不能转动，痛处拒按，自用麝香虎骨膏贴敷后，症状不能缓解。第二天来院求治。刻下：腰部刺痛拒按，不能转动，咳嗽时加重，行走困难，舌质暗，苔薄白，脉弦。查腰痛位于第 4、第 5 腰椎右侧，腰脊正中无压痛。

诊断：闪气腰痛。

针灸处方及刺法：

因疼痛部位在足太阳膀胱经，故浅刺攒竹，用远刺近动方法（如前述），效果不明显，考虑乃因患者症状较重，遂改用梅花针叩打局部，致患处隐隐见血，用大火罐拔住吸血 10mL 左右，起罐后患者腰部活动自如，疼痛消失，收到立竿见影之效果。

3. 方某，男，31 岁。

初诊：1993 年 1 月 15 日。

腰部疼痛重着 5 天，加重 1 天。患者素体肥胖，近日因受寒而发腰部疼痛、重着，未予及时治疗，当晚疼痛加重，邀杨甲三教授诊治。刻下：腰部冷痛、重着，转侧相当困难，静卧后疼痛加重，苔白腻，脉沉而迟缓。查腰部没有固定压痛点，直腿抬高试验（－），"4"字试验（－）。

诊断：寒湿腰痛。

针灸处方：

命门　肾俞　太白　昆仑

手法如前述，命门、肾俞加用艾条悬灸，针后疼痛缓解。二诊时取穴同前，唯以神灯代替艾条。再连续治疗 2 次，腰痛告愈。

4. 马某，男，67 岁，工人。

初诊：1993 年 1 月 5 日。

腰病痛无力 5 年，加重 3 天。5 年前无明显原因出现腰部疼痛无力，经内服药物及针灸、按摩治疗，效果欠佳，腰部疼痛仍反复发作，遇劳则甚。3 天前因劳作太过，又致腰部疼痛无力加重，遂来院诊治。刻下：腰部酸痛无力，喜按喜揉，腿膝无力，伴少腹拘急，面色㿠白，少气乏力。舌淡，苔薄白而润，脉沉，尺部不足。查腰椎正侧位 X 线片见腰$_4$ 至骶$_1$ 腰椎骨质增生，尿八项（－），双肾 B 超未见异常。

诊断：肾虚腰痛。

针灸处方：

肾俞　命门　关元　风池　悬钟　腰₄至骶₁夹脊

肾俞、命门、风池、悬钟手法见前述，腰₄至骶₁夹脊用平补平泻，并用神灯烤腰部，嘱患者回家后用艾条悬灸关元。针1次后患者即感腰痛大减，依前法治疗1月余，患者5年顽疾得以痊愈。

5. 张某，男，22岁，学生。

初诊：1993年1月7日。

腰痛引及项背4天。患者4天前因偶感风寒而致发热，恶寒，周身酸楚，头痛，腰痛引及项背，经口服感冒清热冲剂及三棱针耳尖放血后，发热、恶寒、头痛诸症消失，唯腰痛拘急，痛及项背，腰间畏寒喜暖，苔薄白，脉弦紧。

诊断：风寒腰痛。

针灸处方及刺法：

依前述取穴肾俞、命门（加艾条悬灸）、风池、阳辅，针1次后腰背疼痛减轻，2次即告痊愈。

痛　经

痛经是指妇女在经期前后或经期，出现下腹部或腰骶部疼痛或剧烈疼痛，严重者伴有面色苍白，头面冷汗淋漓，恶心呕吐，甚或晕厥等症状。其发病原因常与神经精神因素、内分泌失调及生殖器局部病变有关。临床可分为原发性痛经和继发性痛经。原发性痛经是指痛经时腹痛不伴有盆腔病理变化，常常发生于月经初潮后6~12个月内，排卵周期建立时，常见原因有子宫颈管狭窄、子宫发育不良、子宫位置异常等器质性原因，也有相当多的病人没有发现引起痛经的阳性体征，考虑与精神、神经因素有关，或病人痛阈降低。痛经的发病还有可能与遗传因素有关。继发性痛经常常发生于月经初潮 2 年后，常伴有一些妇科疾病，如子宫内膜异位症、子宫肌瘤病、子宫内膜息肉、盆腔感染、盆腔充血、宫腔粘连等。有些妇女放置宫内节育器后也可引起痛经。

痛经属于中医的经行腹痛、经前腹痛、经后腹痛。多因经期受寒，或肝郁气滞，或禀赋虚弱所致。在《景岳全书》中对痛经有极为详细的论述：经行腹痛，证有虚实。实者，或因寒滞，或因血滞，或因热滞；虚者，有因血虚，有因气虚。突然痛者，多痛于经未行之前，经通而痛减；虚者于行经之后，血去而痛未止，或血去而痛益甚。大都可按可揉者为虚，拒按拒揉者为实。有滞无滞于此可见。但实中有虚，虚中有实，此当以形气秉质兼而辨之，当以察意，言不能悉也。

杨甲三教授早年行医时，曾与其岳父华庆云先生一同应诊。华先生精通内科、妇科，对治疗妇科疾病颇有心得，杨甲三教授得其真传，因此在治疗妇科疾病时，遣方用药得心应手，常针药并用获良效。对痛经，杨甲三教授注重肝脾，强调冲任，认为乃因肝郁气滞，冲任失调，胞脉气血运行不利，而致痛经。

一、病因病机

1. 寒湿凝滞

久居寒湿之地，或经期冒雨涉水，或过食生冷，寒湿伤于下焦，客于胞宫，气血运行不畅，经血为寒湿所凝，当出不出，瘀而致痛。

症状：经前或经期少腹冷痛，喜热或得热疼痛缓解。有时痛连腰骶，经血量少，行而不畅，经血黑紫或有血块，舌淡苔白腻，脉沉紧。

2. 肝郁气滞

情志不舒，抑郁焦虑，则肝郁气滞，气血运行不利，任脉不畅，经血遏于胞宫而痛。

症状：经前或经期少腹胀痛，或阵发性绞痛，胀甚于痛，经血量少，滴沥不畅，经血中有瘀块，块下后疼痛减轻，经前常发胸胁两乳胀痛，舌质黯或有瘀斑，脉沉弦。

3. 肝肾虚损

素体虚弱，禀赋不足，或多产房劳，或病后气血亏虚，以致精血不足，冲任脉虚，经行之后血海空虚，胞脉失养而痛。

症状：经后小腹隐痛，绵绵作痛，按之或得热痛减，月经量少色淡，质稀，腰膝酸痛，头晕耳鸣，面色苍白，精神倦怠，舌质淡苔薄白，脉沉细。

二、论治

1. 寒湿凝滞

【药物治疗】

治法：温化寒湿，活血止痛。

选方：少腹逐瘀汤加味。

小茴香　干姜　元胡　没药　当归　川芎　赤芍　蒲黄　五灵脂　官桂

方义：小茴香入下焦，可温经散寒，性辛可散湿。干姜温宫散寒。元胡、没药理气活血止痛。当归、赤芍活血养血。川芎为血中气药，可调气行血，血行则痛止。蒲黄、五灵脂乃失笑散，专活血祛瘀止痛，功效非凡。官桂温通下焦，暖胞宫。寒祛湿化，经血通畅，则经痛而止。

【针灸治疗】

治法：散寒化湿，温经止痛。以足太阴脾经、任脉为主，针灸并用。

处方：

中极　地机　水道　三阴交

方义：寒湿客于胞宫，必温宫散寒为治。中极乃任脉经穴，任脉者，起于胞中，又居少腹，针灸并用，既可温运气血，缓少腹拘急冷痛，又调理冲任，使胞中寒湿散去，血运通畅，则疼痛可止。水道为足阳明胃经腧穴，冲脉隶于阳明，与中极相配，温经止痛。地机乃足太阴脾经穴，既可健脾祛湿，又可调血通经。三阴交乃足太阴脾经穴，脾主寒湿，又为肝脾肾三阴经交会之穴，根据"经脉所过，主治所及"，可直达病所，散寒湿，通经络，理气血，止疼痛。

2. 肝郁气滞

【药物治疗】

治法：疏肝健脾，理气解郁。

选方：加味逍遥散加减。

柴胡　白芍　白术　当归　茯苓　薄荷（后下）　炙甘草　生姜　丹皮　炒栀子　乌药　生地黄

方义：逍遥散功在疏肝解郁，健脾养血，专治肝郁气滞之月经不调。方中柴胡疏肝解郁，当归、白芍养血补肝，二药合用，补肝体而助肝用；茯苓、白术健脾，脾健则血生；薄荷理气解郁；生姜辛散通达；丹皮、山栀清心除烦；乌药理气止痛；生地黄凉血清热，兼补肝肾下焦。

【针灸治疗】

治法：疏肝解郁，活血调经。以足厥阴肝经、足太阴脾经、任脉经穴为主。

处方：

气海　太冲　三阴交

方义：气海是任脉经穴，主治一身气病，可理气活血，调和冲任。太冲为足厥阴肝经腧穴，为肝经原穴，有舒肝解郁、调理气血的功用。三阴交为足太阴脾经腧穴，为足三阴经之会，与气海相配，可以行气调血，气调血行，痛经可止。

3. 肝肾虚损

【药物治疗】

治法：温补肝肾，养血通经。

选方：肾气丸合四物汤加味。

熟地黄　山药　山萸肉　泽泻　茯苓　丹皮　桂枝　附子
当归　川芎　白芍

方义：肾气丸为六味地黄丸加桂、附，因而以补肾助阳温暖下焦为功效。熟地黄滋补肾阴；山萸肉、山药补益肝脾精血；附子、桂枝温阳暖肾，以助阳气；茯苓、泽泻、丹皮调肝脾；四物汤补血养血以调经。肝肾充盛，阴血生，经血调，阳气充足，推动经血运行通畅，则痛经可止。

【针灸治疗】

治法：调冲任，补肝肾。以任脉经穴、背俞穴为主。

处方：

气海　关元　肝俞　肾俞　照海　足三里

方义：关元为任脉和足三阴经的交会穴，可补益肝肾，调和冲任。照海是足少阴肾经腧穴，可补养精血。肝俞、肾俞为背俞穴，调补脏腑，专主脏腑虚弱。足三里为足阳明经穴，补虚弱，健脾胃，为气血生化之源。气血充盛，胞脉得养，则冲任自调。

三、要点

痛经的辨证，应以辨痛为主，兼辨他症。疼痛作为痛经的主症，应注意辨别其发作时间，疼痛性质，以明虚实寒热，并予以辨证施治。以疼痛发作时间而言，痛在经前或经期为实，痛在经后为虚。以疼痛性质而言，刺痛为热，绞痛为寒，隐隐作痛为虚，持续作痛为血滞，时痛时止为气滞，坠痛为气虚。痛时拒按为实，喜按为虚；得热痛减为寒，得热痛剧为热。将这些疼痛特点与其他兼症、舌脉结合起来，就不难对痛经做出正确的辨证施治了。

四、病例

孟某，女，44岁。

初诊：1989 年 10 月 9 日。

患者缘"行经腹痛 20 余年，加重 5 年余"求诊。患者自月经来潮后即出现行经腹痛，年轻时未予系统治疗。近几年来诸症加重，在妇科就诊，予诊为"子宫内膜异位症"，并收住院治疗，服用中西药物，效不明显，遂来针灸科求治。刻下症见行经腹痛，尤以第二天、第三天为重，腹痛时伴恶心、呕吐、手足冷，月经后期，有血块，色暗红，量中等。平素常感腰痛、乏力、少腹冷痛等不适。舌质淡苔薄白，脉弦细。

辨证：肝脾不调，冲任失和。

诊断：

　中医：痛经。

　西医：子宫内膜异位症。

治法：理气活血，调和冲脉。

中药处方：

柴胡 10 克　白芍 10 克　茯苓 10 克　当归 10 克　薄荷（后下）5 克　生姜 3 片　白术 10 克　炙甘草 5 克　吴茱萸 10克　桂枝 6 克　乌药 10 克　川芎 10 克　大枣 5 枚

针灸处方：

痛时选用：

公孙　内关　上髎　次髎　胞肓　列缺

平素选用：

三阴交　肝俞　脾俞　内关　太冲　肾俞

患者经治 4 个周期后，痛经明显好转，每次行经时腹痛程度减轻，所伴有的腰痛、乏力、少腹冷痛均有明显改善。

继治 3 个周期，诉末次月经来潮时腹痛基本消失，无恶心呕吐，精神转佳。

嘱继治 1 个周期以巩固疗效。

按语：加味逍遥散疏肝健脾，调气养血。柴胡、薄荷理气解郁；茯苓、白术健脾益气以生血；生姜辛散条达，降逆止呕；白芍、川芎和血、行血；桂枝、吴茱萸平肝降逆；乌药行气止痛；大枣、甘草和中。

公孙通于冲脉，又为足太阴脾经之络穴，内关通于阴维，又为手厥阴心包经之络穴，公孙配内关为八脉交会穴的一组配穴，二穴经过四条经脉循行交会于胸胁，故可用于治疗胃心胸疾患，在此可解患者呕吐、恶心之苦。冲脉又为血海，阴维有维系诸阴经之功能，可治妇人经血之患。上髎、次髎穴居腰骶，治下焦生殖系统之病，可通络止痛。胞肓有强壮胞宫之效。平素选用肝俞、脾俞、肾俞调补肝脾肾，使经血生化有源，三阴交健脾通络，太冲理气疏肝，内关开胸解郁，诸穴合用，气调血顺，经血运行正常，则痛经可止。

本例患者痛经腹痛时伴发恶心、呕吐、手足冷，乃气机逆乱之症。冲脉主逆气，且冲脉为血海，为十二经之海，五脏六腑之海，有调气和血的功能。冲脉失和，则逆气里急，气机升降失常则见恶心、呕吐。手足冷乃阳气被遏，不能布于四末。肝脾失调，气血运行不畅，则行经腹痛。冲脉失和，肝脾不调，均可影响月经。治疗时选用公孙、内关调和冲脉，理气活血，使气机通顺，经血得运，则病获痊愈。

崩　漏

崩漏是指妇女阴道内大量出血或持续下血淋漓不断的疾病。一般以来势急，出血量多为崩；以来势缓慢，出血量少为漏。实际在临床，崩和漏在病势上虽有缓急之分，但在发病过程中又可相互转化。如血崩日久，气虚大衰，可转化为漏；久漏不止，病势渐进，亦将成崩。临床上常见崩与漏交替出现，实际上二者是一种疾病的两种表现。正如前人所述：崩漏之病，本乎一证，轻者谓之漏下，甚者谓之崩中。

崩漏的发病原因为血热，血瘀，气血虚，致冲任受损，不能固摄经血，而为崩漏。

一、病因病机

1. 血热

素体阳盛，或感热邪，或过食辛辣，或气郁化火，热郁于内，损伤冲任，迫血妄行；或大怒伤肝，肝经火炽，血失所藏，经血不得归经，而致经血过多，或突然大量出血而成崩漏。

症状：出血色鲜红，气味臭，量或多或少，质黏稠，烦躁不寐，面赤口干，舌质红，苔黄，脉滑数。

2. 血瘀

经期产后，余血未尽，或夹外感，或因内伤，瘀血停滞，阻滞冲任，瘀血不去，新血不得归经，以致经血淋漓或突然下血过多。

症状：出血，色黑有块，小腹疼痛，拒按，血块排出后腹痛稍减。舌有瘀点或瘀斑，脉沉细或沉涩。

3. 气血虚

思虑过度，或劳极伤脾，中气虚衰，或久病体虚，脾气不足，统摄无权，冲任不固，以致经期过长或流血不止。

症状：出血淋漓不断，色淡红，量或多或少，质稀，腰酸下坠，气短神疲，易汗，畏寒。舌淡苔薄，脉细弱或细数无力。

二、论治

1. 血热

【药物治疗】

治法：清热凉血，止血调经。

选方：犀角地黄汤加味。

犀角（水牛角代）　生地　芍药　丹皮　女贞子　旱莲

草　黄柏　益母草

血块多可加三七粉；腹痛加香附、郁金。

方义：犀角、生地入营血，专清血中之热，此血热之崩漏必清血中郁热，使热邪去，无邪以迫血妄行，则血行平静而不致崩漏不止；丹皮、芍药清热凉血调血；女贞子、旱莲草清热养阴凉血，专治月经过多；黄柏清下焦热；益母草活血行血。血块多为血热黏稠凝结成块，加三七粉益气活血，消瘀散结。腹痛加香附、郁金理气止痛。此型血热崩漏切不可见崩漏而用止血之品，盖血热崩漏乃因热邪伤及冲任，迫血妄行，血不归经，则出血量多势急或淋漓不断。治疗必以清热凉血为法，使冲动离经之血宁清蛰伏，循经而行。若见出血辄施以止血之品，血热未清，血闭于内，如闭门留寇，邪气郁遏，更为嚣张，则出血更甚。切记！

【针灸治疗】

治法：清泄血分郁热，凉血调经以止血。以郄穴及荥穴为主。

处方：

郄门　中都　地机　行间　内庭　血海　曲池　足三里

方义：郄门、中都为手足厥阴之郄穴，为同名经上下肢配穴，郄穴主治血证，足厥阴肝经主下焦生殖系统疾病，故取其郄穴以调经，清血中之热；地机乃脾足太阴之郄，脾主统血，故用地机摄血调血；行间、内庭乃足厥阴、足阳明经荥穴，荥主身热，故用之以清热；血海、曲池清热凉血；足三里为合穴，降逆理气，使经血不得妄行。

2. 血瘀

【药物治疗】

治法：活血化瘀，通经止血。

选方：桃红四物汤加味。

桃仁　红花　川芎　生地　当归　赤芍　益母草　三七粉

茜草

腹胀痛加川楝子、元胡；血量多加地榆。

方义：四物汤和血调血，乃治血证之基本方。桃仁、红花活血化瘀以通经；益母草理气行血调经；三七粉祛瘀生新；茜草清血分之热。腹胀痛乃气滞血瘀，故加用川楝子、元胡行气活血止痛。血量多色红为血瘀化热，加地榆凉血清热。

【针灸治疗】

治法：活血通经，祛瘀生新。

处方：

三阴交　血海　膈俞　郄门　足三里　阴陵泉　气海

方义：三阴交乃足三阴经交会之穴，足三阴经均从下腹胞宫处循行经过，故三阴交可调肝、脾、肾三阴经而主治下焦胞脉病证。血海、膈俞为治血证之专穴，可治一切血证，有活血化瘀之效。郄门为郄穴，治血证，调血止血。活血当行气，故以气海理气行气，以助血运。气运血行，则无血瘀之忧。以足三里合三阴交、气海健脾胃，生气血。瘀血去，新血生，血行通畅，则无崩漏。

3. 气血虚

【药物治疗】

治法：益气健脾，摄血调经。

选方：归脾汤加减。

党参　黄芪　白术　茯苓　炙甘草　龙眼肉　炒枣仁　当归　大枣　女贞子　旱莲草

方义：党参、黄芪、茯苓、白术、炙甘草健脾益气以摄血生血；当归、龙眼肉养血；炒枣仁安神补心；女贞子、旱莲草凉血调经。诸药合用温而不燥，使脾气健，脾摄血统血之功能正常运行。气血充盛，气调血顺，则经血得以循经而行，按时以泄，而不致或崩或漏，失之节制。需知归脾汤中木香、远志为辛香温燥之品，芳香走窜，易动血妄行，故可弃而不用。

【针灸治疗】

治法：调补肝脾肾，补气养血止漏。

处方：

肝俞　脾俞　肾俞　膈俞　足三里　三阴交

方义：背俞穴乃脏腑之气输注于背腰部之腧穴，与五脏六腑相应。《素问·阴阳应象大论》曰"阴病治阳"，故用背俞穴以补益脏腑。肝俞、脾俞、肾俞可调补肝脾肾三脏，以益气养血生精。膈俞乃血会，专治血证，可和血理血。足三里、三阴交为足阳明胃经与足太阴脾经之穴，可健补脾胃，补气生血，气血充旺，气可摄血，则血不妄行而循行有度。

三、病例

屈某，女，45 岁。

初诊：1990 年 3 月 9 日。

患者 2 年前每至经行则淋漓不断，渐渐而为崩。西医诊为功能性子宫出血，予服妇康片，如停用则血下不止。亦曾服用坤宝丸等药而未获效。出血量多色红，伴面色萎黄，精神倦怠，便秘难解，口舌生疮，舌胖淡暗苔薄黄，脉滑细。

诊断：崩漏。

辨证：脾气不足，摄血无力而致血妄行，日久则阴血亏虚，湿热内生。

治法：培补脾气，养阴清热止血。

因患者居所遥远，不便针灸，请求治以汤药，故处以归脾汤加减治疗。

中药处方：

党参 10g　黄芪 10g　白术 5g　茯神 10g　当归 10g　炙甘草 6g　檀香 10g　旱莲草 15g　女贞子 15g　石斛 15g　陈皮 10g　桔梗 15g　地榆 10g　酒大黄 3g

7 剂，水煎服，日 1 剂。

二诊：1990 年 3 月 16 日。

服上方 2 剂后血即止住，精神转佳，唯口腔溃疡未除。上方去当归 10g，檀香 10g，加炒山栀子 10g，继服 7 剂。

数月后患者因工作劳累而复发来诊，仍以上法治疗，获愈。

按语：以归脾汤治疗妇人崩漏乃是常法，但此例施治又有其独到之处。盖因崩漏日久，必致阴血亏损，阴血不足则虚火内生，以此若用归脾汤全方，其如肉桂、木香等温燥之品必更伤阴血，况乎温燥之味尚可助血妄动，故非所宜也。弃其温燥之品，而酌加养阴清热凉血之味如旱莲草、女贞子、地榆等，而收补脾、养阴、止血之全功。

遗　尿

遗尿为小便不受意识控制自行排出，一般分为尿床、不禁两种。前一种多见于儿童，常在夜间睡梦中遗出；后一种多见于老年，主要症状是不分昼夜，小便频数，尿出不受意识控制。二者症状虽不相同，但多属虚证。

一、病因

1. 尿床

禀赋不足，心失镇纳，肾失约束，故而尿床。每患遗尿之人，隐忍怕羞，不肯告人，不但精神抑郁，而且遗尿湿床，腰背常着湿冷之处，以致肾与膀胱虚冷，经年历月不痊。

2. 不禁

肺气虚弱，金不生水，肾阳不充，盖肾司二便，与膀胱相表里，肾虚则不能约束膀胱，以致小便不禁。

二、症状

1. 尿床

发生于夜间，在熟睡中或在睡梦中小便排出，醒后始觉，或兼有面色萎暗不华，智识迟钝，神疲不振，脉沉弱。

2. 不禁

多见于老人，不分昼夜，小便频数，尿出不受意识控制。

三、论治

1. 尿床

【药物治疗】

治法：通阳和阴，温散寒冷，固摄下元，参以镇纳心气使神魂内守。

选方：桂枝加龙骨牡蛎汤。

桂枝　甘草　生姜　大枣　龙骨　牡蛎　白芍

小便频数加熟地黄、桑螵蛸。

方义：遗尿湿床，湿冷伤肾，故以桂枝之辛温散寒通阳。通阳必助以和阴，故以白芍和阴。甘草、生姜、大枣和中上焦之营卫，溲病治上，上贯下摄。尿床多在睡梦之中，故以龙骨、牡蛎镇纳心气，使神魂内守。小便频数为肾虚，故加熟地黄补肾，桑螵蛸固涩。

【针灸治疗】

治法：取背俞穴为主，通肾阳以散寒冷，镇心神使神魂内守。

处方：

肾俞　膀胱俞　关元俞　关元　心俞　三阴交

方义：遗尿主要因肾元虚冷，故取肾俞、膀胱俞针灸并用以温制其水。关元是任脉与足三阴经之会穴，元气之关口，与背部关元俞配伍，均用补法，功能固摄下元，使膀胱约束自如。尿床多在梦中，故取心俞镇纳心神。肝藏魂，心神必下交于肾，故取肝、肾、脾足三阴经之会穴三阴交用补法，益肝使魂内守，补肾阴使阴与阳齐，心交于肾。

2. 不禁

【药物治疗】

治法：壮命门以温肾气，兼固涩约束膀胱。

选方：巩堤丸。

熟地黄　菟丝子　五味子　益智仁　补骨脂　附子　白术　茯苓　韭子　怀山药

方义：补骨脂、益智仁、附子、韭子壮命门之阳，温下焦之寒。菟丝子、五味子补肾涩下而治膀胱不藏。白术、茯苓、怀山药培脾土，生肺金，金能生水，则肾水固，肾气壮，使小便禁固自如。

【针灸治疗】

治法：任督阴阳配穴，壮命门之阳，固摄下元。

处方：

命门　神阙　关元　三阴交　肺俞

方义：命门属督脉，采用补法加灸，五倍子研末拌醋填入脐中（即任脉经穴神阙）重灸以壮命门之阳，强壮肾气，固涩下元，以制其水。再配足三阴肝、脾、肾三经之会穴关元、三阴交补肝肾加强固摄下元的作用，培脾土，使土旺而运化精微，散布水精以补后天。张景岳说："水虽制于肾，而肾上连肺，若肺气无权，则肾水终不能摄。"故以肺俞治其肺而摄肾水。

四、鉴别

尿床者，熟睡时意识不能控制小便，清醒时如常人。不禁者，不论清醒与熟睡，意识均不能控制小便，尿频数。

五、要点

尿床以稚童为多，临床上成人亦为常见，一般都是儿童时期失于检束，养成习惯。另一方面，遗尿床湿则腰着湿冷之处，以致肾阳虚冷缠绵难愈。治疗儿童尿床时，家属必须密切配合，不但嘱其睡前少喝汤水，而且夜间应及时叫醒令其小便，建立条件反射，养成自觉清醒小便的习惯，否则疗效难以巩固。

六、病例

邹某，女，9 岁。

初诊：1988 年 8 月 12 日。

患儿自去年十二月份始出现尿床，每夜多则 3 次，少则 1~2次。曾到某医院诊治，给予中药十余剂，服后尿床现象有所控制，但未彻底治疗。近月来，上述症状加重，每夜尿床 2~3 次，呼之不醒，遂来针灸。症见精神萎靡，面色萎黄，尿少色黄，舌淡胖嫩，脉细弱。

辨证：肾气不足，髓海空虚，阴阳失调。

治法：补益肾气，健脑醒神，调理阴阳。

针灸处方：

神庭　本神　列缺　照海

四穴均用补法。神庭、本神沿皮横刺，轻刺激。留针 20 分钟，每日 1 次。

针 2 次后遗尿即未发作。继针 20 余次，嘱服金匮肾气丸巩固之。

按语： 神庭为足太阳、足阳明、督脉之会，本神为足太阳、阳维之会，针补神庭、本神，以醒神而健脑。列缺通于任脉，照海通于阴跷，二穴为八脉交会相生配穴。列缺又为肺经络穴，取金能生水之意，以补肾气。四穴合用，以扶阳抑阴，健脑醒神。脑髓充盛，神清肾旺，阴阳相和，则溲尿自知。

疟　疾

疟者，为凶残暴害之意。疟疾又叫"打摆子"或"寒热病"。该病伤害人体较甚，故取名为疟。主要症状是寒热休作有定时，其中有每日一发者叫连日疟，二日一发者名间日疟，三日　发者称三日疟。发病季节虽四季皆有，但多盛行于夏秋之间。根据《诸病源候论·山瘴疟候记》"此病生于岭南"，《医药入门》"疫疟一方，长幼相似"的记载，可知本病具有一定程度的季节性、地区性和传染性。

疟疾分类名称很多，《内经》有六经疟、温疟、痹疟、寒疟等名，《金匮要略》除温疟、瘅疟外，又有牡疟、疟母之称。后世医家更有风、寒、暑、湿、痰、食、瘴、疫、正、劳等分类。现结合临床扼要地分为正疟、温疟、寒疟和疟母来叙述。

一、病因

外邪乘体力衰弱或劳倦内伤时侵袭人体，逗留半表半里少阳之分野，营卫失其常度，邪与营争则热，与卫争则寒。由于邪气所客深浅不同，所以有连日疟、间日疟和三日疟的差别。暑湿偏胜，邪并于阳明，则热重寒轻或但热不寒，为温疟。风寒偏胜，邪并于太阴，则寒多热少或但寒不热，为寒疟。如疟久不愈，正气虚衰，脾失健运，聚湿为痰，结于左侧胁下，为疟母。

二、症状

1. 正疟

寒热往来有定时，发作时先是毛孔粟起，继而呵欠乏力，接着寒战鼓颔，肢体酸楚，寒去则全身发烧，头痛面赤，面红口渴，口苦呕恶，胸胁苦满，终则遍身汗出，热退身凉，脉趋和平。发热时脉多洪数，发寒时脉沉弦。

疟有每日发作一次的，有间日发作一次的，惟有三日发作一次者最难断根，每每屡治屡发。

2. 温疟

热多寒少，或但热不寒，骨节烦疼，口渴引饮，头痛时呕，甚则神昏谵语，终则汗出热退，初起苔白腻，继则转为黄腻或舌尖边见红，脉弦数。

3. 寒疟

寒重热轻，或但寒不热，胸胁痞满，不渴汗少，倦怠嗜卧，苔薄白，脉弦迟。

4. 疟母

胁下痞满，按之有块，面色萎黄，纳少无味，四肢乏力，寒热往来，时发时止，形体消瘦，脉濡小。

三、论治

1. 正疟

【药物治疗】

治法：和解少阳，淡渗湿热。俾得邪从外达，湿从下出，则寒热自解。

选方：清脾饮。

柴胡　青皮　黄芩　厚朴　白术　半夏　草果　甘草　茯苓

久疟不愈者用何人饮之何首乌、人参、当归、陈皮、煨姜治之。

方义：疟疾病位在少阳半表半里之间，既不宜发汗，又不宜吐下，惟有和解一法最为合适，故以柴胡解少阳在经之风寒，黄芩和少阳在腑之里热。疟虽不离少阳，但必波及脾胃，故以白术、甘草之和中健脾。脾恶湿喜燥，故以半夏、厚朴、草果

燥湿化痰，青皮理气以助化湿痰，茯苓淡渗湿热下趋。如疟疾
久发不止，气血俱虚之际，改用何人饮，首乌养阴而不滋腻，
和阳而不燥热，人参、当归调补气血，陈皮理气畅中，煨姜辛
温散寒。若疟疾初起，病邪炽盛，气血未衰者，不可轻投。

【针灸治疗】

治法：督脉取上，少阳表里以和解少阳。以调和营卫
为法。

处方：

大椎　间使　外关

久疟不愈加足三里、脾俞。

方义：大椎是诸阳经之会穴，能通诸阳，使少阳之邪由表
而解。十二经中有八个穴位分别与奇经八脉相联系，也用于治
疗八脉的病变。手少阳三焦经之外关与阳维脉相联系，"阳维
为病苦寒热"，所以外关能治疗发寒发热的疟疾。手厥阴心包
经间使是手少阳三焦经与手厥阴心包经相表里的配穴法，少阳
经属阳主气，厥阴经属阴主血，故有和解少阳、调和营卫气血
的作用。久疟不止，必伤脾胃，故取脾俞以健脾，足阳明胃经
之足三里以和胃。

2. 温疟

【药物治疗】

治法：辛温解肌，泄阳明独盛之邪。

选方：桂枝白虎汤。

生石膏　知母　粳米　甘草　桂枝

方义：温疟病位重在阳明胃土，阳土宜清，故以生石膏、
知母之甘寒治阳明独盛之热，甘草和中泻火，粳米益胃保津。
内伏之邪，非投辛味莫解，故以桂枝之辛味以解肌，领邪外
出，为向导之官。

【针灸治疗】

治法：取督脉、手足阳明经为主，清解阳明。

处方：

大椎　合谷　足三里　后溪　间使

方义：合谷、足三里是手足阳明经穴，采用泻法以清泄阳明之热。督脉经穴大椎功能解肌，配手太阳经穴后溪加强了解肌的作用，使少阳、阳明之邪从太阳而解。配属火之手厥阴心包经穴间使以泻心火，助清胃热。

3. 寒疟

【药物治疗】

治法：助阳达邪，和中化湿。

选方：茯苓桂枝白术甘草汤。

茯苓　桂枝　白术　甘草　草果　厚朴

方义：桂枝辛温助阳达邪。茯苓、白术、甘草和中化湿。古人谓无痰不成疟，故以厚朴、草果化痰湿而截疟。

【针灸治疗】

治法：从脾论治，温运太阴以化湿浊。

处方：

三阴交　足三里　大椎　后溪

方义：足太阴脾经三阴交，足阳明胃经足三里，二穴为伍针灸并用，是脾胃表里配穴法，功能温运太阴以化湿浊。大椎配八脉交会穴后溪，针后加灸，针能通阳达邪以截疟，灸能助阳以化湿。

4. 疟母

【药物治疗】

治法：扶养正气，软坚消痞，攻补兼施。

选方：

①何人饮（见正疟治法）。

②鳖甲煎丸。

鳖甲　射干　黄芩　柴胡　鼠妇　干姜　大黄　芍药　桂枝　葶苈子　石韦　厚朴　牡丹皮　瞿麦　紫葳　半夏　人参

183

蟅虫　阿胶　蜂窝　赤硝　蜣螂　桃仁

方义：久疟不愈，正气必衰，脾失健运，聚湿结痰而致痞块疟母之际，以何人饮作煎剂补气血而截疟，以鳖甲煎丸作丸服以消痞磨积。

【针灸治疗】

治法：温运消痞。以足太阴脾经穴为主。

处方：

脾俞　章门　三阴交　足三里　块中尾　痞根

方义：久疟必伤脾胃，脾失生化之源，则气血俱虚，不能散精，则湿痰瘀凝结成痞块，故取足太阴脾经三阴交、脾之募穴章门、脾之俞穴脾俞，针灸并用，温运脾阳而消湿痰结聚之痞。足阳明胃经足三里，和胃以振食欲而资生化之源。痞根是治痞块的经验穴，块中尾是在痞块局部针刺块头、块中、块尾三处以软坚消块。

四、鉴别

正疟者，寒热相等，口苦胁满。温疟者，热多寒少，烦渴时呕。寒疟者，寒重热微，嗜卧不渴。疟母者，在胁有块，面色萎黄。

五、要点

1. 针灸治疗，必须在疟疾发作前 2 小时左右进行治疗，一般当日可以停止疟疾的发作，疟发停止后，仍需按原方继续治疗 3 ~ 5 次以上，以防复发。在疟疾发作时，给以针灸治疗，虽能减轻症状，但不能停止其发作。

2. 疟疾是一种在夏秋之间流行的疾患，具有一定程度的季节性、地区性和传染性，所以医者不但要治疗，而且要重视预防。

霍　乱

霍乱是撩乱的意思，就是在顷刻之间发生肠胃气机升降失常，以致急性发作上吐下泻或肚腹绞痛等症状，是急性传染病之一，死亡率很高。此病多发于夏秋之间，一般可分为寒霍乱、热霍乱、干霍乱三种。

一、病因

1. 气候影响

夏秋暑湿蒸腾，食后畏热当风取凉或露卧湿地，致阴寒内袭脾胃，脾胃功能失常，不能消磨水谷，冷滞内积，升降陡失常度，而成霍乱寒证。

2. 饮食不慎

误食不洁之物而又外触暑热，暑热与不洁之物蕴结胃肠，则腑气撩乱，升降失常，致为霍乱热证。

二、症状

1. 热霍乱

猝然吐泻交作，脘腹痞闷，肚内作响，吐物气味酸苦，泄物糜泔，臭热秽浊，小便短赤，口渴喜冷饮，气促息粗，苔黄腻，或舌质绛红，脉濡数。甚则四肢转筋，爪唇色青，指端螺瘪，眼陷音嘶，脉伏或微细欲绝。

2. 寒霍乱

吐泻交作，吐不消化食物，气味清冷不苦，口不甚渴而喜热饮，肚腹或绞痛，苔白腻，脉沉迟。吐泻不止，津液丧失过多，则出现转筋、眼陷、螺瘪症状。

3. 干霍乱

胸脘骤胀，肚腹绞痛，欲吐不得，欲泻不得，烦躁闷乱，四肢逆冷，头有汗出，面白唇紫。

三、论治

1. 热霍乱

【药物治疗】

治法：解暑安中。

选方：蚕矢汤。

晚蚕砂　木瓜　薏苡仁　黄豆卷　川黄连　醋炒半夏　酒炒黄芩　通草　吴茱萸　炒山栀

苔腻黄而燥，口渴，加佩兰、南花粉、知母。待病势转稳，可改用芳香化浊、健脾和胃之剂以善其后。

方义：热霍乱之症状，主要是脘腹痞闷难受，继则吐泻转筋。这种脘腹痞闷难受现象，是肠胃之肌壁发生痉挛出现的症状。肠胃肌壁痉挛原因不外乎暑湿袭伤脾胃，故用利筋祛湿之薏苡仁、木瓜，使湿去脾胃健而利其筋，不但缓肠胃肌壁的痉挛，又能松弛体表肌肉之转筋。蚕砂祛湿，尤善化胃肠之湿浊。豆卷是清解暑湿热之专药，外可解表邪，内可化水湿，善于通达宣利，以加强蚕砂等药的治疗作用。以上的药品偏重于利筋化湿。对暑热霍乱必以苦寒之品，故以黄连、黄芩、山栀之苦寒而泻火清热。若寒偏胜必伤脾胃，故用吴茱萸、半夏辛温之品化阴凝为阳和。实大便必须通小便，故以通草通利小便，使湿热从小便排出。苔黄腻、口渴属湿热内蕴、胃阴受劫之症，故加佩兰之芳香化浊，南花粉、知母之甘寒以复津。

【针灸治疗】

治法：清泄暑热，和中。

处方：

十宣　委中　曲泽　四门

转筋加承山、足三里、手三里、四渎。

方义：热霍乱病属暑属热，暑邪先从上受，故取手三阴三阳经循行分布区之十宣穴，采用三棱针刺放血，以清泄上中焦之暑热。委中为血郄，曲泽为手厥阴心包经之合穴，采用粗针放血不但能够清泄血中蕴热，且因委中在下肢，曲泽在上肢，故又能清泄中下焦之热，以助十宣泄热之不足。四门是天枢、中脘、气海三穴之简称，天枢属大肠之募穴，中脘是胃之募穴，气海是人生气之海，三穴有健运中土、降逆平呕、升清止泻的作用。转筋病位在肌，故取四肢位于肌肉丰隆处的穴位承山、足三里、手三里、四渎以镇肌筋抽搐。

2. 寒霍乱

【药物治疗】

治法：辛温解表，芳香化浊，和中。

选方：藿香正气汤。

藿香　紫苏叶　白芷　大腹皮　茯苓　白术　陈皮　半夏　厚朴　桔梗　甘草　生姜　大枣

苔厚腻为浊，加草果。

方义：寒霍乱病因内伤于食，外受风寒，故选用藿香正气汤中之紫苏叶、白芷之辛温以祛散风寒，藿香之芳香化浊以和中。呕吐为胃气上逆，胃宜降则和，故以半夏、厚朴、大腹皮之平逆以降胃气而疏里滞。胃喜柔润，故以大枣、甘草而甘润其胃。泄泻为脾气不升，故以桔梗实肺气引脾气上升而止其下泻，并以茯苓淡渗之性先升而后降，通调水道，使膀胱气化以通小便而实大便。太阴之土，得阳始运，故以生姜性温通阳使脾土健运。脾喜燥，故以白术、陈皮燥湿健脾，使外邪得解，内滞得消，胃气降和，脾土升运，清升浊降，则吐泻自止矣。苔厚腻为浊寒湿内盛，故加草果散太阴浊胜之寒湿。

【针灸治疗】

治法：通腑散寒，调中。开四门加灸，通涤腑气，温散寒邪，循取手足阳明原穴与合穴以升清降浊调和中焦。

处方：

中脘　天枢　气海　合谷　足三里　曲池　冲阳

方义：中脘位于胃脘部当胸歧骨与脐眼中间，是手太阳小肠经、手少阳三焦经、足阳明胃经、任脉四经的会穴和胃之募穴，主治中焦脾胃诸疾，采用针灸并用有攻积涤腑、温中逐寒的作用。治胃必顺肠，故取大肠募穴天枢。吐泻必伤脾胃，故取任脉之气海以补气而助健脾。配足阳明胃经合穴足三里使胃气下降以平吐逆，手阳明大肠经原穴合谷引脾气上升，使肠鸣下泻自止。这是手足阳明经同气原合配穴的方法，功能升清降浊，调和中焦。

3. 干霍乱

【药物治疗】

治法：降火开郁。降火开郁疏利为法，使中焦暑热得以疏通，通则不痛矣。

选方：

①厚朴汤：厚朴、枳实、高良姜、朴硝、大黄、槟榔。

②炒盐、童便。

方义：干霍乱由于暑热寒积杂至脾土，脾土郁极，不得发越，故以槟榔、厚朴理气下气以开其郁，枳实、朴硝通腑导积，大黄苦寒以泄暑热，高良姜辛温以散寒凝，这是开郁泄热导积散寒的综合治疗方法。此方妙在不单用攻以不伤其脾，不单用热以不助其火，不单用寒以不致格拒。

炒盐调童便服探吐使脾土之郁由上吐而发越。

【针灸治疗】

治法：降火行血，通腑导滞。

处方：

十宣　委中　合谷　足三里　曲池　冲阳

方义：十宣放血疏通气血，清除暑热。委中为血郄，放血以降火行血。手阳明经之原穴合谷、合穴曲池，足阳明经之原穴冲阳、合穴足三里，开郁导滞，通涤腑气，腑气通畅，通则不痛。

四、鉴别

热霍乱，泻物米泔，腥浊臭稀。寒霍乱，泻物稀薄，不甚臭秽。干霍乱，肚腹绞痛，不吐不泻。

五、要点

1. 中医学文献中之霍乱名称，一般指急性肠胃之疾患，主要以上吐下泻或腹痛转筋等为主要症状。如有呕吐如喷，泻下如米泔样液，小便闭结，声音嘶哑，螺瘪眶陷者，即宜配合西医学诊断进行急救。

2. 霍乱病势很急，故一般首先采用针灸治疗或服用成药，如偏重寒湿的用蟾酥丸，偏重暑热的用行军散、玉枢丹等丸丹，继则服用煎制，但必须注意不可纯用凉药而伤中气，不可遽用补药闭塞邪气。

3. 由吐泻频而引起出汗肢冷、脉伏息微等虚脱症状时，除取神阙穴隔盐灸或投附子理中汤、四逆汤等温中扶阳之剂外，还须配合补充体液进行急救。

189

乙　脑

流行性乙型脑炎，简称"乙脑"，属中医学温疫之范畴。其临床表现以高热、头重痛、呕吐、嗜睡、昏迷、抽风，进而呼吸衰竭为特点。杨甲三教授20世纪60年代在怀柔带教实习时曾遇当地乙脑流行，他根据自己对此病的认识而提出了独特的治疗方法，即辛温、清解并从，及早控制病情发展，不仅挽救病人之生命，且避免遗留后遗症状，使病人得以康复，在当时为当地人广为颂扬。

针对此病特点，杨教授认为高热嗜睡、发痉抽风、呼吸衰竭为乙脑发展过程中三个重要的关口。高热无汗嗜睡为首要一关，若于此期不能有效地控制病情发展，往往三四日后即发痉抽风，旋即出现呼吸衰竭。此时，即便积极抢救，幸免夭折，亦难免要留下瘫痪、失语、精神失常等后遗症状。因此，若能于其未痉之先，知系感何邪，依法治之，顺利解除高热，即可杜绝痉病之源，为下一步的治疗和疾病的痊愈创造有利的条件。因此，如何把握乙脑初起之辨证论治规律，及早解除高热关，具有重要的临床意义。幼儿易患乙脑，或许与幼儿为稚阳之体，脏腑娇嫩，气血未充，抗邪能力弱有关。

一、初起证候与分析

乙脑初起症状为高热恶寒，肌表无汗，嗜睡困倦，头部痛重，恶心呕吐，口干不饮，项强几几，小便微黄，舌红苔薄白或薄微黄，脉浮濡数。

乙脑的发病季节，集中在七、八、九三个月，其流行高峰适值长夏湿土当令。长夏之气酷暑炎热，潮湿多雨，湿热交蒸，酿成了蚊类和秽浊之气滋生，蔓延成为温疫流行的重要条件。乙脑的季节性甚为严格，一遇秋凉燥气行令，即销声匿迹。因此，乙脑初起极少见到鼻塞、清涕、咽痛及咳嗽、脉浮等症状，同时又别于太阳伤寒恶寒发热脉浮紧等症。其发病季节为长夏之时，感邪多为暑湿夹热，决定了其初起症状为高热恶寒、肌表无汗、嗜睡困倦、头痛且重、恶心呕吐、口干不饮等暑湿内停、湿热内困之征。《内经》曰："诸痉项强，皆属于湿。"而其病位则为湿在足太阳，暑热在阳明。太阳主一身之表，足太阳为湿邪所困，阳气闭遏，则见高热无汗、项背强急等症。足太阳经从巅入络脑，还出别下项，其与脑有密切关系，故而病情发展后可见神志症状。嗜睡困倦、恶心呕吐则为阳明暑热之象。

二、论治

杨甲三教授认为，湿浊与暑热为属性对立的矛盾，不同性质的矛盾需用不同性质的方法去解决。湿浊者，阴邪也，非阳不运，非芳香不化，非淡渗不利；暑热者，阳邪也，非阴不退，非寒凉不解。若径投辛香燥烈走窜之品，极易湿从燥化，与暑热交炽，内入营血而作风火上旋之变；若一派寒凉，不惟暑热不解，反愈闭其阴湿，湿热交蒸，浊气弥漫，充斥内外，演成昏迷、痉、厥之败局。

【药物治疗】

治法：急当除湿解表，清里消暑，拟温开清里两解并用之法。湿浊闭太阳之表，非辛香燥烈之品不足以升阳发表，辟浊醒脑；暑热炽盛，危及阳明，非苦凉甘寒重剂不足以散热退暑，清火保津。

处方：

羌活 9g　荆芥 9g　白芷 6g　葛根 6g　生石膏（先下）30g　黄连 5g　芦根 30g　滑石 15g

若恶心呕甚加苏叶 9g；抽风昏迷者加苍耳子 3g，广地龙 9g，钩藤 15g，木通 7g；高烧神昏为厥者急投安宫牛黄丸。

方义：羌活、荆芥、白芷为辛温香窜发散之风药，取其"风能胜湿，香可辟秽，直达巅顶"之意。其中，羌活、荆芥辛香气雄，除太阳表湿非此不达，佐以葛根疏利太阳经脉兼可清解阳明，白芷通关利窍，辟秽醒神。石膏辛甘大寒，为清热之要药；芦根辛甘微寒，长于清热退暑，生津利湿；滑石清利湿热，从小便泄出，防湿热化风上脑；黄连苦寒以清热折火。温病家有"温病初起禁用黄连"之说，畏其入里而犯中焦，而此方用黄连意在以之监石膏、芦根、滑石大队甘寒之品，但令甘苦化合阴气，不令化燥也。由此可见杨甲三教授不拘泥于古人，心思缜密，配伍精当，显示了其深厚的中医功底。

该病可见恶心干呕，无酸水、苦水及胁痛等症，非肝胆为之可知也。又无清水、痰涎，可知非为痰饮之患，实属湿热阻于肺胃，故加苏叶，取其气味芳香，宣通上焦肺卫，合方内黄连之苦寒燥湿清热，堪为湿浊夹暑热作呕之良药。湿热化风入脑，脑为元神之府，而见抽风昏迷者，加苍耳子祛风化湿。《本草逢源》言其"治头风脑痛，四肢拘挛……善通顶门连脑，能走督脉也"，其用量轻，仅为3g，乃意在引经之用也。四肢拘急，加地龙以通经络，除湿热利小便，加钩藤息风舒筋，加木通上能通心、清肺、达九窍，下能利小便，泄热除湿，正如《本草求真》所云"能泻君火，火退则小便自利，便利，则诸经火邪皆从心水而下降矣"，在此则意在使脑之湿水由小便泄出。

综观此方，辛温香窜而不燥烈，辛甘苦寒而不寒凝，胜湿不助热，清热不碍湿，方证相扣。

【针灸治疗】

处方：

后溪　通谷　风池　天柱　四神聪　大椎　攒竹　足三里　曲池　商阳（放血）

若恶心呕吐者加太渊、内关；抽风者加至阴、少泽。

刺法：强刺激，不留针，每日2次。

方义：后溪为手太阳经之输穴，通谷为足太阳经之输穴，《难经·六十八难》云："输主体重节痛。"体重节痛，因湿而致。后溪与通谷相配伍，同气相应，除太阳经表之湿浊。表病取上，配足太阳经之穴攒竹、天柱，诸阳经之交会穴大椎，足少阳经居于项部之风池，经外奇穴之四神聪，共奏开表、除湿、升阳解热之功。曲池并配商阳放血为手阳明经之穴，合足阳明经之足三里为同气相应配穴法，以清泄暑热。

若呕吐可加太渊、内关，太渊为肺经之原穴，配胃经合穴足三里以调和肺胃，手厥阴经之穴内关和胃降逆，共奏降逆止呕之功；抽风加至阴、少泽，一为足太阳经之井穴，一为手太阳经之井穴，取其同气相应之配，足太阳经主筋所生病，痉者，筋病也，故二穴具有舒筋清息风火的作用。

乙脑不同于一般的温热病，它是一种湿浊夹暑热的疫病，其病机特点在于湿浊阻遏太阳经表，法当温解。如果拘泥于"温病忌辛温，忌汗"，视辛温发表如虎狼，坐失良机，当汗而不汗，贻误病情，无疑将铸成大错。更不可一见发热即滥投辛凉、苦寒之品，甚而犀羚之类而致凉遏热闭，寒中之弊易生。

杨甲三教授生长于南方，年轻时于南方行医，故而对湿热为患之疾病有其独到之体验。论及此病治疗时，他引用了温病学家吴瑭之观点。吴瑭在论及温病用辛温发汗时早有明确的论述："暑病不忌者，以暑必兼湿，湿为阴邪，非温不解……下文湿温论中，不惟不忌辛温，且用辛热也。"早在宋金，著名医学家张元素创立了"九味羌活汤"，其组方为羌活、防风、白芷、细辛、川芎、苍术、黄芩、生地、甘草，加生姜、葱白。原方主治壮热恶寒，肌表无汗，头痛项强，肢体疼痛，口苦而渴。吴鹤皋在《医方考》中曾谈及此方曰："触冒四时不正之气而成时气痛病者，憎寒壮热，头痛身疼口渴，人人相似者，此方立之。"明确了此方可治"人人相似"的时气传染病。至清代名家王泰林认为可治"感冒四时不正之气，温病热病"，而把此方作为"解表之通剂"。上述论述都说明羌活、防风、白芷、细辛、生姜等辛温香窜之品在治疗某些温热病乃致传染病方面是卓有功效的，当然更非治温病之禁品。只要有是证又配伍得当，即可发挥其攻病之特长。

杨甲三教授在临床应用此方法时，体会到乙脑病人在壮热高烧时，表闭无汗尤为突出，使用本方法后，须臾周身即可出现持续微微汗出的效果，使体温逐渐下降，二三日后高热渐渐退清，顺利度过高热关，使疾病得以控制，不会进一步发展恶化。高热既解，当然也就不存在抽风昏迷等问题，不仅挽救了病人的生命，也避免了致残之危害。杨甲三教授即以此方法在当地疫情流行时广为施治，屡屡收效。

耳鸣耳聋

耳鸣、耳聋为听觉异常的症状，耳鸣指耳内鸣响，如闻潮声，或细如蝉鸣，或暴如机器隆鸣，可妨碍听觉。耳聋指听力减退或听觉丧失，不闻外声，影响交流。耳鸣耳聋在临床上多结伴而发。耳鸣常为耳聋先兆，《医学入门》就说："耳鸣乃是聋之渐也。"

耳部也是经络循行密集的部位，手足少阳、阳明、太阳均循行至耳，耳又为肾之窍，因而耳疾与诸多脏腑有关。《灵枢·脉度》中即言："肾气通于耳，肾和则耳能闻五音矣。"《灵枢·海论》："髓海不足则脑转耳鸣。"《灵枢·决气》："精脱者，耳聋……液脱者……耳数鸣。"《灵枢·口问》："故上气不足，脑为之不满，耳为之苦鸣。""耳中宗脉之所聚也，故胃中空则宗脉虚，虚则下溜，脉有所竭者，故耳鸣。"《外台秘要·风聋方》："病源足少阴之经，宗气之所聚，其气通于耳，其经脉虚，风邪乘之，风入于耳之脉，使经气痞塞不宣故为风聋。"《仁斋直指附遗方论·耳》："肾通乎耳，所主者精，精气调和，肾气充足则耳闻而聪。若劳伤气血，风邪袭虚，使精脱肾惫则耳转而聋。"可见耳鸣之发生由肾精亏损、胃气不足、肝火痰浊上蒙及风邪外袭而成。

一、病因病机

1. 肾气不足

病后肾亏精少，或恣情纵欲，以致耗伤肾精，耳为肾之外窍，内通于脑，肾精亏损，髓海空虚，清窍失濡，无根之火上浮，致耳中轰轰有声，其人昏昏愦愦。《医林绳墨·耳》说："耳属足少阴肾经……肾气虚败则耳聋，肾气不足则耳鸣。"

2. 情志失调

肝气失于疏泄，郁而化火，或暴怒气逆，肝胆之火循经上扰，则清窍被蒙。《中藏经·论肝脏虚实寒热生死顺逆脉证之法》："肝……其气逆则头痛、耳聋。"

3. 湿热内盛

平素嗜饮酒厚味，聚成痰热，郁久化火，痰火上升，壅塞清窍，以致耳鸣，甚则气闭，成为耳聋。《古今医统·耳证门》："痰火郁结，壅塞而聋。"

4. 风热外袭

外感风热邪气，郁遏不泄，循经上扰，壅蔽清道，耳窍不利，或热病余热未消，清窍不通，或反复感邪，邪蒙耳窍，均可致耳鸣、耳聋。

二、论治

耳聋、耳鸣或因感受外邪，或因痰火、肝热，蒸动浊气上壅，或因肝肾亏虚，脾胃虚弱，髓海空虚，清阳不升，清窍失养，临证可以虚实辨之。

1. 实证

暴病耳聋，耳中闷胀，起病势急。肝胆火盛者耳鸣为隆隆作响，如潮如钟，怒则更甚，伴口苦咽干，心烦易怒，头痛面赤，便秘溲赤，舌红苔黄，脉弦数；痰火郁结者耳鸣如蝉，时轻时重，伴胸中烦闷，痰多，口苦，喜太息，舌苔薄黄而腻，脉弦滑。

【药物治疗】

治法：泄火降逆，理气开窍。

选方：

①肝胆火盛可用龙胆泻肝汤加减。

龙胆草　山栀　柴胡　黄芩　木通　车前子　泽泻　生地

当归 大黄 白芍 夏枯草

方义：龙胆泻肝汤为清泄肝胆火盛之效方。柴胡、黄芩入少阳胆经，引诸药至病所，并可疏肝清热；龙胆草味苦可清泄胆火，为君药；山栀清心，火为木之子，实则泻其子；木通、泽泻、车前子清利湿热，导热下行；生地、当归、白芍养血柔肝，夏枯草清热开窍；大黄通利大便，泄热降逆。

②痰火郁结者可选用温胆汤加减。

陈皮 半夏 茯苓 竹茹 枳壳 黄连 柴胡 郁金 灵磁石

方义：温胆汤为燥湿化痰清热之剂。陈皮、半夏燥湿化痰；茯苓淡渗利湿；竹茹、枳壳理气降浊，化痰；黄连清利湿热；柴胡、郁金疏肝解郁；灵磁石清热重镇，息火开窍。

【针灸治疗】

治法：清利肝胆，化痰通窍。以手足少阳、足阳明经为主。

处方：

翳风 听会 中渚 侠溪 丰隆 行间

方义：手足少阳经均入耳，手少阳经之翳风、中渚，足少阳经之听会、侠溪，可疏通少阳经气，乃同经上下配穴法。丰隆化痰浊以通窍，行间泻肝火以助听。

2. **虚证**

久病耳聋，耳鸣时作时止，声细调低，劳则加剧，按之则耳鸣略减，或伴眩晕，腰膝酸软，潮热盗汗，颧赤口干，遗精，舌红，脉细弱或尺脉虚大；或伴神疲乏力，四肢困倦，昏愦少食，大便溏薄，苔白腻，脉细弱。

【药物治疗】

治法：滋养肝肾，健脾益气。

选方：

①肝肾精亏者用耳聋左慈丸加减。

熟地黄　丹皮　山药　茯苓　泽泻　山萸肉　灵磁石　五味子　阿胶　桑椹子

方义：耳聋左慈丸顾名思义为治耳聋之专方。其中六味地黄丸滋养肝肾；灵磁石重镇安神；五味子敛精；阿胶、桑椹子滋阴填精。

②气虚清阳不升者用益气聪明汤加减。

人参　黄芪　升麻　葛根　蔓荆子　黄柏　白芍　菖蒲　郁金

方义：人参、黄芪补益中气，健脾胃；升麻、葛根升举清气，通耳窍；蔓荆子升清开窍，专入少阳、阳明；黄柏、白芍清虚火；菖蒲、郁金理气化痰降逆。

【针灸治疗】

治法：补肾聪耳，升清通窍。

处方：

肾俞　肝俞　关元　气海　太溪　翳风　听会　百会　足三里　中渚

方义：肾俞、肝俞乃与肾脏、肝脏相通之腧穴，可补肝肾；关元位于下腹，为元气之所在，可培元固本；气海可治一切气证，补之以益气健脾；太溪为肾经之原穴，原主气，取之以调补肾气；翳风、听会、中渚清利少阳，开窍聪耳；百会位居巅顶，可升提清气；足三里健脾胃，降逆气，以通利清窍。

三、要点

1. 耳鸣、耳聋重在辨清虚实。新病者多因风热客邪、痰火、肝胆郁热，多为实证，病在经络治宜疏风、散热、开窍、化痰为主，以宣泄实邪。病久则多属肾精不足，或气虚清阳不升，病势缠绵，多及脏腑，治以填精、升提为法。

2. 临床见证多以虚实并见，治必标本兼顾。《仁斋直指附遗方论·耳聋》即曰："风为之疏散，热为之清利，虚为之调养，邪气并退，然后以通耳、调气、安肾之剂主之。"此外，病久入络，气虚必致血运不畅，瘀阻于内，治疗中酌加活血通络之品，可提高疗效，如丹参、当归、川芎等。

其　他

一、面肌痉挛

杭某，男，58 岁。

初诊：1990 年 7 月 30 日。

8 年前无明显诱因突然出现左侧面部肌肉抽动，逐渐加重，发作频繁，发作时间变长，以左侧口角及眼角为甚，左眼睁开困难。精神紧张及注意力集中时发作加剧。曾经多方治疗未见缓解。伴大便干，舌红苔薄，脉弦。

诊断：面肌痉挛。

辨证：血虚风胜，筋脉失养而致肌肉眴动。

治法：养血息风，宁神镇痉。

中药处方：四物汤合酸枣仁汤加减。

当归 10 克　生地黄 15 克　赤芍 15 克　川芎 3 克　丹皮 10 克　炒枣仁 15 克　茯神 10 克　知母 10 克　炙甘草 5 克　白附子 3 克　石决明（先下）20 克　钩藤 15 克

7 剂，水煎服，每日 2 次。

针灸处方：

翳风　听会　耳和髎　颧髎　合谷

刺法：合谷穴施以补法，余穴以 1.5～2 寸长针向耳后透刺，施以强刺激。留针 40 分钟，隔日 1 次。

二诊：1990 年 9 月 10 日。

经治疗 1 个疗程（10 次）后，面部肌肉抽动发作明显减少，发作持续时间亦缩短。患者诉在针刺治疗后一段时间内较为轻松。嘱患者注意精神放松，避免紧张疲劳，继续治疗。

三诊：1990 年 11 月 2 日。

病症大减，口角处抽动已停止，眼角处抽动在紧张时仍有发作，但症状较轻，左眼可睁开。因患者工作繁忙，不能按时治疗，嘱其仍需坚持针灸治疗，巩固疗效，以收全功。

半年后随访，患者病症已除，未见复发。

按语：面肌痉挛为病因不明性疾病，顽固难愈。面肌痉挛在临床并不属于多发病，但患者往往痛苦不堪，且无良药可治。有些病例可采取手术治疗，但复发率较高，且有较大风险，可能会造成同侧面神经麻痹。因而此病以其不愈而令医患颇为棘手。

杨甲三教授认为面肌痉挛应属中医风证。《素问·阴阳应象大论》中有"风胜则动"之论。历代医家均从此说，并有阴虚及血虚之偏重。所谓偏枯拘急痿弱之类，本由阴虚。或气中无血则病为抽掣拘急。气主动，无气则不能动，血主静，无血则不能静，不能静则不能舒，故筋急当责其无血。王肯堂在《证治准绳》中曾论及："睥轮振跳……睥不待人之开合，自牵拽振跳也，乃气分之病，属肝脾二经络牵振之患。血虚而气不顺，非纯风也。"此描述与面肌痉挛的表现较为相似。可见面肌痉挛属风证，风之成因或由阴虚，或由血虚，虚风内扰，风主动则不宁，而见口眼瞤动。故杨甲三教授在治疗时以四物汤养血调血，治血之意在于息风，又合酸枣仁汤宁心安神，心神安定则痉挛可止。

此例患者患病日久，症状较重，经长时间治疗而获愈，可见针灸治疗此病有较好效果。治疗以局部取穴为主，施以透刺法，强刺激，以镇痉止挛。配以合谷穴，因其为阳明经原穴，专治面口疾病，阳明经乃多气多血之经，补合谷以调补气血，养血以息风。配合服用中药，以四物汤养血调血，取治风先治血，血行风自灭之意，以酸枣仁汤宁心安神，解痉止痉，配用息风化痰之白附子、石决明、钩藤以镇痉潜阳。

二、胆石症

谭某，男，32岁。

初诊：1991年6月24日。

患者近半年来右胁下隐隐作痛，时作时止，未予注意。3个月前体检时，B超检查发现胆内有结石。遂以碎石术治疗，但结石未能排出。右胁痛仍时作时止，伴神倦乏力，溲黄便干，口苦，舌红苔黄，脉滑数。

诊断：胆结石。

辨证：湿热蕴于中焦。

治法：清利肝胆湿热。

因患者畏惧针刺治疗，处以茵陈蒿汤合四逆散加减治疗。

中药处方：

茵陈10克　山栀10克　大黄（后下）3克　当归10克　赤芍10克　柴胡8克　枳壳10克　炙甘草5克　南沙参15克　蒲公英15克　鸡内金15克　赤茯苓15克

7剂，水煎服，日1剂。

二诊：1991年7月4日。

上方服5剂后，胁痛减轻，大便畅，口苦除。原方再服5剂。

三诊：1991年7月13日。

经B超复查，发现胆结石直径由1.5cm变成0.4cm，诸症悉除。再服数剂而愈。

2月后随访，B超复查未见结石。

按语： 结石症系中焦湿热为病，湿热蕴结中焦，渐炼为石，故治疗以清利中焦湿热为法，方进茵陈蒿汤合四逆散。辨证确的，选方得当，而效如桴鼓。

三、幻听

温某，女，44 岁。

初诊：1991 年 4 月 19 日。

患者 1 年前在工作中由于与人发生争执而出现双耳幻听，白天耳内仍有争吵声，难以控制，伴失眠，入睡困难，心烦易怒，胸胁胀痛，纳谷欠香，月经不调，舌红苔薄，脉细弦。

诊断：幻听。

辨证：心经郁热，肝气郁滞，扰乱心神而发幻听。

治法：清心安神，疏肝理气。

针灸处方：

神庭　本神　四神聪　阳谷　听宫　外关透内关　临泣

刺法：神庭、本神、四神聪施以平补平泻，余穴施以泻法。中等刺激，留针 20 分钟，隔日 1 次。

二诊：1991 年 4 月 26 日。

经针刺治疗 3 次后，患者诉症状减轻，夜间可以入睡，耳中幻声亦见小。继续上法治疗。

三诊：1991 年 5 月 24 日。

患者诉症状基本消失，睡眠转佳，精神状况良好，饮食可，幻听已除。嘱其再针灸数次，以巩固疗效。

随访 3 个月，月经如期而至，诸症未见复发。

按语： 耳为肾之窍，亦为心之窍。《素问·金匮真言论》曰："南方赤色，入通于心，开窍于耳，藏精于心……"此例病人乃中年女性，平素心胸不宽，肝气郁滞，遇挫则致肝郁化火，扰乱心神而致双耳幻听。证属心经实热，治宜清心经热以安神志。神庭、本神、四神聪诸穴乃调神安神之要穴。阳谷、听宫乃小肠经穴，小肠与心相表里，取之以泻心经郁热。外关、足临泣为八脉交会配穴，通阳维、带脉，专主一身之阳热证，透内关以理气宽胸解郁。

四、眼睑下垂

段某，女，71 岁。

初诊：1995 年 8 月 4 日。

患者患糖尿病 4 年余。1 个月前无明显诱因突然出现眼右侧上睑抬起困难，妨碍视物，下午加重，睁眼困难。无外伤史，纳可，寐安，二便调，舌淡暗苔薄，脉沉细。

诊断：眼睑下垂。

辨证：脾气虚弱，宗筋失养而致上睑下垂。

治法：健脾益气，疏通经脉。

针灸处方：

睛明　攒竹　阳白　丝竹空　瞳子髎　二神　合谷　阳池

刺法：眼周围穴多采用 1 寸短针浅刺，刺入肌肉浅层，余穴施以补法。留针 40 分钟，每周 2 次。

二诊：1995 年 8 月 22 日。

经 5 次治疗后，右侧上睑已能自然蠕动，余症同前。继续治疗。

三诊：1995 年 9 月 16 日。

经 10 次治疗后，右侧上睑下垂已基本恢复正常，视物正常。嘱其巩固治疗 2 次，且加针双侧足三里以补气养血。

1 年后随访，症状未见复发。

按语：上睑下垂，主要病机为脾虚，脾主升清，清阳之气难上达于目，气血不能荣养上睑筋肉，致肌肉松弛，上睑下垂。针刺眼局部穴位以激发经气，更配远端的合谷、阳池两穴，均为原穴，阳池为三焦经原穴，三焦为原气之别使，选用阳池穴重在激发原气，气旺血充以达健脾益气、疏通经脉之力，而上睑下垂告愈。

五、重症肌无力

王某，男，12 岁。

初诊：1990 年 1 月 3 日。

患者缘"右侧眼睑下垂 8 月余，伴眼球活动不利"由东北专程进京求治。患者于 1989 年 4 月份无明显诱因突发右侧眼球活动不利，右眼睑不能上抬，在北大医院就诊，新斯的明试验阳性，胸片及 CT 正常。予诊"重症肌无力"。经对症治疗，效不明显，并逐渐发展至左侧。刻下症见：双侧眼睑下垂，不能上抬，眼球活动欠灵活。形体瘦弱，面色欠华，动甚则胸闷憋气。舌红苔薄黄，右脉滑而小数，左脉弦细小数。

诊断：

中医：睑废。

西医：重症肌无力。

辨证：脾胃虚弱，清气不升，阳跷失荣。

治法：益气升清，养跷通经。

针灸处方：

风池　阳白　睛明　合谷　太冲　公孙　申脉　外关　脾俞　胃俞

脾俞、胃俞、太冲、合谷、申脉施补法，余穴平补平泻。每日 1 次，留针 30 分钟。

二诊：1990 年 1 月 17 日。

经治 10 次，患儿症状有所缓解，效不更方，继续治疗。

三诊：1990 年 2 月 1 日。

再治 10 次，患儿眼睛睁开较前明显增力，面色转佳，乏力气短症减。因患儿家居外地，不便长期逗留，故嘱其返家后继续治疗。

后随访患儿坚持治疗，病情减轻，基本能睁开眼睛，眼球活动灵活。

按语：此例患儿禀赋不足，脾胃虚弱，化生气血功能不足，而致气血乏源。气血不足则形体瘦弱，面色欠华。胞睑属脾，胞睑失养，肌肉弛纵则致睑废。从经络而言，目之开阖在于跷脉。跷主运动，阳跷主开，阴跷主合。阳跷失养则目闭不开。治疗则以益气升清、养跷通经为法。以脾俞、胃俞调补脾胃以助气血生化。申脉通阳跷，补之以养阳跷，调开阖。阳跷脉气旺盛，则目得以开。风池、阳白乃胆经经穴，睛明为足太阳膀胱经穴，皆为治目疾之要穴，可调和局部气血。目为肝窍，故取肝经原穴太冲，与合谷相配乃"四关"穴，调肝以养目。外关通阳维，阳维为诸阳之会，蓄存阳经流溢之气血，取之以促进气血流动。诸穴合用，共奏益气养阳、升清健跷之功。

六、震颤麻痹

潘某，女，62 岁。

初诊：1990 年 4 月 20 日。

患者缘"双下肢震颤六七年"就诊。经西医诊治，予诊"帕金森综合征"，予手术治疗及西药治疗，症状无缓解。刻下：患者双下肢震颤呈间歇性发作，发无定时，每日 2～3 次，每次持续 2 小时左右，面赤，表情呆滞，反应迟钝，语声低微。舌质嫩红，舌苔厚，脉细滑。

辨证：肝肾阴亏，风阳妄动，二跷失常。

治法：滋水涵木，息风潜阳，通调二跷。

针灸处方：

列缺　照海　申脉　后溪　风池　风府　百会　四神聪神庭　本神　足三里　肝俞　脾俞　肾俞

风池、风府泻法，余穴施补法。留针 30 分钟，隔日 1 次。

二诊：1990 年 5 月 4 日。

患者诉经过针灸治疗后，震颤发作逐渐减少。

三诊：1990 年 5 月 18 日。

患者共治疗 12 次，因其在京期限已满而终止治疗。患者诉病情大减，每日发作 1 次，发作时间为半小时左右。嘱其回台后继续求治，以巩固疗效，控制病情发展。

按语：此例病人系来大陆探亲的台胞。其所患震颤麻痹证又称"帕金森综合征"，系中年以后常见的神经系统变性疾病，主要病变在黑质和纹状体，以肌强直、运动减少、静止性震颤和姿势功能障碍为主要临床特征。患病早期可有肩臂酸痛，肢体乏力，动作笨拙，身体沉重，观察时发现眨眼（瞬目）动作及头和手足调整动作较正常减少，面目表情缺乏，相应联动动作减少。书写困难，字体笔划不正，愈写愈小，日常生活不能自理，言语缓慢，构音不清，易发肺炎和褥疮。

震颤麻痹应属中医颤证。颤者，摇也，动也，为筋脉约束不利，不能任持，属风之象也。诸风掉眩，皆属于肝。肝主风，风为阳，阳主动，木气太过而克脾土，脾主四肢，诸阳之末，肝气鼓之故摇动不已。可有头摇、手足颤动。王肯堂在《证治准绳》中论及此病说："壮年鲜有，中年后已有之，老年尤多。老年阴血不足，少水不能制盛火，极为难治。"说明此病发生多属肝肾阴亏，气血不足，阴虚风动而致。杨甲三教授治疗此病时，一者因其病在大脑，故以二风（风池、风府）息风醒脑，以头三神（神庭、本神、四神聪）镇静安神止颤。再者因阴阳二跷主人一身之动静，此病恰为人之动静失常，当责于二跷，故以列缺、照海滋水涵木以治本，以申脉、后溪清热息风以治标，同时以足三里、背俞穴调理脏腑气血。

此病极为难治，短时间内不可能治愈，但可减轻病情，控制其发展。应鼓励病人坚持治疗，树立信心，可配合中西药物综合治疗，以解除病人痛苦。

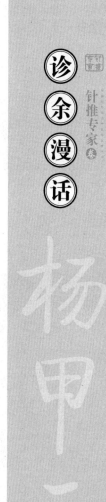

诊余漫话

针推专家卷

杨甲三

经穴主治规律

穴位是针灸疗法的刺激部位，一般称为"经穴"或"腧穴"，是人体经络脏腑之气输注、聚集在体表的地方，所以又叫"气穴"。十四经共有360多个穴名，要想在短时间内正确、熟练地掌握其主治及其配伍是较为困难的。古人对经穴主治非常重视，曾进行过长期摸索、探讨，总结了它的内在规律性，并在此基础上形成了一套比较成熟和已为临床所习用的配穴方法。杨甲三教授在继承前贤基础上对十四经经穴的主治及其配伍有独特的见解。

一、经穴主治与经络的关系

经穴，顾名思义是经络之穴。它分布在各条经脉上而归属于十二正经与任督二脉。经穴主治与经络有密切关系。如手太阴肺经的穴位，一般都主治肺脏、支气管、咽喉及相应体表部位的疾病，而手太阴肺经所出现的病候，又同该条经脉的穴位主治基本一致。此外，临床上常取合谷治疗牙痛，内关治疗胃脘痛，后溪、中渚治疗颈项扭伤，足三里、上巨虚治疗肠胃疾患等，都是根据经络循行选取适当的穴位。其他如上病下取、下病上取、中病旁取、左右交叉取以及前后对刺等，同样是基于经络学说的原理。经络的循行有表里相合、交叉、交会、根结、标本、气街等多种联系的特性，这种特性也反映在穴位的主治上。如针灸治疗发热疾患，一般取大椎穴退热，因为大椎穴是诸阳之会，外感发热，病邪又多在阳经。遗尿、久泄常可针刺或温灸关元穴，因关元为足三阴经之会，是肾间动气（原气）密切联系的穴位。又如头顶痛可取足小趾至阴穴，是依据标本、根结理论，而至阴则为太阳经的"根"穴。其他如呼吸系疾患，既可取肺经穴位，也可取大肠经的曲池、合谷等穴，肝病并可取胆经的阳陵泉、丘墟等穴，则是根据经络的表里关系决定的。

二、经穴主治的普遍性与特异性

经穴的主治存在着相对的普遍性（即共性）和特异性（即个性）。经穴的普遍性，指所有的经穴同相应的内脏及其他部位有内在的共同联系，在主治上有着共同的规律性。经穴的特异性，是指穴位与非穴位或这一经穴与那一经穴在主治性能作用上所具有的不同特点，也就是每一个经穴对不同的脏器与部位所发生的各种病变具有特殊的作用。

1. 经穴主治的普遍性

（1）本经的经穴都可主治本经的病候

根据经络学说"是动病""所生病"的叙述，每条经脉上所分布的穴位，是该条经脉脉气所发的部位，如果这一经脉发生了异常变化，即出现各种病候，就可以通过刺激这条经脉的穴位，调节这条经脉、脏腑的气血，而将这条经脉所产生的疾病治愈。针灸书中常有"经脉所过，主治所在"的论述，即指出十二经脉病候同所属穴位的密切联系。《内经》在论述针灸治疗时，往往只列举经名而不列举穴名，即以经络来概括穴位主治。如《灵枢·寒热病》云："振寒洒洒，鼓颔不得汗出，腹胀烦悗，取手太阴。"《灵枢·杂病》曰："齿痛，不恶清饮，取足阳明；恶清饮，取手阳明。"这种详经而略穴的做法，说明某经的穴位都可治疗某经的病候。根据《内经》的记载，经脉病候的内容可以分为外经病候和脏腑病候两个方面。外经病候是指邪气侵袭经脉体表循行部位，导致经脉发生病变而反映出的各种症状和体征，故又称本经体表病候。脏腑病候则为邪气沿经脉体内循行侵犯至所属络及相关联的脏腑所表现的症状与体征。因此，每个经穴的主治都可以体现在本经的外经病候和脏腑病候两个方面。如手太阴肺经的尺泽、孔最、列缺、鱼际等，均能主治咳喘气逆等肺脏病候，同时又能主治肘臂肿痛、胸痛等外经病候。其他各条经脉的经穴也都有类似的情况。据此，则可以进一步总结出十四经经穴的主治概要：

①手三阴经经穴主治胸部（心肺）疾患：手太阴肺经经穴主治胸、肺（包括气管、咽喉、鼻）疾患；手厥阴心包经经穴主治胸、心（包括脉管、舌、神志）疾患，胃脘痛；手少阴心经经穴主治胸、心（包括舌、脉管、神志）病。

②手三阳经经穴主治头及热病：手阳明大肠经经穴主治头额、面、眼、耳鼻、口齿、喉、上肢外侧前缘疾患及里热等；手少阳三焦经经穴主治头颞、耳、眼、咽喉、胸胁、上肢外侧中线疾患及半表半里热；手太阳小肠经经穴主治头项、眼、耳、喉、上肢外侧后缘疾患，表热，及神志疾患。

③足三阳经经穴主治头、躯干疾患，腑病，热病：足阳明胃经经穴主治头面、口齿、喉、胃肠、躯干及下肢前侧疾患，里热，神志疾患；足少阳胆经经穴主治头颞、耳、眼、胁肋、胆、下肢外侧疾患，半表半里热等；足太阳膀胱经经穴主治头项、眼、躯干后侧（腰背）、下肢后侧、膀胱疾患，表热，及神志疾患。

④足三阴经经穴主治腹、生殖及泌尿病：足太阴脾经经穴主治脐腹、脾、胃肠、泌尿及生殖疾患；足厥阴肝经经穴主治胁腹、少腹、巅顶、肝、生殖及泌尿疾患；足少阴肾经经穴主治腰腹、咽喉、肾、发育、生殖及泌尿疾患。

任脉经经穴主治胸、腹疾患，少腹部穴位均有强壮作用。督脉经经穴主治腰、背疾患，头项部穴位均有醒神及治风作用。

总之，不同经脉的经穴主治，都同各经脉所分布的部位和关联的内脏有密切联系，它不仅可以治疗本经所循体表部位的疾患，还可以治疗所属络及有关脏腑的疾患。

（2）经穴可主治局部体表及邻近内脏的疾患

经穴主治的另一个普遍性就是可以治疗局部体表或邻近内脏的疾患。以足少阴肾经经穴为例：足底的涌泉可治足心热；足跟的大钟可治足跟痛；腓肠肌下端的筑宾可治小腿内侧痛；少腹部的横骨、大赫可治生殖、泌尿病；上腹部的幽门、通谷可治肠胃病；胸肋部的俞府、神藏可治肺脏病。也就是说，每个经穴随着经脉循行部位的不同，其主治重点也随之转移。由于每条经脉的经穴都存在这个共性，因此，应用经穴治疗局部体表及邻近内脏疾患，往往可以不受经脉所循路线的制约。即头、面、耳、目部疾患都可取头部经穴；四肢部疾患都可取四肢部经穴；各个内脏疾患都可从胸膺腹背的有关部位取穴。面肿虚浮取水沟、前顶，耳聋气闭取听会、翳风，偏头痛取悬颅、颔厌，目内红肿取丝竹空、攒竹等，都是取头、面、耳、目部经穴治疗局部疾患的例子。他如上肢病可取肩髃、曲池、合谷，下肢病可取环跳、委中、阳陵泉等，取肺俞、风门、天突、膻中等穴治疗肺部疾患，取心俞、巨阙、脾俞、章门等穴治疗胸胁心脾疾患，取中脘、天枢、胃俞、大肠俞等穴治疗胃肠疾患，以及取肾俞、关元、中极、维道等穴治疗泌尿、生殖系疾患等，都是经穴治疗局部体表和邻近内脏疾患的例子。

临床上，经穴主治具有的这些规律已被广泛地应用着，"局部取穴"与"远道取穴"就是依据经络学说正确掌握经穴主治的普遍性加以具体应用的范例。

2. 经穴主治的特异性

（1）某些经穴对治疗本经的疾病特别有效

如睛明能疗多种目疾，天突利咽平气逆，膻中宽胸调气通乳，中脘和中降逆调胃，天枢理肠调泻痢，中极治遗尿癃闭，人中开窍清热宁神，太冲平肝理血通络等，经临床实践证明疗效可靠，几乎形成"专病专经专穴"。这充分说明经穴主治确有它的特异性，也就是说，经穴与某些脏器、部位在功能上有它一定的特殊联系。

（2）某些经穴对治疗他经多种疾病特别有效

一些经穴不仅可主治本经的某种病候，而且对他经多种疾病也比较有效。由于经脉循行分布于人体是错综复杂的，而每条经脉同内脏既有属络的表里关系，又有通连其他内脏的关系，此外，还存在着经脉同经别、奇经、络脉等的特殊联系，经脉的循行并有交叉、交会、标本、根结与气街的关系等，这就决定了某些经穴本身具有上述的特殊性能。因此，不少经穴主治不局限于本经病候而广泛地适用于他经多种病证。如通常取百会治疗"厥证"，是因为这个穴位是手足三阳经和督脉交会的缘故；又如灸关元可以治疗"脱证"，是因为关元是足三阴经和任脉交会的地方，施灸能起到温阳固脱的作用。再如足三里、合谷穴，由于阳明为多气多血之经，五脏六腑之海，而且足三里是合穴，合谷是原穴，故都是经气比较集中的部位。

十四经经穴中有一部分穴位是根据其位置、主治性能的特异性而给以特别的称号，如五输穴、十二原穴、十五络穴、十六郄穴、背俞穴、募穴、八会穴、交会穴等。这些穴位在临床上各自有超越一般穴位的作用，故又称"特定穴"。此类穴位有其特定的治疗作用。

杨甲三教授认为，经穴有其普遍性和特异性，但经穴的普遍性和特异性是相对的而不是绝对的。由于"每一个事物内部不但包含了矛盾的特殊性，而且包含了矛盾的普遍性，普遍性即存在于特殊性之中"，故每条经脉的穴位在具有共同作用的基础上，又各有其特异性存在。十四经穴主治概要是从整体和纵向的角度总结了经穴主治的普遍性，各个经穴尤其是特定穴，则从局部及横向的角度体现了经穴的特殊性。如上所述，肺经经穴都能主治本经病候，但其各个穴位的主治又有侧重于某一部位或某一方面的特点。如井穴少商（属水）长于开闭醒神，解郁息风，可用于昏迷、癫狂、心下满闷、小儿惊风、乳蛾等；荥穴鱼际（属火）功在泄热清火，可用于咽喉肿痛、身热等；输穴太渊（属土）具有和胃降逆、化痰利湿之效，可用于气逆善哕，湿阻经络所致的体重节痛，又因阴经以输代原，太渊又为肺经原穴，兼能扶正祛邪，同时太渊又为八会穴之脉会，故可用于气虚喘咳、无脉症等；经穴经渠（属金）专于宣肺降气，多用于外邪袭肺致咳喘、寒热；合穴尺泽（属水）长于育阴清热降泄，故多用于肺痨潮热咳血、小溲不利等。另外从每条经脉所具有的作用来说，该条经脉经穴主治体现的是共性，若与他经相比，则这条经脉的共性又具有特异性的意义。即使具体到每条异经的异穴，也有相对的普遍性和特异性，如脾经血海穴与肝经曲泉穴都可治疗腹部和泌尿、生殖、下肢及局部病，但血海穴主治侧重于经病及脾胃病，曲泉穴主治侧重于外生殖器及肝病。这些都说明经穴共性之中具有特异性，特异性寓于普遍性之中。这也是许多穴位对某些病位和疾病在主治上会有共同作用，同时在共同作用中又各有其特异性的原因。

三、经穴的配伍

针灸治疗是通过一定的经穴来进行的。用穴和用中药的道理一样，都要根据复杂的、变化的病情在中医理论尤其是经络学说的指导下辨证立法，选穴处方，并进一步掌握穴位的配伍应用。只有通过穴位的配伍，才能适应多种复杂的病证，更好地发挥穴位的性能，以增强疗效。杨甲三教授对传统配穴方法选经用穴上有以下独特见解：

1. 远近配穴法

此法即近代所称的局部与远道相配合的一种取穴方法。根据经络学说的标本、根结理论配穴，标、结都在头、面、胸、膺、背、腹等部，本、根都在四肢下端部。标本、根结存在着上下、内外相互对应的关系。远，即远道，指本、根部四肢的穴位；近，即局部，指标、结部躯干的穴位。针灸文献中有关远近配穴法的记述很多，主要可分为两个方面，一是本经的远近配合，一是异经的远近配合。如痉病项强，取膀胱经天柱穴配束骨穴（《百症赋》），肢体佝偻不伸，取少阳经风池穴配绝骨穴（《玉龙歌》），癥块疝气，取厥阴经期门配大敦穴（《玉龙赋》），均为本经的远近穴相配。他如耳鸣取手少阳耳门穴配足少阳地五会穴（《席弘赋》），舌下肿痛取任脉廉泉穴配心包经中冲穴（《百症赋》），昏厥取督脉百会穴配脾经隐白穴（《杂病歌》）等，都是异经远近配穴的例子。

目前，临床上还应用着募合配穴法和俞原配穴法，即分别将本脏腑的募穴与合穴相配，背俞穴与原穴相配，也属于远近配穴法。由于募穴主治偏重于阳性病证（包括腑证、实证、热证），背俞穴主治偏重于阴性病证（包括脏证、虚证、寒证），合穴主治内腑，偏于通降，原穴主治内脏，偏于扶正祛邪，故募穴与合穴相配对于治疗腑证、实证、热证效果较好，而俞穴与原穴相配，则对脏证、虚证、寒证较为适宜。这是取募穴与合穴、俞穴与原穴在主治上存在的共性，以相互协同增强疗效的一种配穴法。如取肺的背俞肺俞穴与肺经的原穴太渊治疗气虚喘咳，取肾的背俞肾俞穴与肾经的原穴太溪治疗遗精滑泄。再如取大肠募穴天枢配大肠下合穴上巨虚治下痢腹痛，取胃的下募穴中脘配胃的下合穴足三里治急性胃脘痛等。

2. 上下肢配穴法

这种配穴法临床应用很广。如咽喉痛、牙痛，上肢取合谷，下肢取内庭；胃病上肢取内关，下肢取足三里等。除了一般的上下肢穴位相配外，古人特别提出了八脉交会配穴法。八脉交会穴是分布在上下肢肘膝以下八个交会于奇经八脉的经穴，分为四对，上下配合能主治本经及其有关奇经八脉的病症。具体配穴法是：取通阴维的手厥阴心包经内关穴配通冲脉的足太阴脾经公孙穴，主治胸、心、肝、脾、胃疾患；取通任

215

脉的手太阴肺经列缺穴配通阴跷的足少阴肾经照海穴，主治胸、咽喉、肺、膈、肝、肾疾患；取通督脉的手太阳小肠经后溪穴配通阳跷的足太阳膀胱经申脉穴，主治目内眦、颈项、耳、肩膊、腰背疾患；取通阳维的手少阳三焦经外关穴配通带脉的足少阳胆经足临泣穴，主治目外眦、耳后、颈项、肩、胁肋疾患。总之，阴经两对配穴主治五脏病变，阳经两对配穴主治肢体及其体表器官病变。

此外，还有一种上下肢脏腑原穴配穴法，为五脏原穴与六腑原穴阴阳上下相配的方法，适用于内脏有病而症状主要反映在体表器官的疾患。从部位上讲，内脏属阴，体表器官属阳，阴经经穴主治偏重内脏疾患，阳经经穴主治偏重于体表器官的疾患。在内脏有病主要反映在体表器官的情况下，取阴经原穴的同时，需再配以阳经原穴以增强疗效。其配穴原则是：少阴配少阳，太阴配太阳，厥阴配阳明，取上下肢相应，阴阳经同气相求之意。例如，肝肾不足所致的头晕目弦，或郁怒伤肝出现的手足拘挛，其病位主要责之于肝，症状大都反映在头面及四肢，故取足厥阴肝经原穴太冲，配手阳明大肠经原穴合谷，称"四关"，是临床上所常用的一种配穴方法。

3. 同肢配穴法

此法是取同一上肢或下肢的穴位相配合的方法，主要有原络配穴和马丹阳十二穴配穴法。

"原络配穴法"适用于某经有病，兼有表经或里经的病症者。具体配穴方法是：某经的病症，取其本经的原穴为主，配用有关表里经的络穴为辅。因以原为主，络为客，故又称主客原络配穴法。如手太阴肺经发病，出现咳喘、气急、胸满、吐痰涎，兼见腹胀、肠鸣、大便溏泄等手阳明大肠经病候，可取肺经原穴太渊为主，辅以大肠经络穴偏历为客；又如足少阳胆经发病，出现胁肋疼痛、口苦、呕吐、耳聋，又见头痛、眩晕、目糊等足厥阴肝经病候，可取足少阳胆经原穴丘墟为主，辅以足厥阴肝经络穴蠡沟为客。这种配穴法在临床上确有一定疗效。

"马丹阳十二穴"配穴法适用于多种内伤、外感疾病。具体配法是：足三里配内庭，曲池配合谷，委中配承山，太冲配昆仑，环跳配阳陵，通里配列缺。如足三里配内庭主治脘腹冷痛，腹胀肠鸣，大便溏泄，腿肿膝酸，虚损羸弱，四肢逆冷，咽痛，牙龈肿痛，疟疾不食等；曲池配合谷主治上肢拘急或弛缓，上肢关节疼痛，发热，喉闭，头痛面肿，齿龋鼻衄，口噤不开，风癣癫疮，疟疾寒热等。

4. 腹背配穴法

为腰背和胸腹部的穴位相配的方法。胸膺腹背为脏腑经气汇集的地方，五脏六腑的疾患都可取腰背胸腹的有关穴位。如肺俞、风门、膻中治疗肺脏疾患；肾俞、关元、气海治疗肾脏疾患等。在特定穴中，五脏六腑于背部各有背俞，胸腹部各有募穴，故腹背配穴法可以俞募配穴为代表。如《灵枢·五邪》说："邪在肺，则病皮肤痛，寒热，上气喘，汗出，咳动肩背，取之膺中外俞，背三节五脏之旁。"此即为肺病取肺的募穴中府配肺的俞穴肺俞。他如胃病取胃的募穴中脘，配胃的俞穴胃俞等。此外，俞募配穴在临床上还可以应用于既有阳证又有阴证，而病情比较错综复杂的情况，如《素问·奇病论》说："胆虚气上溢，而口为之苦，治之以胆募俞。"因既有本虚之阴证，又有标实之阳证，故取胸腹部胆募日月穴配腰背部胆俞穴以治疗胆病。

217

取 穴 法

腧穴是人体脏腑经络气血输注于体表的部位，是针灸治疗疾病的物质基础。人身365穴，除循经分布外，尚有经外奇穴、阿是穴，满布周身。准确地取穴定位是针灸施治的前提条件，也反映了一名针灸医师最基本的素质水平。杨甲三教授穷毕生精力于针灸事业，倾心于针灸学的研究与发展。作为当代著名的针灸学家，他在针刺手法、辨证配穴等方面都有其独特的体会，尤其在取穴方面，其成就显著，举世闻名。他在几十年的钻研中，对腧穴进行了深入的探讨，在挖掘前人论述的基础上，结合多年的临床经验，总结了取穴规律，不仅反映了穴的本质，而且简便易学，适合临床教学。

杨甲三教授的取穴经验是以其总结的取穴规律为核心的。腧穴的分布有无规律？这一点应当是肯定的。腧穴的分布规律不仅表现在经穴的循经分布，奇穴有其固定部位，阿是穴与病变部位有必然联系等方面，具体到每个穴位的定位也还有其共同的规律。这一规律取决于穴位的定义，也最大程度地反映了穴的本质。

穴究竟是什么？我们可以从前人的经典中挖掘其本质。在《内经》中，常把腧穴称为"节""会""气穴""气府""骨空""溪""络"等。《针灸甲乙经》则称穴为"孔穴"，《太平圣惠方》则称腧穴为"穴道"。穴的本义为洞也，孔也，间隙之义。其意说明脉气至此如居空洞之室。穴的这一本义，很清楚地告诉我们，穴位应当分布在人体的一些空虚的部位，如肌腱间、肌肉缝隙间、骨关节之前后等处，方可成为"骨空""溪""孔穴""穴道"，以符合穴之为洞穴、孔隙之本义。《针灸甲乙经》在论及腧穴的定位时，即言穴在"空中""宛宛中""陷者中"等等，类似描述共有 110 余条之多。可见当时之医者已经注意到腧穴的分布及定位特点了。

《灵枢·九针十二原》在论述腧穴时曾有如下条文："节之交，三百六十五会，知其要者，一言而终，不知其要，流散无穷。所言节者，神气之所游行出入也，非皮肉筋骨也。"这表明人身三百六十五穴在形成之初，其规律即已被当时医家所知，其要者在乎"神气之所游行出入"，而"非皮肉筋骨"这些局部形质了。《素问·气府论》进一步指出腧穴乃"脉气所发",《灵枢·小针解》解释说:"节之交三百六十五会者,络脉之渗灌诸节者也。"可见穴是经气流注运行出入在体表的所在,与气血的运行有密切关系。《千金翼方》在论述腧穴的意义时说:"凡孔穴者,是经络所行往来处,引气远入抽病也。"由于穴具有这样的意义,就决定了穴必然位于人体中便于气血运行、脉气流注最为通畅之所。

杨甲三教授通过对穴的本质的探讨与研究,提出取穴有如下规律可以遵循:

大凡取穴,当有其纵向的定位及横向的定位,纵横交错,其交叉点即为腧穴之所在。

纵向定位:腧穴的纵向定位是根据骨度折量,即骨度分寸法而定。骨度分寸法是已为针灸界所熟悉并采用的取穴定位方法。根据这种将人体各部分折量分寸的方法,可以确定穴在人体的纵向分布。纵向定位的方法在针灸书籍中已有详细介绍,在此不作论述。

横向定位:仅有纵向定位还不够,尚需采用横向定位方法,纵横结合,才能准确地取穴定位。杨甲三教授将横向定位规律概括为"三边""三间"。所谓"三边"指筋边、骨边和肉边。所谓"三间"为筋间、肉间和骨间。此外还有筋骨间、肉筋间等。虽然穴"非皮肉筋骨",但其定位则需借助筋、肉、骨这些解剖标志来完成。《标幽赋》云:"大抵取穴之法,必有分寸,先审自意,次观分肉。"《流注指微赋》也说:"孔窍详于筋骨肉分。"《行针总要歌》中有文如下:"有筋有骨傍针去,无骨无筋须透之。"从这些古代针灸歌赋的记述中可见,注重筋骨肉,且于筋骨旁、肉分处取穴的思想为历代医家所认识,这与我们的取穴规律是相一致的。

依据这一规律,杨甲三教授对十二经腧穴曾逐经进行了腧穴分布要点提示。如手少阴心经的要点为"沟中、纹头、筋边"：" 沟中" 提示青灵穴在肱二头肌的尺侧沟中，" 纹头" 则指屈肘横纹的尺侧纹头取少海穴，而神门、阴郄、通里、灵道四穴均位于尺侧腕屈肌腱的桡侧边，即" 筋边"。手厥阴心包经则有" 筋间取穴" 的特点：掌长肌腱和桡侧腕屈肌腱之间取郄门、间使、内关、大陵等四穴。手阳明大肠经的要点为" 骨两边"：屈肘侧置体位下，曲池、手三里、上廉穴在桡骨内侧，下廉、温溜、偏历在桡骨外侧，肘髎于肱骨外侧取，手五里、臂臑在肱骨内侧取。手少阳三焦经的要点为" 骨间、骨边"：尺、桡两骨之间取外关、支沟、三阳络、四渎，尺骨桡侧边取会宗穴。足阳明经的要点为胫骨前肌的" 头、腹、尾、边"：头有足三里，腹有上巨虚，尾有下巨虚，边有丰隆穴。足太阳膀胱经的要点为" 分肉取"：合阳穴位于腓肠肌两头相合处，承山穴则位于腓肠肌两头分开处，承筋穴在合阳穴与承山之间，飞扬穴在承山穴外侧，斜下 1 寸，腓肠肌的边缘。足少阳胆经的要点为" 腓骨前后取"：腓骨前侧取阳陵泉、外丘、阳辅三穴，腓骨后侧取阳交、光明、悬钟三穴。

筋、骨、肉不仅是人体解剖的物质基础，也是人体体表较为明显的解剖标志。熟悉这些体表标志，根据" 三边" " 三间" 的规律，结合纵向骨度分寸，就可以准确地进行取穴定位了。上面所举例的数经取穴要点可以具体地反映这一规律。掌握这一规律，使取穴准确、简便、易记。" 三边" " 三间" 恰好是附着于筋、骨、肉旁的一些缝隙、孔穴或凹陷的部位。依据此规律取穴，能够很好地反映穴的本质，符合穴的本义及其为" 脉气所发" 的意义。

杨甲三教授所提出的取穴规律不仅仅建立在对穴的本质的深刻认识基础上，同时还有其解剖学基础。因而这一规律不只是停留在理论论述的阶段，而且具有可行性和实用性。" 三边" " 三间" 所具有的解剖学特点为这一规律提供了物质基础。" 三边" " 三间" 位于骨骼、肌肉和肌腱旁边或其缝隙间，这些部位相对而言组织疏松而薄，不像有骨骼、肌肉、肌腱的地方坚硬厚实。这样的部位有利于穴位引发经气，调整气血，刺之可收到满意的治疗效果。遵循这一规律，按"三边""三间"取穴，有以下特点：

二易：首先易于得气。《灵枢·邪气脏腑病形》中说："刺此者，如中气穴，无中肉节，中气穴即针游于巷，中肉节，即皮肤痛。"这说明针刺中穴道，其气运行如在巷道中通畅流利而无阻碍，但若刺中肌肉关节，针下涩滞而紧，全无宽松舒适之感，肉节则会疼痛不舒。现代研究也证实，穴位定于这种孔隙、凹陷的部位，其处神经纤维丰富，针感好而易于得气。针感如何，得气与否，直接关系到针刺治疗的效果。按照这样的规律所取的穴位对获得适宜的针感及得气是很有帮助的。其次为易祛邪气。穴位所处人之孔窍、缝隙，而人之孔窍及缝隙处肌肉薄弱，最易受邪入侵。《素问·风论》即云："风气与太阳俱行诸脉俞，散于分肉之间，与卫气相干，其道不利，故使其不仁也。""风气循风府而上，则为脑风。"同样，将穴定于此处，刺激穴位，调整经气，而使邪由此而去。正如《千金翼方》所言："凡孔窍者，是经络所行往来处，引气远入抽病也。"说明在孔窍、缝隙处定穴，气血经络运行往来流畅，经气灌渗流注旺盛，有利于"引气"而"抽病"。这些部位易于得气也为其祛邪治疗提供了必要的条件。

二少：首先为组织损伤少。在"三边""三间"部位定穴，穴下空虚而组织疏松，便于运针，进行各种手法操作，以达到治疗的要求，收到好的疗效。由于其处组织疏松，空隙较大，不容易在运针操作时损伤组织而引起疼痛。可以想象，倘若在筋骨及肌肉之间取穴治疗，其组织致密，肌肉紧厚，不利于提插捻转等操作，且易致疼痛而滞针，给受治者造成痛苦。其次，由于治疗时组织的损伤少，痛苦少，易于运针操作，则针后的后遗不适感也就减少了。虽然针灸的后遗不适感与手法关系最为密切，但取穴不当，也会造成不舒服的感觉，正所谓"中肉节则皮肤痛"，很好地说明了这一点。取穴时避开肉节处，而于其边取，于其间求，就可以减少针灸后遗不适感的发生，减少患者的痛苦，提高针灸治疗的效果。

综上所述，杨甲三教授所总结的针灸取穴规律，表明针灸取穴是有规律可循的。这一取穴规律既是建立在对穴的本质的深刻认识和对前人思想高度概括的基础上，又有其解剖学基础，融合了腧穴学基本理论和人体生理解剖特点于一体，具有科学性和可行性。遵循这一规律，纵向定位和横向定位相结合，保证了取穴的准确性和科学性，为取得令人满意的针灸治疗效果奠定了基础。

杨氏取穴法详见附录《杨甲三取穴经验》。

创单手进针法

毫针进针法是毫针刺法中的第一个环节，是针灸医生必须掌握的针刺基本手法之一。按通常的习惯，进针时需两手配合，即右手持针，称为"刺手"，左手辅助，称为"押手"。"刺手"的主要作用是掌握针具，运用一定技法将针尖透过皮肤，再刺向适当深度。至于"押手"，古人曾相当重视。《难经·第七十八难》有"知为针者信其左，不知为针者信其右"之说。认为进针并不单靠右手，须同时用左手在穴位部施以弹怒爪切、提捏舒张等手法，并用其扶持针身，防止针身弯曲，协同进针。换言之，"押手"的作用不外是固定穴位，减少进针的困难与疼痛。

双手进针法（即刺手与押手进针法）固然有上述的作用特点，但也存在一定的不足。这主要表现在：①每进一针需同时运用两手，速度慢，费时且费力。临床使用中，尤在病人多时殊感不便。②每刺一穴须先施以弹怒爪切或提捏舒张等手法，究其实质意在减少进针时的痛楚，确定穴位，并便于进针。但验之临床，"弹怒爪切"并非进针时减少痛觉的关键所在，有时反而会引起患者精神过度紧张或厌烦情绪而增加痛感，"爪切"亦非临证时确定穴位的唯一办法。"提捏舒张"在初学时虽不失一用，但随着进针手法的日趋熟练及临床经验的积累，这些辅助手法往往失去其实际意义，不少人已弃而不用。双手进针法既有上述不足之处，则有改进之必要。能否有一种既具"刺手"之用，又存"押手"特点的新进针法取而代之呢？提出单手进针法是否有违于经旨及古人呢？实践说明，衡量一种进针手法的优劣，并不在于它是采取单手或双手何种形式，而在于它是否具备了定位准确、减少疼痛、轻巧、快速、实用的特点与内容。

单手进针法是杨甲三教授在临床和教学实践中研究和总结的一种新进针手法。它汲取了双手进针法的一些特点，将"刺手"与"押手"归于一手。操作时完全用右手持针施刺，左手可持针多枚以备临证之用。其进针方式有四：一为悬空下压式（简称空压式），二为角度转变下压式（简称角度压式），三为捻转下压式（简称捻压式），四为连续压式。现就每种进针方式的持针法、进针法及操作要点分述如下。

一、空压式

1. 持针法

以右手拇指、食指夹持针柄，中指自然扶住针身，无名指与小指夹持针身下端，使针尖露出半分许。如持长针，则右手拇指、食指下移夹持针身，余指持法同上。

2. 进针法

将持针手悬空，针尖距皮肤的距离约 2 寸，针身与皮肤的夹角约呈 90°，对准穴位向下冲压，迅速将针刺入皮下。

此法适用于人体大部分穴位及各种长度的毫针进针。四肢、腹部肌肉丰厚或平坦处的穴位如合谷、曲池、手三里、外关、足三里、三阴交及腹部等穴位需直刺或深刺时多用之。

3. 操作要点

（1）针尖至皮肤距离要适当，一般为 2 寸左右。如过高，一则不易刺中穴位，二则下压时手法势必过重而增加痛感；如过低，则往往因向下冲压的力量不足而造成进针的滞缓，同样会增加痛感。

（2）露出的针尖不能过长，针尖与指下缘几乎平齐，约 0.5 寸许即可。如过长，一则进针后势必针尖直达肌深层，不宜行针调气，二则易致针身弯曲，不便操作。虽然针尖仅外露 0.5 寸，但在冲压过程中，由于拇指、食指的压力，实际刺入体内的深度可下达 0.2 ~ 0.3 寸，可完全透过皮肤或达肌肉浅层。此外，针尖不能露出过长还有体现"押手"特点的意义。在"持针法"中我们介绍过，右手无名指与小指夹持针身下端使指下缘与针尖几乎平齐，这样在进针的同时，皮肤的着力点就有三处（无名指、针尖、小指），从而起到"押手"模糊病人痛觉、减少进针痛感的作用。

二、角度压式

1. 持针法

有两种，需直刺时，持针法与空压式相同，需斜刺时，右手拇指、食指夹持针柄，其余三指并齐扶持针身，针尖与小指下缘可完全平齐。

2. 进针法

直刺时，使针身与皮肤表面约呈 75° 角，无名指、小指轻压穴位两侧皮肤使之紧张，针尖对准穴位，然后将腕部内旋，迅速使角度由 75° 转为 90°，利用由角度转变产生的向下压力将针刺入皮下。斜刺时，针身与皮肤的夹角则呈 90°，小指轻压穴位一侧皮肤使之紧张，针尖对准穴位，同样将腕部内旋，使角度由90°迅速转为110°而将针刺入皮下。

此法适用于全身所有穴位的进针，腹部诸穴尤宜之（此处穴位皮肤松弛并多皱折）。使用1~1.5寸长度的毫针行直刺、斜刺或浅刺时亦很适用。

3. 操作要点

（1）针身与皮肤表面的夹角直刺时宜在75°左右。角度太小，一则因针尖距离穴位较远而不易刺准穴位，二则会因角度转变过大，产生向下的压力过大，致手法过重而增加痛感。反之，角度太大，角度转变过小，产生向下的压力过小而致进针困难。此外，需强调说明，进针时，针身与皮肤的夹角是由90°迅速转为110°，故当针尖透过皮肤即已形成斜刺的手势及斜刺所需的角度。

（2）角度转变的速度一般宜快不宜慢。腕部内旋时动作要灵活、自然。速度快则进针速、疼痛少。但在刺某些重要穴位时，如睛明穴，因邻近眼球，局部血管丰富，故手法不宜太快，切忌孟浪。

（3）角度压式的持针法与空压式不尽相同。斜刺时，无名指与小指并齐扶持针身。这是因为斜刺时如小指在内，则会阻碍针身由90°向110°角的转变。

（4）直刺时要求无名指、小指轻压穴位两侧皮肤，斜刺时亦要求小指压住皮肤。其目的是使穴位部皮肤绷紧，便于进针，体现了舒张押手法的特点。

三、捻压式

1. 持针法

拇指较食指端突前0.4寸左右，与食指夹持针柄，余三指持针法同空压式。

2. 进针法

针身与皮肤的夹角，根据需要，如直刺时，呈90°，斜刺时，则呈 45°或者 135°。直刺时，无名指与小指轻压于穴位旁皮肤，45°角斜刺时，无名指轻压于穴位旁皮肤（因此时小指不触及皮肤），135°斜刺时，则用小指及无名指指尖轻压于穴位旁皮肤，然后，针尖轻点在穴位上，拇指迅速将针柄向后向下一捻，针尖即随之刺入皮下。

3. 操作要点

（1）捻压式主要是靠拇指、食指指力将针柄向后下捻转所产生的向下压力把针刺入的。指力强则进针迅速，甚少痛感，故平时应重视指力的锻炼。此法要以捻为主，以捻带压，一捻即进，不必边捻边压及重复捻转。

（2）捻压式的捻转角度较大。持针法要求拇指端较食指端突前 0.4 寸左右夹持针柄。捻转完毕后，拇指端要退至食指端后 0.2 寸处，其目的即尽可能加大捻转的角度。

本法适用于 1.5 寸毫针进针。多用于皮肉较浅薄处或筋骨间穴位，如列缺、昆仑、犊鼻、内关、足临泣、中渚等，亦可用于内有重要脏器的胸背诸穴。

四、连续压式

1. 持针法

以右手拇指、食指夹持针柄，中指、无名指、小指并齐扶住针身，针尖与小指下线平齐。

2. 进针法

有沿皮刺与皮内刺两种。沿皮刺时，针身与皮肤表面呈 165°角左右，无名指、小指压紧穴位旁皮肤，针尖轻点于穴位上，利用指力、腕力迅速将针沿皮刺入皮下，再连续下压数次，直至刺达病所。皮内刺时，小指、无名指及中指均紧压皮肤表面，针身与皮肤夹角约呈 170°，用同样手法将针尖刺入皮内。

3. 操作要点

（1）本式为沿皮刺及皮内刺进针法，故针身与皮肤的夹角甚大（分别为165°角与170°角）。操作时，将持针手腕部内旋，即形成所需手势与角度。

（2）进针皮肤时，局部痛觉敏感，进针较为困难，故中指、无名指、小指下压穴位部皮肤的力量应加重。三指充当"押手"的作用很突出，可避免皮肤在骨面等处滑动，并可固定穴位。

（3）当针尖透过皮下后，应用连续而均匀的压力，下压二三次将针刺入预定部位。勿用断续的压力或一次压力将进针完成，否则，易致手法生硬及过重。

本法多用于头面部皮肉非常浅薄部位，如四神聪、上星、百会、头维、率谷、丝竹空等穴位的进针，也适用于需沿皮刺、皮内刺的各种病证。

上述四式单手进针法，主要介绍了进针时如何运用一定的技法将针尖快速而轻巧地刺入皮下，以求达到少痛的目的。杨甲三教授根据临床实际需要，将传统的"刺手"与"押手"归于一手，由拇指、食指发挥刺手作用，其余三指体现"押手"特点，并将进针的各种针具与进针的多种手势及角度相互结合，以便于临证参合应用。

同时还要指出，本法手指与针身直接接触，易污染针身，使用时，除常规消毒外，应特别注意医者手指的消毒，须在施术前用肥皂水洗擦干净，并用75%酒精棉球反复擦拭后，方可持针操作。

杨甲三教授的单手进针法在临床确实非常好用。他带过的学生不管原来采用何种进针法，在跟他学习过后，几乎都采用了他的这种进针方法。持针方式及进针法成为识别是否为杨氏弟子的最直观的依据。甚至一些日本学生在学习了他的进针法后连日本管针进针方法都放弃了，因为杨甲三教授的单手进针法在操作熟练后完全可以达到管针进针时的效果。实际上，在针灸临床，除了初入临床的新手及实习的学生，大多数的医师

227

在操作时都采用的是单手进针法，但杨甲三教授的进针法充分运用了手势的自然改变所发出的力量，使操作看上去非常轻巧、自然，顺势而为，给旁观者以舒服美观的感受。从操作而言，杨甲三教授的进针法在熟练掌握后，可以使操作者非常自如地掌握进针的深度，满足不同部位、不同腧穴的进针要求，根据治疗的需求达到在穴位的不同层次进行操作的目的。

毫针刺法

毫针为九针之一，是临床应用最为广泛的针法，历来为古代医家所重视。在《内经》中首先提到了毫针的应用，后来窦汉卿在其《标幽赋》中说："观夫用针之法，毫针最微，七星之上，众穴主持。"将毫针比喻为"七星"，以应人之七窍。纤细之毫针，既可刺于七窍附近之穴位，又可用于全身之穴位，故又称为"三百六十穴之针"。在当今的针灸临床，毫针刺法仍然是最为基本的方法，也可以说针灸之中的"针"狭义即为毫针。正因为如此，毫针针法成为针灸临床最为基本的操作技术，是每个临床医生必须熟练掌握的技能。针法的好坏，直接关乎针灸治疗的效果。杨甲三教授对针法进行了深入的研究，在认真揣摩古人论述的基础之上，结合临床的实际操作，对刺法有了颇多的体会。

一、毫针刺法"易陈难入"

《针灸逢源》谓："不知难不在穴，在手法耳，明于穴而手法不明，终身不医一疾。"

《神灸经纶》谓："用针之要，先重手法，手法不调，不可言针。"又云："以针之手法，未可言传，灸之穴法，尚可以度识也。"

二、针刺各部的感觉

人之腧穴虽然在皮肤上是以某一点来定位，但穴位在皮肤之下还有肉、筋、骨等多个层次，因此腧穴是具有立体结构的。现代腧穴研究将腧穴从三维立体结构对腧穴进行形态学研究，从而对腧穴有较全面的认识。理解腧穴具有立体结构的概念是很重要的，只有这样才能在针刺操作时当深则深，当浅则浅，补泻有度，游刃有余。

杨甲三教授认为首先要了解腧穴在皮、脉、肉、筋、骨各层针刺时的感觉，即各层之得气。

1. 针刺皮部疼痛敏感

皮肤神经末梢丰富，痛觉敏感。疼痛也是得气的一种感觉，在某些情况下也起到治疗作用。通常为了减轻病人的痛苦，一般需要在进针时快速轻巧，以尽量减轻疼痛。但对阳病如热证、急症，需要略加痛感，如三棱针刺，以清热泻火缓急，但也应注意以病人能够耐受为度；对阴病如虚证、慢性疾病，可使用空压等进针方法，以使病人尽量感到不痛。

2. 针刺至脉管稍痛

针刺在脉管壁上不用捻转，只需轻短提插，病人有轻微的疼痛感。

3. 针刺至筋膜感觉轻胀

针刺在筋膜上，施以轻短提插，病人有轻微的沉胀感。

4. 针刺至肌肉感觉酸胀

针刺在肌肉层可适当做较大幅度的提插捻转，以使病人有较明显的酸胀感。

5. 针刺至神经感觉麻窜

针刺时应避开神经干，当病人述及有麻窜感时不宜大幅度提插捻转，否则容易后遗麻感且无力。因坐骨神经神经干粗大，可属例外。

6. 针刺至骨膜感觉疼痛

针刺在骨膜面上有震动感。

三、进针法

毫针进针法是毫针针法中的第一个环节，是针灸医师必须掌握的针刺基本手法之一。临床一般有双手进针、单手进针及管针进针几种不同。管针进针法主要应用于日本等国。

1. 双手进针法

双手进针法以左右手互相配合将针刺入，是最基本的进针方法，初学者一般都采用这种方法。双手进针又包括指切进针法，夹持进针法，提捏进针法，舒张进针法。双手进针法进针快，两手互相配合能保持针身正直，减少进针时皮肤层之疼痛。《灵枢·九针十二原》曰："持针之道，坚者为宝，正指直刺，无针左右。"持针要坚定端正，精神要集中，直刺而下，针身不能向左右弯曲，这样就可以使皮肤层疼痛减轻。

杨甲三教授认为双手进针法固然有上述的作用与特点，在初学时虽不失为一用，但随着进针手法的日趋熟练及临床经验的积累，这些辅助手法往往失却实际意义，不少医者已弃而不用。双手进针在临床中有费时费力之不足，临床施用时，特别在患者多时殊感不便。弹怒爪切或提捏舒张等手法还会引起患者精神过度紧张或厌烦情绪而增加痛感。

2. 单手进针法

《灵枢·九针十二原》："持针之道，坚者为宝，正指直入，无针左右。"此法并未提出要左手辅佐之说。为此，衡量一种进针手法的优劣，并不在于采用双手或单手，而在于是否具备了准确、减少皮肤部疼痛、轻巧、快速和实用的特点。单手进针法是杨甲三教授在临床和教学实践中研究出来的一种新进针手法，汲取了双手进针法的某些特点，将刺手与押手归于一手，拟定速而轻的手法。速能减痛，但速势必重，重则会增加疼痛，所以在"速"的同时，要注意"轻"。该法操作时，完全用右手施术，左手可持针多枚以备临证之用。其进针方法有四：一为悬空下压法，简称空压法。二为角度转变下压式，简称角度压式。三为捻转下压式，简称捻压式。四为连续压式。具体可见前节所述。

四、行针法

行针法或称运针法，指进针后为了取得针感或有针感后进行手法补泻而实施的各种手法。基本手法为提、插、捻、转，必要时可辅助使用循、弹、刮、摇、搓、飞、震颤等手法以加强针感。针灸医师的针技如何主要就是看他的行针手法是否熟练恰当。

1. 导气法

此为施用针灸的基本手法。针刺行针时要注意避免过多地刺伤组织。《灵枢·五乱》曰："徐出徐进，谓之导气，补泻无形，谓之同精。"指针刺手法皆贵和缓，提插距离要短，动作要缓慢，务使组织避免过多的创伤，使补者导其正气，泻者导其邪气，总要保持针刺前一样的精气（指创伤）。另外，医者为患者针灸时，多数患者被针处肌肉比较紧张，如果行针时提插距离长、手法动作快，待留针后肌肉转为松弛时会使针体移位，留针时患者会有不舒适的感觉，起针会由于肌肉移位而发生困难。

2. 候气

候气至关重要。要根据辨证明确病位，在病位层次候气。《针灸大成·经络迎随设为问答》："用针之法，以候气为先。"

《素问·离合真邪论》："静以久留，以气至为故，如待所贵，不知日暮。"

（1）谷气

此为分三层候气手法。

①三刺之深度

《灵枢·终始》："凡三刺之属，三刺至谷气。"

《灵枢·官针》："所谓三刺则谷气出者，先浅刺绝皮，以出阳邪；再刺则阴邪出者，少益深绝皮，致肌肉未入分肉间也；已入分肉之间，则谷气出。"

《素问·针解》："入皮应天，入肉应地，入脉应人。"

②三刺之作用

《灵枢·终始》："故一刺则阳邪去，再刺则阴邪去，三刺则谷气至。"例如，先针绝皮，得气感觉为疼痛敏感，以出阳邪，即风邪、火邪、暑邪。刺指端腧穴，该处皮厚肉薄，疼痛敏感，多适用于上述三邪和急性疾病，所以疼痛也是得气。

又如，寒邪疼痛、湿邪重着等诸阴邪所致病证，刺之皮下之浅层。三刺至分肉间谷气至者，采用补法则谷气实，用泻法而使谷气虚。如《灵枢·终始》："所谓谷气至者，已补其实，已泻其虚。谷气宜补不宜泻。"《神应经·补诀直说》："如患赤目等疾，明见其邪热所致，可专行泻法。"其余诸疾，只宜平补平泻（指轻刺激），须先泻后补，谓之先泻邪气，后补真气，此乃先师不传之秘诀也。此法依据"邪之所凑，其气必虚"而设。

（2）分层候气法

《灵枢·官针》："病疾浅针深，内伤良肉，皮肤为痈；病深针浅，病气不泻，支为大脓。"《灵枢·九针十二原》："刺太深则邪气反沉病益，故曰皮肉筋脉各有所处，病各有所宜，各不同形，各以任其所宜。"

《素问·针解》："入皮应天，入肉应地，入脉应人。""远近如一者，深浅其等候也。"

《素问·齐刺》："刺骨者无伤筋，刺筋者无伤肉，刺肉者无伤脉，刺脉者无伤皮，刺皮者无伤肉，刺肉者无伤筋，刺筋者无伤骨。"

《素问·刺要论》："刺毫毛腠理无伤皮。"

宜深者勿浅，宜浅者勿深。所谓各至其理，无过其道。

《内经》阐述了对自然界和人体要重视保持阴阳调和，一方太过或不及都会引起自然灾害或人体疾病。因此，在施针中强调中病即止，过则伤正。如《素问·至真要大论》："气有高下，病有远近，证有轻重，适其至所为故也。"

《灵枢·官针》："凡刺有五，以应五脏，一曰半刺，半刺者，浅内而疾发针，无针伤肉，如拔毛状，以取皮气，此肺之应也；二曰豹文刺，豹文刺者，左右前后针之，中脉为故，以取经络之血者，此心之应也；三曰关刺，关刺者，直刺左右，尽筋上，以取筋痹，慎无出血，此肝之应也，或曰渊刺，一曰岂刺；四曰合谷刺，合谷刺者，左右鸡足，针于分肉之间，以取肌痹，此脾之应也；五曰输刺，输刺者，直入直出，深内之至骨，以取骨痹，此肾之应也。"另外，在针刺时，施以行针手法仍不得气者，可将针留在穴内候 2 ~ 5 分钟等气至，如《素问·离合真邪论》："静以久留，以气至为故，如待所贵，不知日暮。"

3. 得气

得气指针刺入穴位后所产生的特殊感觉和反应。针刺之所以治病，主要就是因为其具有调气的作用。正如《灵枢·刺节真邪》所说："用针之类，在于调气。"是否得气影响了针灸治疗的效果。得气在医者和患者有不同的感觉。在医生手下有沉、紧、涩、滞的感觉。《标幽赋》："气之至也，如鱼吞钩饵之沉浮；气未至也，如闲处幽堂之深遂。""轻滑慢而未来，沉涩紧而已止。"得气时患者针下有痛、酸、胀、重、麻的感觉，有时还可以出现凉、热、痒、触电、蚁行、水波等感觉。

（1）得气之作用

关于得气与疗效的关系，在古代文献有很多论述。

《灵枢·九针十二原》："为刺之要，气至而有效。效之信，若风之吹云，明乎若见苍天，刺之道毕矣。""刺之而气不止，无问其数，刺之而气至乃去之，勿复针。"

《标幽赋》："气速至而速效，气迟至而不治。"

《针灸大成》："用针之法……以得气为度，如此而终不至者，不治也。"

（2）催气

不得气要进行催气，可采用提插捻转或弹、刮、摇、飞、捣等手法。如《神应经》："用右手大指及食指持针细细动摇，进退搓捻其针如手颤之状，谓之催气。"

4. 引气

引气是借针感方向以控制经气传导到患处的方法，也就是引导经气直达病所的方法，有调和脏腑、升清降浊及疏通经气的作用。行气的目的是进一步激发经气，以推动气血的运行。疾病的发生，其根本的病理机转都是机体整体的平衡失调，脏腑、经络、气血不和的反映。但病之属性有虚实寒热之分，行气也必须符合病情的性质，针对不同的病情，使用不同的针法导行其气。《灵枢·官能》曰："上气不足，推而扬之；下气不足，积而从之。"在《标幽赋》中，具体地描述了引气至病所的方法："欲气向上，将针右捻；欲气下行，将针左捻。""按之在前使气在后，按之在后使气在前。"

杨甲三教授常用的引气方法有以下几种：

（1）针向法

欲气上行，针芒上刺；欲气下行，针芒向下刺。

（2）闭气法

欲气上行，按之在后；欲气下行，按之在前。

（3）搓针法

转针向上气自上，转针向下气自下。

根据上述行气手法，拟短小结合，快慢兼施：短，指行针距离要短（1寸左右）。小，指捻转角度要小（不超过90°）。以上手法的目的是为不过多地创伤组织。快，指动作要快，目的是激发经气，使之得气。慢，指向深处刺下时要慢，以便三层得气。

5. 守气

《素问·针解》："经气已至，慎守勿失者，勿变更也。"

《素问·宝命全形论》："经气已至，慎守勿失。"

《灵枢·小针解》："针以得气，密意守气勿失也。"

针刺至分肉间而得到了谷气时，要慎守勿失。也就是说，当针刺至分肉间得气后，要固定针的深度与角度，如有改变，则气至就会复失，影响疗效。

6. 调气

调气一曰补泻。经气虚以补之虚，经气实以泻其实。补其不足，泻其有余，调其虚实，故称调气。

《灵枢·邪客》："补其不足，泻其有余，调其虚实。"

《难经·七十二难》："调气之方，必在阴阳。"

（1）调气要专心致志

《灵枢·小针解》："调气在于终始一者，持心也。"指补泻调气时，持针要专心致志，不能一心二用。

（2）调气建立在得气的基础上

《标幽赋》："候气至穴，而行补泻。"

《灵枢·终始》："所谓谷气至者，已补为实，已泻而虚。"

（3）三刺至谷气

《灵枢·终始》："凡刺之道，气调而止，补阴泻阳，音气益彰，耳目聪明，反之者气血不行。"

《针灸甲乙经·五脏六腑阴阳表里》："五脏者，藏精神而

诊余漫话

235

不泻，故满而不能实；六腑者，传化物而不藏，故实而不能满。"

此指一刺皮部用泻法，以泻其阳邪；再刺至肌肉浅层，施泻法以出阴邪；三刺得谷气时，阴经穴一般用补法，阳经穴根据辨证，施以或泻或补之手法。

7. 补泻

针刺治疗的过程中要依据病情进行补泻，以达到补虚泻实的目的。《灵枢·终始》："必审其虚实，虚而泻之，是谓重虚病益甚。"《灵枢·小针解》："气盛不可补也。""气虚不可泻也。"《灵枢·根结》："刺不知顺逆，真邪相搏。满而补之，则阴阳四溢，肠胃充郭，肝肺内䐜，阴阳相错；虚而泻之，则经脉空虚，血气竭枯，肠胃㑊辟，皮肤薄著，毛腠夭膲，予之死期。"这些论述强调了补泻不能误用，否则不仅于病无补，反而加重病情。

补泻是一个十分复杂的过程，涉及的因素很多，并不单指操作而言。在临床，跟随杨甲三教授学习的人都会向老先生请教针刺补泻的问题，毕竟这是一个在针灸治疗中非常重要又有些奇妙的内容，大家都希望能向杨甲三教授这位针灸大家学得一二。在回答这个问题时，杨甲三教授非常诚恳，从不故弄玄虚，使人误入歧途，而是对针灸补泻详加分析，务必使学生客观理性地认识这一学术概念。诚然，针灸补泻从操作而言，是有只可意会、不可言传之妙，需要操作者自己在临床实践中不断琢磨，用心体会。但是这必须是在对针灸补泻有正确全面认识的前提下，否则过分强调手法操作，并不能获得良好的补泻效果。应该说，正确的补泻首先建立在正确的辨证之上，对经络、脉象、形神、症状分清虚实，审度病势，采取相对应的补泻原则。其次，影响补泻的因素有很多，手法操作只是其中之一，机体的功能状态及所取腧穴本身具有的补泻特性同样是针刺补泻中的重要因素。

针刺手法补泻有多种操作方式，主要如下：

（1）捻转补泻

捻转补泻是以不同的捻针方向来区分补泻的。《神应经》："大指进前捻为补，大指退后捻为泻。"《标幽赋》："迎夺右而泻凉，随济左而补暖。"临床有两种捻转补泻方法，一种是根据捻转方向而定，即左转（大指向前，食指向后）时用力重、角度大为补；右转（食指向前，大指向后）时用力重、角度大为泻。另一种是不分左转或右转，以捻转角度小，用力轻，频率慢，操作时间短为补；捻转角度大，用力重，频率快，操作时间长为泻。在临床中，杨甲三教授主要运用前者。

（2）提插补泻

重插轻提为补，重提轻插为泻。如《难经·七十八难》所述："得气因推而内之是谓补，动而伸之是谓泻。"《医学入门》："凡提插，急提慢按如冰冷，泻也；慢提紧按火烧身，补也。"

杨甲三教授在临床常将提插补泻与捻转补泻结合操作。

（3）迎随补泻

迎随意指顺逆，为补泻法的总则。《标幽赋》："要知迎随，须明顺逆。"杨继洲注曰："迎者以针头朝其源而逆之，随者以针头从其源而顺之。是故，逆之者为泻为迎，顺之者为补为随。若能知迎知随，令其气必和。气和之方，必在阴阳，升降上下，源流往来，逆顺之道明矣。"指得气时以针头逆其经络之所来动而伸之即为迎泻，以针头顺其经络之所往推而内之即为随补。这种针向顺逆的迎随补泻法，适宜于阳经腧穴斜刺或横刺时运用。

（4）呼吸补泻

此为出针时配合呼吸的补泻方法。《素问·离合真邪论》："候呼引针，呼尽乃去，大气皆出，故命曰泻。""候吸引针，气不得出，各在其处，推阖其门，令神气存，大气留止，故命

237

曰补。"意即出针时患者力呼使气外出，随即出针为泻，而出针时令患者深吸气，出针后随即按住针孔，令神气存，谓之补法。后世医家对呼吸补泻法有持否定态度者。例如，《难经·七十八难》："补泻之法，非必呼吸出内针也。"《标幽赋》："原夫补泻之法，非呼吸而在手指。"杨甲三教授根据临床实践认为在出针时配合呼吸使用有一定疗效。

（5）徐疾开阖补泻

出针后迅速揉按针孔为补，不立即揉按针孔者为泻。《素问·刺志论》："入实者，左手开针孔也。入虚者，左手闭针孔也。"《素问·针解》："徐而疾则实者，徐出针而疾按之，疾而徐则虚者，疾出针而徐按之。"

（6）深浅补泻

指浅刺偏补，深刺偏泻的方法。《灵枢·终始》："脉实者深刺之，以泄其气；脉虚者浅刺之，使精气得出，以养其脉，独出其邪气。"

《难经·七十八难》："当补之时，从卫取气；当泻之时，从营置气。"卫气在表，营气在里。

卫者言卫于外，营者谓营于内。卫指浅刺，营指深刺。

《灵枢·邪气脏腑病形》："刺急者，深内而久留之；刺缓者，浅内而疾发针。"急，谓急性病，属实证，需深刺留针；缓，指慢性病，属虚证者居多，故宜浅刺且不留针。

《灵枢·小针解》："针太深则邪气反沉者，言浅浮之病，不欲深刺也。"

《灵枢·终始》："所谓谷气至者，已补而实，已泻而虚。"

总之，就一般而言，虚证、病缓宜浅刺，实证、病急则宜深刺久留针。但深浅补泻也是相对的，如浅刺出血即属泻法，而深刺用补法，亦起补的作用。

（7）腧穴补泻特性

腧穴本身具有补泻特性。例如，针刺背俞穴、原穴、气海等穴有偏补的作用，而刺十二井、荥穴、十宣等穴则有泻实清热、启闭开窍之功，施治时要加以注意。

8. 刺有大小

大小指针治刺激的强弱。病有在脏在腑，证有在表在里，针治有刺强刺弱。对患者要辨证施术，刺要恰到好处，刺激既不可太过，亦不能不及。

《素问·至真要大论》："气有高下，病有远近，证有中外，治有轻重，其至所为故也。"

《针灸大成》："有平补平泻，谓其阴阳不平而后平也，阳下之曰补，阴上之曰泻，但得内外之气调则已。"

对阴阳失调之慢性病者，针刺手法宜小勿大，用轻刺激手法。阴虚阳盛者治要补阴泻阳，反之则应补阳泻阴，使阴阳不平而后平。

《针灸大成》："有大补大泻，惟其阴阳俱有盛衰，内针于天地部内，俱补俱泻，务使内外相通，上下相接，盛气乃矣。"

急性发作之热病，或在表在里因寒而疼痛之证，要用大补大泻的强刺激手法，务使经气内外相通，上下相接，通则不痛，是以可治急证及剧烈疼痛之症。

急证热病应采用强刺激泻法，寒证引起剧痛要用强刺激补法。

杨甲三教授在临床操作中，将以上几个方面综合运用，结合病症需要，设计出合理的行针方法。他将个人的针刺补泻和刺激轻重的经验总结概括为："搓紧固定加震动，推内搓左补随功，动退搓右迎提泻，刺激妙在强弱中。"得气后如用补法，大指要向前下左搓针，同时要搓紧固定针刺的深度和角度，以守其得气。得气后行泻法，大指应向后上右搓针，亦同时要搓紧固定其深度和角度，以守其得气。刺激的强弱通过震动来实现。一般轻刺激，搓紧后不加震动，震动在 10 次之内为中刺激，超过 10 次以上为强刺激。捻转搓紧与震动固定相结合，可以慎守经气，加强刺激，直到病所。

杨甲三教授很强调针刺强度，临证时常根据具体情况灵活运用以下几项原则：

（1）每日针刺时应注意针刺强度宜轻，间日治疗刺激宜中等强度。

（2）针下不得气时，宜强刺激。

（3）引气向上或向下时，宜强刺激。

（4）要气至病所时，需要施以强刺激。

（5）急性病需要施以强刺激。

需要注意的是，上面所说的强弱也是相对而言，还要根据病人的耐受程度而定，无论如何，都要以病人能耐受、不痛苦为原则。杨甲三教授非常强调的一点就是，针灸治疗具有一定的创伤性，施治的首要前提是不给病人增加新的痛苦，针刺手法及刺激强度都要使病人感觉舒服。只有如此才能使病人乐于接受针灸治疗，并能坚持治疗以获得好的疗效。基于此原则，需要实施强刺激时，取穴宜少而精。

八脉交会穴的研究

一、关于八脉交会穴

八脉交会穴，又称为"流注八穴""交经八穴"，是指奇经八脉与十二正经脉气相交通的八个腧穴，均分布于肘膝关节以下的部位。八穴包括公孙、内关、外关、足临泣、照海、列缺、申脉、后溪。八脉交会穴首见于宋子华的《流经八穴》，后被窦汉卿收于《针经指南》一书中，因窦氏擅用此八穴而名声渐起，故后世又称此八穴为"窦氏八穴"。在窦汉卿《针经指南》中详细介绍了八穴的位置、经络所属、取穴方法及临证应用范围，对八脉交会穴在后世的流传发展起到了重要的作用。

八脉是指奇经八脉，即任、督、冲、带、阴维、阳维、阴跷、阳跷。而这八脉与十二正经相交会的八个特定腧穴即称为八脉交会穴。交，有交通、交会的含义；会，有聚会、会合的含义。交会穴是指两条或两条以上的经脉相互交通、交会的穴位。奇经八脉正是通过八脉交会穴与十二正经脉气相交通的。具体交会为：脾经公孙与冲脉相交通，心包经内关与阴维脉相交通，二者同会于心、胃、胸部位；小肠经后溪与督脉相交通，膀胱经申脉与阳跷脉相交通，二者同会于目内眦、肩胛部位；胆经足临泣与带脉相交通，三焦经外关与阳维脉相交通，共同会合于目外眦、肩部；肺经列缺与任脉相交通，肾经照海与阴跷脉相交通，共同会合于咽喉、肺、胸膈部位。在这八穴中，只有申脉、照海分别是足太阳膀胱经与阳跷及足少阴肾经与阴跷直接交经汇聚之处，余六穴均未直接在所在穴处与奇经交会，只是通过所属经脉与奇经在躯干等部位相交而通会于其穴，因而是经交而穴通。窦氏称八穴为"交经八穴"更符合八穴的交通方式。

241

八脉交会穴在针灸临床上应用十分广泛，受到历代医家的重视，其配伍应用可分为随证配穴法和按时配穴法两类。杨甲三教授在多年的临床实践中积累了丰富的经验，在八脉交会穴理论及其临床应用方面有许多独到的见解。在他的指导之下，其博士研究生马秀玲以八脉交会穴为研究内容，结合前人经验，对八脉交会穴交通、会合问题进行了初步探讨，对八脉交会穴的主治范围进行了总结、归纳，完成了一篇有较高学术水平的毕业论文，并获得博士学位。她还从杨甲三教授应用八脉交会穴之病案入手，从单独用、相生配穴、同气配穴、灵活配穴及与其他腧穴配用等几个方面，分析了杨甲三教授运用八脉交会穴辨证、立法、处方用穴、针刺手法等方面的经验，尤其对杨甲三教授对八脉交会穴有独特见解的几个问题进行了探讨。如八脉交会穴固定配穴法中，阴经为何要用相生配，阳经为何要用同气配，八穴中为何用了四个络穴、两个输穴、两个跻脉穴，为什么无手足阳明、足厥阴、手少阴四经之经穴，而单用此八穴就能治疗十二正经及奇经八脉的病症等。

二、八脉交会穴的交通途径

在八脉交会穴中，只有申脉、照海分别是足太阳膀胱经与阳跻及足少阴肾经与阴跻直接交经汇聚之处，余六穴均未直接在所在穴处与奇经交会，只是通过所属经脉与奇经八脉在身体的某些部位相交通而会于其穴，是经交而穴通。

（一）公孙通冲脉

公孙通过足太阴脾经与冲脉在腹部关元、大趾和胸中等处相交通。《灵枢·经脉》载："脾足太阴之脉，起于大趾之端，循趾内侧白肉际……入腹。"元·滑伯仁《十四经发挥》曰："……历公孙……入腹经冲门、府舍，会中极、关元……上膈，注于膻中。"《灵枢·逆顺肥瘦》曰："冲脉者……并于少阴之经，渗三阴，下循跗入大趾间。"《素问·举痛论》曰："冲脉起于关元，随腹直上。"《难经·二十八难》载："冲脉者……至胸中而散也。"

（二）内关通阴维脉

内关通过手厥阴心包经与阴维脉在胸膈部互相交通。《灵枢·经脉》曰："心主手厥阴心包络之脉，起于胸中……下膈……下臂，行两筋之间。"《十四经发挥》载："循郄门、间使、内关……"《奇经八脉考》曰："阴维起于诸阴之交……上胸膈……"

（三）足临泣通带脉

足临泣通过足少阳胆经与带脉在季胁及带脉、五枢、维道穴处相互交通。《灵枢·经脉》曰："胆足少阳之脉……循胁里……循胸过季胁。"《十四经发挥》曰："过季胁，循带脉、五枢、维道。"《难经·二十八难》载："带脉者，起于季胁，回身一周。"《奇经八脉考》载："带脉者，起于季胁足厥阴之章门穴，同足少阳循带脉穴，围身一周，如束带然。又与足少阳会于五枢、维道，凡八穴。"

（四）外关通阳维脉

外关通过手少阳三焦经与阳维脉在肩臂部臑会、天髎处相互交通。《灵枢·经脉》："三焦手少阳之脉……循臑外上肩。"滑伯仁注曰："上肩循臑会……天髎……肩井。"《针灸甲乙经》："天髎为手少阳、阳维之会。"《奇经八脉考》："阳维（起于诸阳之会）……过肩前，与手少阳会于臑会、天髎。"

（五）后溪通督脉

后溪通过手太阳小肠经与督脉在大椎穴处相互交通。《灵枢·经脉》曰："小肠手太阳之脉，起于小指之端，循手外侧……交肩上。"《十四经发挥》载："循手外侧之前谷、后溪……乃上会大椎，因左右相交于两肩之上。"《奇经八脉考》载："督乃阳脉之海。其脉起于肾下胞中……并脊里上行。历腰俞……陶道、大椎，与手足三阳会合。"

（六）申脉通阳跷脉

足太阳膀胱经之申脉与阳跷脉直接相交。《针灸甲乙经》："申脉为阳跷脉所生也。"《十四经发挥》："阳跷脉者……本太阳之别……生于申脉。"

（七）列缺通任脉

列缺通过手太阴肺经与任脉在腹部中焦胃脘相互交通，又通过手太阴经别与任脉在喉咙部相互交通。《灵枢·经脉》曰："肺手太阴之脉，起于中焦，下络大肠，还循胃口……其支者，从腕后（列缺穴）直出……"《灵枢·经别》："手太阴之正，别入渊腋少阴之前……上出缺盆，循喉咙。"《奇经八脉考》："任为阴脉之海。其脉起于中极之下，少腹之内……同足厥阴、太阴、少阴，并行腹里，循关元……会足太阴于下脘，历建里，会手太阳、少阳、足阳明于中脘……上喉咙……"

（八）照海通阴跷脉

足少阴肾经之照海穴与阴跷脉直接相交，且照海又通过足少阴肾经与阴跷脉在喉咙部位相互交通。《针灸甲乙经》："照海，为阴跷脉所生。"《灵枢·经脉》："肾足少阴之脉……循内踝之后，别入跟中……循喉咙。"《难经·二十八难》："阴跷脉者，亦起于跟中，循内踝，上行至咽喉。"《奇经八脉考》："阴跷者，足少阴之别脉，其脉起于跟中……同足少阴循内踝，下照海穴……至喉咙。"

三、八脉交会穴的会合途径

（一）公孙与内关

脾经公孙（通冲脉）和心包经内关（通阴维），主要通过足太阴脾经、手厥阴心包经、冲脉和阴维脉会合于胃、心、胸。其具体途径分别是：

①会于脾胃。如《灵枢·经脉》："脾足太阴之脉……属脾络胃……心主手厥阴心包络之脉……下膈，历络三焦。"故

滑伯仁注："历络于三焦之上脘、中脘。"而《十四经发挥》也说："冲脉者……其在腹也，行于幽门、通谷。"又说："阴维……与足太阴会于腹哀。"滑伯仁注曰："历腹哀过日月、期门之分，循本经之里，下至中脘、下脘之际，以属脾络胃也。"

②会于心。如《灵枢·经脉》："脾足太阴之脉……注心中……心主手厥阴心包络之脉，起于胸中，出属心包络。"

③会于胸。如《素问·骨空论》："冲脉者一夹脐上行，至胸中而散。"《奇经八脉考》又说："阴维……其脉发于足少阴筑宾穴……上行入小腹……循胁肋……上胸膈。"

（二）足临泣与外关

胆经足临泣（通带脉）和三焦经外关（通阳维），主要通过足少阳胆经和手少阳三焦经会合于肩及目外眦。其具体途径是：

①会于肩。如《灵枢·经脉》："胆足少阳之脉……循颈行手少阳之前，至肩上……三焦手少阳之脉……上贯肘，循臑外上肩。"

②会于目外眦。如《灵枢·经脉》："胆足少阳之脉，起于目锐眦……三焦手少阳之脉……至目锐眦。"

（三）后溪与申脉

小肠经后溪（通督脉）和膀胱经申脉（通阳跷脉），主要通过足太阳经、手太阳经、阳跷及督脉会合于肩胛、目内眦。其具体途径是：

①会于肩胛。如《灵枢·经脉》："膀胱足太阳之脉……其支者，从膊内左右，别下贯胛……小肠手太阳之脉……出肩解，绕肩胛。"

②会于目内眦。如《灵枢·经脉》："膀胱足太阳之脉，

起于目内眦……小肠手太阳之脉……别颊上䪼抵鼻，至目内眦。"《素问·骨空论》载："督脉者……与太阳起于目内眦。"《奇经八脉考》载："阳跷者……至目内眦，与手足太阳、足阳明、阴跷五脉会于睛明穴。"

（四）列缺与照海

肺经列缺（通任脉）和肾经照海（通阴跷），主要通过足少阴、手太阴、任脉及阴跷会合于肺、胸膈、喉咙。其具体途径是：

①会于肺。如《灵枢·经脉》："肺手太阴之脉……属肺……肾足少阴之脉……入肺中。"《灵枢·营气》认为任脉"入缺盆，下注肺中，复出太阴"。

②会于胸膈。《灵枢·脉度》载："（阴）跷脉者，少阴之别……上循胸里入缺盆。"《灵枢·经脉》："肺手太阴之脉……上膈……肾足少阴之脉……从肾上贯肝膈。

③会于喉咙。《灵枢·经脉》："肾足少阴之脉……循喉咙。"《灵枢·经别》："手太阴之正……上出缺盆，循喉咙。"《素问·骨空论》："任脉者……循腹里……至咽喉。"《灵枢·脉度》："（阴）跷脉者，少阴之别……上出人迎之前。"

四、八脉交会穴的应用规律

（一）阴经八脉交会穴

《标幽赋》："阴跷阴维任冲脉，去心腹胁肋在里之疑。"

1. 公孙配内关

（1）公孙

①冲脉病候

《素问·骨空论》："冲脉为病，逆气里急。"

《素问·举痛论》："寒气客于冲脉……寒气客则脉不通，

脉不通则气因之，故喘动应手矣。"

《素问·痿论》："冲脉者……与阳明合于宗筋……故阳明虚，则宗筋纵，带脉不引，故足痿不用也。"

《难经·二十九难》："冲之为病，逆气而里急。"

《脉经·平奇经八脉病》："冲督之脉者，十二经之道路也。冲督用事，则十二经不复朝于寸口，其人皆苦恍惚狂痴。""（脉来中央坚实，经至关者）冲脉也。动苦少腹痛，上抢心，有瘕疝，绝孕，遗矢溺，胁支满烦也。"

逆气，指升降之失常，气应上升而反下行，气应下降而反上升，则喘逆。气机升降不通可引起疼痛里急、九种心疼、脐腹疼痛等病。

②公孙主治肝气横逆与肝气下迫

从生理上看，五脏配属五行，根据五行生克制化的理论，五脏之间既有相生的联系，又有相克的制约。从病理上看，如果肝有病则可以影响脾，因为肝五行属木，脾属土，肝木克脾土，所以治疗当实脾土，故公孙能治肝气横逆、下迫之疾病。这是"上工治未病"的原则，是古代预防医学的方法。它不但运用在未病前的预防上（如《内经》中的摄生法），也可用来预测疾病的传变及发展趋向，及早地加以处理，达到防止疾病传变、缩短病程的目的。

③公孙治妇科病

《奇经八脉考》："冲为经脉之海，又曰血海，其脉与任脉皆起于少腹之内胞中。"因此，冲脉功能为主胞宫孕子育胎，滋养肾之精气，以荣发充鬓和精成，故通冲脉之公孙能治妇科疾病。

④公孙与内关相应配伍

《灵枢·经脉》："手心主之别，名曰内关，去腕二寸，出于两筋之间，循经以上系于心包，络心系。实则心痛，虚则为烦心，取之两筋间也。"

《难经·二十九难》："冲脉为病，逆气而里急。""阴维为病，苦心痛。"

《灵枢·经脉》："足太阴之别名曰公孙……其别者入络肠胃，厥气上逆则霍乱，实则肠中切痛，虚则鼓胀，取之所别也。"

由上可见，冲脉、内关、公孙病候均有里急和腹内作痛拘急。手厥阴心包经络穴内关病候为实则心痛。公孙与内关均主脏腑的痛证，故两穴相应配伍。内关属手厥阴心包经络穴，公孙属足太阴脾经络穴，心包属火，脾属土，故内关与公孙上下配伍属五行相生（火生土）配伍法。

（2）内关

①阴维脉病候与内关病候

手厥阴之别络内关病候，《灵枢·经脉》载："手心主之别……实则心痛，虚则为烦心。"

《难经·二十九难》："阴维为病苦心痛。"

手厥阴心包经别络之病候与阴维脉之病候均有心痛。

②内关主治心病，兼治其他四脏之病

手少阴心经循行，《灵枢·经脉》载："起于心中，出属心系，下隔络小肠……"心系，是指心与肺、脾、肝、肾相联系之络脉。

《类经》七卷第二注曰："心当五椎之下，其系有五，上系连肺，肺下系心，心下之系连脾、肝、肾，故心通五脏之气而为主也。"所以称心为五脏六腑之大主。心肺在胸，肝胆脾在两胁，故能治心胸痞胀，积块坚横胁抢，如胁痛、心痛、结胸里急等症。总之主要治心，其他四脏为兼治，如肺宜肃降，心宜宁神（宁神即肃静之意），当肺干咳不已，用手太阴肺经腧穴外配内关以镇其咳。又如肝病胁部胀痛时配用内关以疏其肝，因心包属火，肝属木，木生火，木为母，火为子，这是实则泻其子的治疗方法。

③内关主治神志病

《素问·五脏生成》："心之合脉也。"心包络代君受邪，从治疗言，心包经代君行事，所以从病理角度来讲，心与心包是相合的。心生血而藏神，脉为血体而神用，故称脉舍神。心包经主脉所生病，故内关能治神志病。

④内关主治疟疾

疟疾是外邪入于少阳半表半里，营卫相搏，正邪交争而病发。邪入阴争则寒，出与阳争则热，故寒热往来，先寒后热，汗出而息，发作定时。先寒治阴，后热治阳，故先刺与手少阳互为表里经之里经手厥阴之内关以出阴邪，后刺手少阳经之外关以治阳邪。

2．列缺配照海

（1）列缺

①任脉病候与列缺病候

《灵枢·经脉》谓肺经别络列缺病证："其病实则手锐掌热，虚则欠（音去，指张口状，欠，即呵欠，张口呵欠之意），小便遗数。"

《素问·骨空论》谓任脉病证："任脉为病，男子内结七疝，女子带下瘕聚。"

肺经别络病证小便遗数与任脉病证带下都是前阴病。

②列缺兼治肾病

手太阴肺经络穴列缺，其病候虚则欠，小便遗数。肾主纳气，肾虚则失其纳气为呵欠。小便遗数，遗指小溲不禁，数指小便频数。肾者，为水脏，主津液。水有清浊，清者上升，浊者下降，清中之浊者，由三焦决渎下行至肾，归肾之水为浊，由膀胱排出体外，浊中之清者，复经三焦上升至肺。如此循环，以维持人体水液代谢的平衡。水液的升清降浊，必赖于肾阳的气化作用与肺气化水下降于肾的功能。如果肾阳气化失司，水液升降失常，则膀胱开阖不利，以致小便遗频，小便不通，或全身水肿，呕逆，喘咳等，故列缺能兼治肾病。

③列缺能兼治胃肠病

肺手太阴之脉，起于中焦，下络大肠，还循胃口。"经脉所至，主治所在"，故列缺穴能兼治胃肠病。

④列缺能兼治妇科病

任脉起于胞中，任有妊之义，任脉交会列缺，故列缺能兼治妇科疾病，尤其治月经来潮时两乳胀疼为常用穴。如《席弘赋》云："气刺两乳求太渊，未应之时泻列缺。"

⑤列缺与照海相应配伍

肺主宣发肃降，其位最高，后天水谷精微须赖肺之宣发肃降的作用才能输布全身，维持人体的正常生命活动。如肺阴不足，宣发肃降功能失常，则后天失养，就会引起以肾阴虚为主的虚损病证。临床采用"与其专补肾水，不如补肺以滋其源"的主张。肺肾在五行是相生关系，故列缺与照海相应配伍。

（2）照海

①照海主治肾病，兼治肺、脾、胃、肝等内脏疾病

肾开窍于二阴，故照海治前阴之小便淋涩、难产积块，后阴之肠风下血等。

肺、肾两经有共同的循行经线，如肾经循行入肺中，循喉咙，肺经循行上膈属肺，从肺系横出腋下。为此，照海为治疗喉塞、梅核气等疾病的常用穴。

照海治嗜睡症与脾有关系。《灵枢·寒热病》："阴跷、阳跷，阴阳相交，阳入阴，阴出阳，交于目锐眦，阳气盛则瞋目，阴气盛则瞑目。阴气盛则湿邪乘，致脾阳为湿邪所困，清阳不能上升。"即采丹溪所云："脾胃受湿，沉困乏力，怠惰好卧。"

②照海主治运动疾病

跷脉交通一身阴阳之气，调节肢体运动，所以跷脉失调常出现肢体运动的异常。《难经·二十九难》："阴跷为病，阳缓

而阴急。"阳缓，指阳虚，阳侧肌肉瘦弱；阴急，指阴盛，阴侧肌肉拘急。故治偏瘫手足拘急、痫证夜发等病，照海是主穴。

筋是联络关节肌肉、主管运动的组织，对肌肉、骨节有约束和保护作用。筋要依赖肝血、肾精和水谷精气的濡养。当肝血不足，肾水不能涵木，或水谷精气供给不足时，均可出现精力疲惫、运动乏力等现象，严重时可引起肢体屈伸不利，痉挛拘急。此时，亦可以照海治之。

（二）阳经八脉交会穴

《标幽赋》："阳跷阳维共督带，主肩背腰腿在表之病。"

1. 后溪配申脉

（1）后溪

《西江月》：手足拘挛战掉，中风不语痫癫，头痛眼肿泪涟涟，腿膝背腰痛遍。项强伤寒不解，牙齿颐肿喉咽，手麻足麻破伤牵，盗汗后溪先砭。

后溪主治头、脑、面、颈、项部位病证，体重节痛，表热，及体液病。

①后溪主头、脑、面、项、颈部位的病证

后溪是手太阳小肠经穴，通督脉。督脉循行：与太阳起于目内眦，上额交巅，上入络脑，还出别下项。手太阳小肠经循行：其支者，从缺盆循颈上颊，至目锐眦，却入耳中，其支者，别颊上抵鼻，至目内眦，斜络于颧。"经脉所至，主治所在"，因此能主治头、脑、面、颈、项等疾病。

②后溪能治体重节痛

后溪穴是输穴。《难经·六十八难》："输主体重节痛。"

③后溪能治表热

手足太阳经脉循行于项背，太阳之气行于体表，邪伤太阳其病在表，故治表热。

④后溪主治液病

心主液，如心阳不足，则失于敛摄，心液不藏，多见自汗；心之阴不足，则血不养心，心气浮越，心液外泄，为盗汗。心与小肠相表里，心主液，小肠主液所生病，为脏病治腑。

（2）申脉

阳跷脉交会足太阳膀胱经申脉穴，与后溪相应。

《西江月》：腰背屈强腿肿，恶风自汗头疼，雷头赤目痛眉棱，手足麻挛臂冷。吹乳耳聋鼻衄，痫癫肢节烦憎，遍身肿满汗头淋，申脉先针有应。

①阳跷脉与足太阳膀胱经在病候上的联系

足太阳经，主筋所生病者，筋主管运动。

《难经·二十九难》："阳跷为病，阴缓而阳急。"

阳跷脉失常，会出现内侧肌肉弛缓、外侧肌肉拘急的病症。

足太阳与阳跷的病候均有运动方面的病症。

②申脉主治筋病

足太阳筋，为多为巨，它有一起一别一直与五支的经筋分布。《灵枢·经筋》云："足太阳之筋，起于足小趾，上结于踝，斜上结于膝，其下循足外侧，结于踵，上循跟，结于腘；其别者，结于腨外，上腘中内廉，与腘中并上结臀，上夹脊上项；其支者，别入结于舌本；其直者，结于枕骨，上头下颜，结于鼻；其支者，为目上纲，下结于頄；其支者，从腋后外廉，结于肩髃；其支者，入腋下，上出缺盆，上结于完骨；其支者，出缺盆，斜上出于頄。"

故凡为挛为弛为反张戴眼之类疾病，皆足太阳之水亏，筋失濡养，申脉主治之。

③申脉主治表热

太阳主一身之表，外邪侵入，太阳经首当其冲，故申脉能治表热。

④申脉主治痈毒症

痈毒症见局部肿高痛，其邪在表，太阳主一身之表，故申脉可治之。

2. 足临泣配外关

（1）足临泣

《西江月》：手足中风不举，痛麻发热拘急，头风痛肿项腮连，眼肿赤疼头旋。齿痛耳聋咽肿，浮风瘙痒筋牵，腿疼胁胀肋肢偏，临泣针时有验。

①足临泣主治骨病

足少阳胆经主骨所生病者，可治诸节皆痛。

②足临泣可治皮肤疾病

少阳主风，风为阳邪，风热循经上越，轻则头目眩晕，重则伤脑中风，风热外窜，伤及血分，则致皮肤疾病，足临泣可治之。

（2）外关

《西江月》：肢节肿疼膝冷，四肢不遂头风，背胯内外骨筋攻，头项眉棱皆痛。手足热麻盗汗，破伤眼肿睛红，伤寒自汗表烘炽，独会外关为重。

①外关主治头颈、耳、眼疾病

手少阳经支脉，"其支者，从耳后，入耳中，出走耳前，过客主人前，交额，至目锐眦。"

本经所过耳后、耳前、耳中，至眼外，故能主治头、耳、眼疾病。另外，手少阳病候"是动则病，耳聋浑浑焞焞"（焞，音吞，形容听觉模糊不清，耳内出现烘烘的响声），外关可治之。

②外关主治水肿

手少阳三焦经为水渎之府，又是主气所生病者，所以三焦是水液气化的场所，有通行水道的作用。水肿多由三焦气化失常而致，如《类经》："三焦为水渎之府，水病由于气也。"故水肿以外关治之。

③外关治皮肤病

《素问·至真要大论》："诸痛痒疮，皆属于心。"

王冰注："心寂则痛微，躁则痛甚，百端之起，皆自心生，痛痒疮疡，生于心也。"

又，高世本："心作火。"注："火旧本作心，今改诸痛痒疮，皆属手少阳三焦之火。心病由心包代君行事，心包与三焦相表里，皮肤病需脏病治腑。"故手少阳三焦经外关穴能治皮肤病。

④外关能治半表半里热

阳维为病苦寒热。苦寒热指发寒发热或寒热往来，病在半表半里，故主治半表半里之热。

五、八脉交会穴的配伍特点

1. 阴经相生配穴的意义

《素问·五脏别论》："所谓五脏者，藏精气而不泻也。"

《针灸甲乙经·精神五脏论》："是故五脏主藏精者也，不可伤，伤则失守阴虚，阴虚则无气，无气则死矣。"

五脏主藏精，精是人生的基本物质，不可泻，精泻则阴虚，阴虚则阳失其守，不能化气，人即不能生存。为此，八脉交会配穴中的属脏经之两对配穴，如手厥阴心包经之内关配足太阴脾经之公孙，手厥阴心包经属火，足太阴脾经属土，火能生土。又，手太阴肺经之列缺配足少阴肾经之照海，手太阴肺经属金，足少阴肾经属水，金能生水，两者均是相生配穴法。此法目的在于不伤其五脏的精气。

2. 阳经用同气相应配穴及选用输穴的意义

八脉交会，阳经有两对配穴，即外关配足临泣，后溪配申脉，称同气相应配穴法，又称同名经配穴法。即手少阳经外关与足少阳经足临泣相配，两经于目外眦连接，足太阳经申脉与手太阳经后溪相配，于目内眦连接。足临泣穴和后溪穴都是输穴，两对配穴中，各有输穴。《难经·六十八难》云："输主体重节痛。"阳经两对穴都主治体表有病。阳经配穴特点是同气相应，连点成线，经气贯通，连线成面，是为提高治疗效果而设的。

3. 八脉交会穴取络穴的意义

八脉交会穴的八个穴位中，有四个络穴，即内关、公孙、外关、列缺。络穴可以联络阴阳表里两经，能扩大治疗范围。络穴可以治表里经病、络脉病。

4. 八脉交会穴无足厥阴、手少阴、手足阳明经穴

为什么只有八条经与奇经有交会穴，而足厥阴肝经、手少阴心经、手阳明大肠经、足阳明胃经计四条经没有交会穴呢？

（1）见肝之病，当传之于脾，故先实其脾气，无令受肝之邪，所以治肝先实其脾气。为此，八脉交会穴中无足厥阴肝经穴位。

（2）心包代君行事，故心有病多取手厥阴心包经穴。为此，八脉交会穴中无心经穴。

（3）手太阴肺经，起于中焦，下络大肠，还循胃口……肺经循行先行胃肠。"经脉所至，主治所在"，故手太阴肺经络穴列缺能治胃肠病。为此，八脉交会穴中没有手足阳明经穴。

六、病例

1. 杨某，女，22岁。

初诊：1992年11月23日。

经期少腹胀痛半年余。半年来，患者每逢月经来潮前1天开始少腹胀痛，来潮后第一天痛剧，经期尚准，经色稍暗，经量偏少。此次正值经期，腹痛甚剧，少腹拒按，舌质暗红，苔薄黄，脉弦。既往无特殊记载。

诊断：

中医：痛经（气滞血瘀，冲任失调）。

西医：痛经。

治法：理气活血，调理冲任。

针灸处方：

公孙（双）

刺法：毫针直刺 1 寸，行捻转泻法，强刺激，留针 20 分钟，留针期间行针 3 次。

方义：公孙为脾经络穴，通冲脉。督、任、冲三脉皆起于胞宫。冲为血海，十二经脉之海，任主胞胎，二脉对女子月经、生育至关重要，公孙可通调冲任及十二经脉气血，通则不痛，故可治痛经。

针刺后，患者痛止，嘱其下次月经来潮前 3 日来诊，治疗同上，一直治疗 3 天到月经来潮。连续治疗 2 月，后又随访 2 月，未见复发。

2. 李某，女，45 岁。

初诊：1992 年 9 月 4 日。

呃逆反复发作 2 月余。患者 2 个月前因进食时精神紧张出现呃逆，自此饭后时常发作，曾服中药和西药治疗效不显。刻下呃声洪亮，口渴心烦，舌红，苔薄黄，脉滑数。

诊断：

中医：呃逆（肝胃不和，胃火上逆）。

西医：膈神经痉挛。

治法：和胃降逆，疏肝理气。

针灸处方：

内关（双）　公孙（双）

刺法：内关、公孙均直刺 1 寸，捻转泻法，强刺激。

方义：内关为手厥阴心包经络穴，通阴维。公孙为足太阴脾经络穴，通冲脉。"冲脉为病，逆气里急"。且因心包经属火，肝属木，"实则泻其子"，故内关、公孙相配有和胃降逆、疏肝理气之功。

依上法，每日治疗 1 次，每次留针 30 分钟。

1 周后症状明显减轻，改隔日治疗 1 次。巩固治疗 2 周后，诸症悉除。

3. 张某，女性，56 岁。

初诊：1993 年 4 月 5 日。

胸闷，咽喉部异物感 1 周余。1 周前患者因与家人生气而出现胸闷不适，咽喉部有异物感，咯之不出，咽之不下，曾到耳鼻喉科检查，未见异常，遂来我科求治。刻下症见：咽喉部异物感，伴呃逆连声，胸闷憋气，胃脘不适，纳差，睡眠欠佳，二便调，舌质淡暗，苔白腻，脉弦滑。既往无特殊记载。

诊断：

中医：梅核气（情志郁结，痰气凝滞）。

西医：神经官能症。

治法：疏肝解郁，理气化痰。

针灸处方：

内关　公孙　列缺　照海　天突　膻中　神庭　天枢　中脘　气海

刺法：内关直刺透至外关，泻法；公孙直刺 1.5 寸，补法；列缺逆经脉循行方向刺 0.2 寸，泻法；照海直刺 1 寸，泻法；天突直刺到气管壁为止，泻法（深度约 1.2 寸）；膻中沿胸骨向下平刺 1.5 寸，泻法；神庭浅刺到皮下，泻法；天枢、中脘直刺 1.5 寸，泻法；气海直刺 1.5 寸，平补平泻。

方义：内关和公孙，列缺和照海，分别是八脉交会穴中主治肾心胸和膈、喉咙病症的两对配穴，用之可宽胸理气，化痰利咽；天突直刺可直捣病位，利咽效果颇佳；膻中为气会，是理气要穴；神庭可安神宁志；因为脾胃为生痰之源，故用胃募中脘、脾经别络公孙以化痰健脾；治胃必通肠，故用胃经上的大肠之募穴天枢；化痰必理气，故用气海配膻中。

依上法治疗 1 次后，患者胸闷、咽喉部位异物感即减轻，连续治 1 周后，诸症消失。

4. 王某，女，50 岁。

初诊：1992 年 9 月 11 日。

眩晕、烦躁、阵发性潮热 10 天。10 天前无明显原因突发眩晕，耳鸣，站立不稳，烦躁，潮热，急来我院急诊室就诊，未明确诊断，予乘晕宁等药治疗，随后到耳鼻喉科诊治，排除梅尼埃综合征，未予特殊处理。2 天后患者又出现剧烈眩晕，血压 21.33/16kPa（160/120mmHg），在陆军总医院做 CT 未见异常，予降压灵、维脑路通、安定等药治疗，效果欠佳，遂来我院就诊。刻下症见：眩晕，耳鸣，头重脚轻，烦躁，心悸，失眠多梦，午后潮热，汗出，腰膝酸软，纳呆，大便软，小便正常，舌红，苔薄白。月经已 2 月未来潮。血压 21.33/16kPa（160/120mmHg）。既往有高血压病史 20 年，血压最高达 24/18.67kPa（180/140mmHg），一 般 在 21.33/16kPa（160/120mmHg）左右，间断服用降压药。

诊断：

中医：经断前后证候（冲任脉虚，肝肾阴虚，肝阳上亢，心火偏盛）。

西医：更年期综合征。

治法：调理冲任，滋阴潜阳，兼清心火。

针灸处方：

列缺　照海　外关　足临泣　本神　神庭　百会　通天　前顶　后顶　太冲　风池　大椎

方义：列缺、照海为八脉交会穴的一组配穴，列缺通任脉，照海通阴跷，列缺属肺经的络穴，与肾金水相生，虚则补其母，再配肾经之照海，其滋阴补肾之功更著。外关和足临泣也是八脉交会穴的一对配穴，功可平肝潜阳，外关深刺至内关，还可清心泄热。本神配神庭可以健脑安神。百会、通天、前顶、后顶这头五针配风池、太冲可清利头目，镇肝潜阳。大椎泄热。

刺法：列缺、照海用补法，风池、大椎用泻法，余穴平补平泻。每日1次，每次留针30分钟。

依上法治疗十余日，到9月23日患者眩晕明显减轻，耳鸣消失，但仍烦躁，失眠，心悸，午后潮热，汗出，腰膝酸软，纳差，二便调，舌边尖红，脉弦细。继续巩固治疗1周，而后改为隔日1次针刺治疗。10月10日患者来诊，除眩晕、烦躁明显减轻外，余症同前，处方如下：

列缺　照海　公孙　内关　合谷　太冲　阴郄　天枢　中脘　气海　本神　神庭　四神聪

方义：列缺、照海见上述。公孙配内关也是一对八脉交会穴，主治胃心胸病症。且列缺配公孙可调理冲任，内关配照海可交通心肾，使心经之浮阳下交于肾阴。合谷配太冲可平肝泄热。阴郄配本神、神庭、四神聪可宁心安神，再与通腑和胃之四门穴相配，取其"心胃同治"之理。

依上法坚持治疗一个半月，诸症悉除。

按语：中医认为，妇女绝经前后肾气渐衰，天癸将竭，冲任脉虚，使机体阴阳失于平衡而导致该病的发生。本例患者在发病初期以眩晕为最痛苦的症状，所以，治疗重点放在解决眩晕的问题上，即"急则治标"，治疗时在滋阴补肾的基础上，重用多用平肝潜阳之穴，待眩晕减轻，再继以调理冲任、交通心肾治之。因此，临证时认清疾病的标本缓急是取得较好疗效的关键。

5. 郭某，男，7岁。

初诊：1993年2月1日。

小便淋漓失禁5年。患儿自2岁时开始出现无尿意时的小便淋漓失禁，但有尿意时，却能正常排尿，到儿童医院就诊，无异常发现，曾进行针灸、按摩、药物治疗，效果不显，遂来我院诊治。刻下症见：小便淋漓失禁，每当情绪激动、接触凉水或饮水后，或被询问"你有没有尿"时则小便失禁（当时并无尿意），量极少，伴食欲不振，睡梦磨牙，大便1～2日一行。舌边尖红，苔薄白，脉细弱。既往无特殊记载。

中医诊断：小便淋漓失禁（肾气不足，固摄无权）。

治法：补益肾气，以助气化。

针灸处方：

列缺　照海　脾俞　胃俞　肾俞　命门　胞肓

刺法：列缺顺经斜刺0.3寸，照海刺1寸，脾俞、胃俞、肾俞向脊柱方向平刺1.2寸，胞肓向脊柱方向平刺1.5寸至膀胱俞，命门直刺0.3寸，以上各穴均用补法。

方义：列缺和照海是八脉交会穴中的一对配穴，两穴金水相生（列缺属肺属金，照海属肾属水），在治疗因肾气亏虚引起的病症时效果颇佳。脾俞、胃俞是后天之本，脾胃气血输注之处，肾俞是先天之本肾之气血输注之处，三穴相配健脾养胃补肾，以后天养先天，先天与后天相互滋生，相互促进。命门为督脉腧穴，位两肾俞之间，补肾培元，温阳健脾，壮命门火以助肾气化。胞肓是膀胱经背部第二侧线上的腧穴，位在两膀胱俞之外，补之以助膀胱和肾的气化功能，使小便恢复正常。

配合口服金匮肾气丸，1次1丸，日2次。

依上法治疗1周，患者症状改善不明显，改用以下穴位：

列缺　照海　百会　神庭　中极　关元

方义：列缺、照海同上。百会为督脉腧穴，位居巅顶，而头为诸阳之会，取之用补法可升清阳。中极为膀胱募穴，是膀胱经气聚集之处，配百会补之化气行水，约束膀胱。关元为任脉穴，位于人身阴阳元气交会之处，可大补元阳，以助气化，乃强壮要穴，又为小肠募穴，小肠经"主液所生病"。因患儿病久，思想压力较大，紧张、恐惧时亦可发病，故取神庭安神定志。

针第 4 次后，患儿病情明显好转，继续巩固治疗 1 个月，小便淋漓失禁之症基本消失，食纳转佳，睡眠较好，身体也较健壮。

按语： 此患儿所患之病较为特殊，它不同于一般的小便失禁，或尿后余沥或小便频数，也不属遗尿范畴。小便失禁是指小便失去控制而自行尿出（在意识清醒状态下），量较多。本例患儿在有尿意（膀胱充盈）时，还是可以正常排尿的，只是在无尿意时常常自遗，故量极少。尿后余沥是指小便后仍有余沥点滴不净，但排尿仍可控制；小便频数是小便次数明显增加，亦能控制；而遗尿是在正常睡眠时小便不知不觉地自行排出，一般量也较多。

头部腧穴运用规律

杨甲三教授对头部腧穴进行了深入的研究。其对头部腧穴在临床运用极为广泛，治疗病种达 40 余种，涉及内、外、妇、儿、五官诸科病证。临床处方，不论外感热病还是内伤杂病，凡有是证，必用无疑，且多获良效。杨甲三教授重视头部腧穴的主治特点，强调头部腧穴在治疗脑病、五官疾病的重要作用，同时重视头部腧穴的主治规律。在他的指导之下，其博士研究生刘正华对杨甲三教授头部腧穴运用规律进行了总结和整理，完成了以《头部腧穴理论基础及其临床运用的研究——附 38 例中风偏瘫患者针刺头部腧穴治疗前后脑血流图变化》为题的毕业论文。该论文从经络理论、腧穴特性、脑的生理病理等多方面对头部腧穴的理论及临床应用进行了细致全面的论述，深入阐述了杨甲三教授在头部腧穴方面的研究成果，具有较高的学术价值。

一、头部腧穴的概念

头部腧穴的范围相当广泛，杨甲三教授所说的头部腧穴是指头部生发部位的腧穴（以下简称头部腧穴），不包括颜面部位的穴位。

早在《内经》中就有关于头部腧穴的记载。《灵枢·海论》说："脑为髓之海，其输上在于其盖，下在风府。"指出了脑为髓海，其脑气输注的部位，上在头盖部位（百会穴等），下在风府穴。《素问·气穴论》说："头上五行行五者，五五二十五穴。"所用"五行"是指行于头部之经脉而言，包括行于头部正中线上的督脉穴位以及行于头部正中线两旁的膀胱经和胆经穴位。此外，《素问·气府论》《灵枢·本输》《灵枢·寒热病》等篇对头部腧穴也进行了论述，阐明了部分头部腧穴的名称、部位、数目及主治功用。晋代《针灸甲乙经》对头部腧穴的名称、定位、主治功用有了较全面记载，且在《内经》基础上增加了曲差、本神、率谷、瘈脉、颅息五穴。宋代《铜人腧穴针灸图经》、元代《十四经发挥》二书对头部腧穴的记载同《针灸甲乙经》。到明代《针灸大成》又收录眉冲一穴，至此，头部生发部位腧穴的记载更加完善。

头部腧穴均分布在十四经脉中的阳经上，且有一定的规律。督脉穴位分布在头部正中线上；足太阳膀胱经穴位分布在头正中线两旁的第一侧线上，相距正中线 1.5 寸；足少阳胆经分布于头正中线两旁的第二侧线上，相距头正中线 2.25 寸；手少阳三焦经的腧穴多分布在耳后；足阳明胃经、足少阳胆经的部分腧穴分布在头颞侧部位。

二、对脑的认识

头部腧穴位于头部，其主治作用广泛，是因其与脑有密切的关系。脑位于人体之首，寄居于头，其内为脑髓。《灵枢·骨度》说："头之大骨围为二尺六寸。""发所覆者颅至项尺二寸。"脑深藏于颅腔之内，上至天灵盖，下至风府穴。风府以下，脊椎骨内之髓，称之为脊髓，脊髓经项后髓孔，上通于脑，合称脑脊髓。明·李梴《医学入门》："脑者髓之海，诸髓皆属于脑，故上至脑，下至尾骶，皆精髓升降之道也。"说明大脑与骶神经相通。《灵枢·经筋》："左络于右，故伤左角，右足不用，命曰维筋相交。"清·王清任《医林改错》："人左半身经络上头而从右行，右半身经络上头而从左行，有左右交互之义。"这些认识与现代医学中有关中枢神经系统交叉支配的理论是相一致的。《医林改错》具体论述了脑的位置，又说："精质之清者，化而为髓，由脊骨上行入脑，名曰脑髓，盛脑髓者，名曰髓海，其上之骨，名曰天灵盖。"

脑与经络的关系非常密切。经络是气血运行和脏腑相互联系的通路，在十二经脉中，循行于头面部的主要是阳经。手三阳经从手走头，终在头脑；足三阳经从头走足，起在头脑。另外，通过经别的循行分布和"六合"的关系阴经气血也上循于头，再加上奇经等有关经脉的多种联系，从而使人体的经气集中于头面及五官部位。在十四经脉中有三条经脉直接与脑发生联系：足太阳膀胱经，其直者"入络脑"；足阳明胃经"循眼系入络脑"；督脉"上额交巅，入络脑"。

脑在人体生命活动中有着重要的作用，是因为脑为精、气、神之所在。精、气、神是机体生命活动的三宝。《河间六书》谓："夫太乙天真元气……是以精中生气，气中生神，神能御其形也。由是精力神气之本，形体之充。"可见精、气、神乃一体，相互为用，是生命活动的基本要素和根本。精是构成人体生命活动的基本物质，气是维持人体生命活动的最基本物质，神是人体生命活动的外在表现，是生命现象的总称。

脑为精、气、神首会之处。《灵枢·经脉》："人始生，先成精，精成而脑髓生。"说明脑的产生及其生理功能是以精为物质基础的。《东垣十书》谓："脑为诸阳之会，即海也，肾主之。"说明脑之所以能产生各种功能活动，与肾藏精生髓有着密切联系。真气是人体生命活动的原动力，可推动脏腑及一切组织器官的功能活动。《难经·六十难》："脑为髓之海，真气所聚。"脑既为诸气汇聚之处，故可激发和推动诸气宣发敷布于周身，促使气血运行，内至脏腑，外至肢节肌肤，以主宰和维持人体各部组织器官的功能活动。神是人体脏腑组织功能活动的外在表现，李时珍曰："脑为元神之府。"即说脑是藏神的所在，是神机产生的发源地。可见人体的脏腑功能须在脑之元神的主宰下才能发挥作用。

人体功能活动与气血的盛衰有关，而脑与气血的关系最为密切。血，是机体精神活动的主要物质基础，故《素问·八正神明论》说："血气者，人之神，不可不谨养。"《灵枢·平人绝谷》云："血脉和，则精神乃居。"《东垣十书》云："心之神，真气之别名也，得血则生，血生则脉旺。"《医学入门》云："有血肉之心，有神明之心。神者，气血所化，生之本也。"可知，脑的功能活动是以气血为其物质基础，须在气血的濡养下才能发挥正常的功能作用。脑的生理功能在于脑藏元神，主情志。历代医家对脑与神志的关系做了很多阐述，指出脑藏神明，而且强调脑藏元神。如明·李时珍《本草纲目》曰："脑为元神之府。"《东医宝鉴》谓："天谷，元官也，乃元神之室，灵性之所在，是神之要也。"《医门法律》谓："脑之上为天门，身中万神集会之所。"清·陈梦雷《医部全录》所论更为清楚："诸阳之神气，上会于头，诸髓之精，上聚于脑，故头为精髓神明之府。"

三、头部腧穴的理论基础

经络同腧穴有着密切的联系，经络和腧穴是针灸治疗的基础。头部腧穴的提出，是古人对人体脏腑、经络深刻认识的结果，是临床经验的总结。《灵枢·邪气脏腑病形》说："十二经脉，三百六十五络，其血气皆上于面而走空窍。"可见，头与经络的关系十分密切。头部为经络聚集之处，头部经络联系较为复杂，纵横交错。正经、经筋、经别、皮部、奇经八脉，或直接循行至头，或通过相表里的经络关系，都与头部产生联系。正是通过这些经脉联系，将头和全身五脏六腑、四肢百骸紧密联系起来，通过经络系统可调节五脏六腑的功能，为针刺头部腧穴治疗全身各种疾病提供了理论及物质基础。

在十二经脉中，根据《灵枢·经脉》记载，足太阳膀胱经"上额，交巅……从巅入络脑"；手少阳三焦经"系耳后，直上出耳上角"，其支者"入耳中，出走耳前"；足少阳胆经"上抵头角，下耳后"；足阳明胃经"循发际至额颅"；足厥阴肝经"上出额与督脉会于巅"。

在十二经筋和经别中，据《灵枢·经筋》记载，足太阳之筋"其直者，结于枕骨，上头下颜"；足少阳之筋"循耳后，上额角，交巅上"；手阳明之筋"上左角，络头，下右颔"。《灵枢·经别》载，手少阳之正"指天，别于巅"。在十二经别中，阳经经别在颈部合于本经上达于头面部，阴经经别在颈部合于其相表里的经脉上达于头，这样十二经脉中的阴经和头部也联系起来了。

在十二皮部中，《素问·皮部论》指出："欲知皮部，以经脉为纪者，诸经皆然。"头部有足太阳膀胱经、足少阳胆经、手少阳三焦经和足阳明胃经的皮部。

在十五络脉中，足阳明经络脉丰隆"上络头项，合诸经之气"，督脉别络长强"夹脊上项，散头上"。

奇经八脉更是与头有密切的关系。《素问·骨空论》说督脉"与太阳起于目内眦，上额交巅，上入络脑，还出别下项"。《难经·二十八难》说督脉"上至风府，入属于脑"。《灵枢·寒热病》："足太阳有通项入于脑者，正属目本，名曰眼系……在项中两筋间，入脑乃别，阴跷、阳跷，阴阳相交……交于目锐眦。"《难经·二十八难》："阳跷脉者，起于跟中，循外踝上行入风池。"《灵枢·脉度》："（阴）跷脉者，少阴之别，起于然骨之后……出人迎之前，入頄，属目内眦，合于太阳、阳跷而上行。"《难经·二十八难》："阳维起于诸阳会也。"

"气街""四海"理论同样也是头部腧穴的重要经络学理论基础，加强了头与机体内外、上下、左右的联系，使头与五脏六腑、四肢百骸的联系更加密切，扩大了头部腧穴的主治范围，使头部腧穴的治疗作用既有规律又富有灵活性。所谓气街是指经脉之经气运行的径路，分为四街。《灵枢·动输》说："四街者，气之径路也。"《灵枢·卫气》："头气有街，胸气有街，腹气有街，胫气有街。""气在头者，止之于脑。"意指经气到头部的都联系脑。头为诸阳之会，十二经脉皆上注于头，故头气有街。头为脑所居，脑为髓之海，即"诸髓者皆属于脑"，是人体的精髓之气汇聚之所在，故头气之街在脑。《灵枢·海论》提出人身有四海，脑为髓海，膻中者为气之海，胃为水谷之海，冲脉为十二经脉之海，又称血海，意指十二经脉像大地上的水流（称"十二经水"）都汇聚到海。四海的部位与气街的划分相类似。髓海位于头部，气血津液的精华主补益脑髓而濡空窍，髓者以脑为主，因称"脑为髓海"。杨上善注曰："胃流津液渗入骨空，变而为髓。头中最多，故为海也。是肾所生，其气上输脑盖百会之穴，下输风府也。"

四、部分头部腧穴的定位

有关头部腧穴的定位，在历代针灸著作中描述不一。其中神庭、曲差、本神、头维、哑门、天柱、风池七穴古今定位不一。百会一穴，历代医家论述稍有不同，其说法较多。杨甲三教授根据其对经络腧穴的理论研究，结合临床实践，提出了自己的观点。

神庭、曲差、本神、头维、哑门、天柱、风池七穴，按《针灸甲乙经》《千金要方》《千金翼方》记载，此七穴位置均为"在发际"。后《外台秘要》将神庭一穴改成"入发际五分"，《铜人腧穴针灸图经》将曲差、本神、头维、哑门四穴改作"入发际"。现今针灸教材皆作"入发际五分"。究竟当如何定位呢？

　　《灵枢·经脉》说："足阳明之脉……循发际，至额颅。"《十四经发挥》说足阳明之脉"经头维，会于额颅之神庭"。可见，头维、神庭二穴应为"在发际"。如果作"入发际"或"入发际五分"，则与其经脉循行不相符合了。

　　《素问·气府论》说："足太阳脉气所发者七十八穴……入发至顶三寸半，旁五。"可知，足太阳经入前发际至后发际上方三寸半处，在督脉旁足太阳膀胱经上有五个穴位：五处、承光、通天、络却、玉枕。由此说明，曲差穴不在"入发际"之列，而是"在发际"，否则"入发际"之穴应为"旁六"而不是"旁五"了。

　　同理，本神穴应为"在发际"，而不是"在发内"。《素问·气府论》曰："足少阳脉气所发者，六十二穴……发际内各五。"王冰注释时认为这五穴是"头临泣、目窗、正营、承灵、脑空"。若该经的本神穴"在发内"，发内穴数应为"各六"，而不是"各五"了。

　　由上可知，《针灸甲乙经》对此七穴定位，明确指出是"在发际"而不是"在发内"，与《内经》所说一致。再从《灵枢·热病》中来看，"所谓五十九刺者……发际一"。说明发际处应该有穴位。若将七穴皆作"入发际"或"入发际五分"，则发际处岂不是无穴了。可见后说与《内经》记载不符。

　　《针灸甲乙经》中所说曲差"夹神庭"，本神"在曲差两旁"，头维"夹本神"，与各穴位"在发际"并不矛盾。因为头似圆形，非方方正正，旁夹之意当按斜对中点而言，而不是平直相夹。《针灸甲乙经》将七穴位置定在"在发际"，既符合古典记载，又符合经脉循行的理论。

杨甲三教授在临证取穴时，对前发际部位腧穴有两种不同的取穴方法，主要依据所治病症特点来决定。一般在治疗神志病、鼻病、眼病时多在头之发际边缘处取穴。在治疗头脑之风病及外感急性热病时多在"入发际五分"处取穴。如治疗神志病时多用神庭透额中（经外奇穴），本神透阳白。临床上可取得较为满意的疗效。

五、头部腧穴的临床应用

（一）头部腧穴的主治范围

头部腧穴能治疗多种疾病，早在《内经》中就有记载，如《素问·骨空论》说："头痛、身重、恶寒，治在风府。"《灵枢·五乱》说："气乱于头则为厥逆，头重眩仆……取之天柱。"晋代《针灸甲乙经》用头部腧穴治病的记载更多，且治病范围也更广泛，可治头面五官病，神志病，局部外科及全身性疾病。随着中医学的不断发展，后世医家对头部腧穴的临床应用更加广泛，如《铜人腧穴针灸图经》《针灸大成》等经典，都说明了头部腧穴既能治外感急性热病、头脑五官病，又能治疗脏腑病及急症等病候。包括：外感急性热病，伤风项急，寒热头痛，身热；头项疾病（包括神志病）如头痛，偏正头风，颈项强急，颈项肿，口眼㖞斜，中风半身不遂，中风不语昏危，癫疾，狂，痫，头皮肿生白屑风，疮疡从鬓出者，脑虚冷，头风耳后病；脏腑病如咳，喘，喘息不利，心悸，健忘，心神恍惚，心烦满，心气痛连胁，呕吐，胃寒，饮食烦满，口中恶苦，胸痛，胸满不得息，头眩，水肿，腹胀，小便赤黄；五官病如目黄，目眩，青盲，内障，目痛不能远视，眼目风热，视物不明，耳鸣耳聋，舌急不语，重舌，舌强，吐舌，咽喉肿痛，鼻塞，鼻流清涕，鼻疮，鼻渊，鼻痔，牙齿痛，牙龈肿，齿龋；急症如衄血不止，角弓反张，风痉，口噤不开，口鼻出血不止，尸厥，僵仆；疟疾振寒，历节汗出，痛风，瘿瘤，骨劳，脱肛，久痔，小儿赤游风，夜啼，多言，喜哭，嗜卧，足不任身，肩背痛欲折，足痿失履不收，臂肩不举，手倦腕痛，四肢转筋等。

（二）头部腧穴的主治特点

经络是人体内气血运行的通路，五脏六腑之气血皆循经络而上荣于脑。人体内十二经脉手三阳经、足三阳经均循行于头面，故有头为诸阳之会之说。任督二脉也上循头面，足厥阴肝经直接到达巅顶。由于头部腧穴位于诸阳经之上，穴下为脑所居，故在主治方面独具特色。

1. 治疗脑病

《医宗必读》："头（脑）为天象，六腑清阳之气，五脏精华之血，皆会于此，故天气六淫之邪，人气五贼之变，皆能相害。"可见，不论内因、外因，均可引起脑的生理功能紊乱，发生病变。如中风、癫狂、郁证、头风、痉风、暑风、痴呆、眩晕、惊悸、怔忡、失眠、健忘、昏迷、半身不遂、厥证、谵语、震颤、小儿五迟五软、耳鸣、视物不清等。从上述脑部病症来看，杨甲三教授认为脑病多以风病、神志病为其主要病变，其中风邪与脑之病症的发生有着密切的关系，而头部腧穴以对脑病之风病、神志病的治疗见长。

风为阳邪，其性轻扬，易袭阳位，所以风邪侵袭，常伤及人体的上部（头面）。故《素问·太阴阳明论》说："故犯贼风虚邪者，阳受之。"风为百病之长，风邪为六淫病邪的主要致病因素，为外邪致病的先导，寒、湿、燥、热诸邪多依附于风而侵犯人体，如外感风寒、风热、风湿等。所以《素问·

骨空论》说："风者，百病之始也。"《素问·风论》："风者，百病之长也。"风邪为患，有内风、外风之别。内风与肝关系密切。肝为风木之脏，极易化火生风，上扰清窍。胆寄附于肝，肝胆之火易于循经上扰。"诸风掉眩，皆属于肝……诸暴强直，皆属于风"（《素问·至真要大论》）。高巅之上，惟风可到，伤于风者，上先受之。凡肝胆火旺循经上扰，肝阳、肝风上扰清窍，内热炽盛，邪热上攻，风痰瘀血，闭阻清窍，外感风邪，风挟他邪上袭，以及凡与风邪有关的病症，均可用相应的头部腧穴治疗。如《素问·骨空论》："风从外入，令人振寒，汗出头痛，身重恶寒，治在风府，调其阴阳，不足则补，有余则泻。"《玉龙经》："中风后头痛如破，百会灸，次用三棱针四旁刺之出血，合谷泻。"《针灸聚英》："有汗为中风卫病，无汗恶风为寒伤荣，先刺风池、风府。"《行针指要歌》："或针风，先向风府百会中。"

　　脑为"元神之府"，总领诸神，脑是机体全部精神意识思维活动的枢纽，神、魂、魄、意、志为脑的生理功能，喜、怒、忧、思、悲、恐、惊多是脑受到各种刺激反应在外的表现。此外，肝喜条达，主疏泄而恶抑郁，精神情志之调节与肝气也有着密切的关系。而督脉并存入脑，与足厥阴肝经交会于巅顶。足厥阴肝经"上出额与督脉会于巅"，因此，凡内伤七情，精神损伤，情志失调，神明逆乱，或精神抑郁化火，上扰清空，清窍被阻，脑神受损，功能失调，或精神紧张，兴奋亢进，不能节制，脑神不能胜持，神明损伤，或思虑太过，损伤心脾，精血不能上荣于脑，以及风邪夹痰上扰清窍等脑神损伤所致的精神神志疾患，可取头部腧穴治疗。

2. 治疗五官病

　　五官是脑的感觉器官，为脑所生所主。外感诸邪、内伤诸疾均能导致五官疾病。因此，对于脏腑、经络失常所致的五官疾病均可依其头部腧穴所在和经脉循行，用邻近取穴的原则，灵活辨证施治。如《针灸甲乙经》："目中痛不能视，上星主之。"《千金要方》："风池、脑户、玉枕、风府、上星主目痛不能视。"《针灸甲乙经》："头脑中寒，鼻鼽，目泣出，神庭主之。"又说："上齿龋肿，目窗主之。""上齿龋痛恶风寒，正营主之。""耳鸣，百会及颔厌颅息……皆主之。"

3. 急症救治

清代《张氏医通》曰："头者，天之象，阳之分也，六腑清阳之气，五脏精华之血，皆朝会于高巅。"可见阳经分布于头上，其穴分布在此，居高临下有百脉朝宗之势。因此，头部腧穴部位特殊，功效异奇，临床运用相当广泛，在急症救治方面也有着积极意义。历代针灸文献都记载头部腧穴可用于急症救治。如癫疾，狂证，失音不语，角弓反张，卒中风不识人，鼻衄不止，喉痹，小儿急慢惊风等。

（三）头部腧穴的主治规律

头部腧穴都有较广泛的主治作用，这与其所属经络和所在部位的不同有着直接关系。无论腧穴的局部治疗作用，还是邻近或远隔部位的治疗作用，都是以经络学说为依据的。杨甲三教授根据头部腧穴的分布特点、主治范围及其临床经验，总结出头部腧穴的主治规律。

1. 分经主治规律

头部腧穴既能主治本经的病证，又能主治其他经病证，说明头部腧穴既有其特性，又有其共性。

督脉经穴在头部的有哑门、风府、脑户、强间、后顶、百会、前顶、囟会、上星、神庭十穴。其共同性是：都能治疗所在处和邻近处的局部病及督脉本经病变。其特异性是百会、风府、神庭等穴有整体治疗作用，不仅分别治疗头脑病和热性病方面的病证，百会还有治疗肝经病变，平肝息风之作用，风府有祛头风和脑风之作用，神庭有镇静醒神定志之作用。另外，神庭穴为足太阳、足阳明交会于本经的穴位，故神庭还治足阳明为病的前额痛。百会、脑户为足太阳经交会于本经的穴位，二穴还可治疗足太阳为病的头痛。风府、哑门为阳维脉交会于本经的穴位，故二穴还治疗阳维为病苦寒热、头项痛等病。

足太阳膀胱经穴在头部的有眉冲、曲差、五处、承光、通天、络却、玉枕、天柱左右共十六穴，分布在头部第一侧线上。其共同性是：均能治疗本经病证及邻近局部病证。其特异性则是：五处、承光、通天、络却、玉枕五穴可疗神志病、三阳经经气失常所致之热病，通天可治疗鼻部疾患，承光还可治疗眼疾。

足少阳胆经在头部的腧穴有颔厌、悬颅、悬厘、曲鬓、率谷、天冲、浮白、承灵、脑空、风池、头临泣、目窗、正营、承灵、脑空，分布在耳后、颞、前额、侧头部。其共同性是：可治疗本经病证及邻近局部病证。其特异性是：头临泣、目窗、正营、承灵、脑空五穴可治三阳经经气失常所致之热病。颔厌、悬厘二穴为本经与手少阳经、足阳明经交会穴，可治疗三焦火盛或胃火上攻所致的头脑疾患。阳维脉交会于本经的本神、目窗、正营、承灵、脑空，可治疗阳维为病的头痛。阳维脉交会于本经的风池，能治疗阳维为病的寒热、头项痛、眉棱骨痛、目赤痛、头目眩晕等。

手少阳三焦经在头部腧穴有瘈脉、颅息、角孙左右共六穴，分布在耳后。其共同性是：治疗手少阳三焦本经病变。其特异性是：角孙还可治疗胆火上攻的耳疾患和腮腺炎，因为角孙为足少阳、手阳明交会于本经的穴位。

足阳明胃经在头部的腧穴有头维左右二穴，分布在额角，为足少阳、阳维脉交会于本经的穴位。故头维除治疗本经病证外，还可治疗足少阳为病的少阳头痛和阳维为病的头痛。

2. 分部主治规律

头部腧穴不仅有分经主治规律，更具有十四经脉的分部主治规律。杨甲三教授认为头部腧穴的分部主治规律在临床应用时尤为重要。他根据头部经脉循行、交会等特点，结合几十年临证经验，将头部腧穴分为前额部、头顶部、头项部、头颞侧部五个部分。

（1）头额部

头额部是指前顶穴以前至前额发际部位。该部有以下穴位：

督脉：神庭、上星、囟会三穴；

足太阳膀胱经：眉冲、曲差、五处、承光，左右共八穴；

足少阳胆经：头临泣、正营、目窗、本神，左右共八穴。

此部有足太阳、足少阳、足阳明、督脉、阳维脉交会于此，其经脉循行经过鼻、眼等器官，主要治疗神志、眼、鼻疾病。

杨甲三教授认为，在前额部穴位中，二神即神庭、本神为该部之要穴，是治神之主穴，二穴以其治疗特长而命名。临床上无论外感诸邪还是内伤七情损伤脑神所致的神志疾患，如失眠、健忘、精神萎靡、头痛多梦、心悸怔忡、癫、狂、痫等，均可用此二穴灵活配伍，辨证施治。

（2）头顶部

头顶部是指前顶穴至后顶穴部位。该部有以下穴位：

督脉：前顶、百会、后顶三穴；

足太阳膀胱经：通天、络却，左右共四穴；

足少阳胆经：承灵，左右共二穴。

该区穴居部位特殊，位于巅顶百会穴周围，有足太阳、手少阳、足少阳、足厥阴与督脉、阳维脉交会于此，故其功效奇异。临床应用相当广泛，可治"百病"。杨甲三教授认为该部百会穴为主要穴位，为头部第一要穴，因百会为督脉之经穴，督居奇经八脉之首，百会又在巅顶，为足太阳、手足少阳和足厥阴、督脉之会。百会既能升提清气，又能平肝息风，开窍醒神，故针泻百会能主治督脉为病之脊强反折、神志病，以及肝火、肝阳、肝风上扰和邪热上攻、外感风邪引起的脑病。针补百会又能治疗久泻、久痢、脱肛、子宫脱垂等气虚下陷病证。临证时，补泻灵活，辨证施术。

（3）头项部

头项部是指后顶穴以后至后发际部位。该部有以下穴位：

督脉：强间、脑户、风府、哑门四穴；

足太阳膀胱经：玉枕、天柱，左右共四穴；

足少阳胆经：脑空、风池，左右共四穴。

该部有足太阳、督脉、阳维脉、足少阳交会于此，经脉循行经过舌本、眼、咽喉等器官，故主治风证及神志、咽喉、眼、头项病证。

杨甲三教授认为该部以二风穴（风池、风府）为主要穴位，为疗风之总穴。二穴疗风，应用广泛，包括内风、外风，皆可治疗。外风致病，常见有风寒、风湿、风热、暑风、小儿急惊风、风疹等急性外感热病；内风致病，常见有中风、羊痫风、抽风、肝风、偏头风、雷头风、五风内障、疯病（癫、狂）等。杨甲三教授在治疗上述病证时，每以风池、风府为主穴，配伍其他腧穴，灵活运用，常取得满意疗效。

（4）头颞侧部

头颞侧部是指耳后及头颞所属部位。该部有以下穴位：

足少阳胆经：完骨、头窍阴、浮白、天冲、率谷、曲鬓、悬厘、悬颅、颌厌，左右共十八穴；

手少阳三焦经：瘈脉、颅息、角孙，左右共六穴；

足阳明胃经：头维，左右共二穴。

此部有手足少阳经、足阳明经、足太阳经交会于此，其经脉循行经过耳、眼、鼻及面部，故可主治耳、眼、鼻、颜面部疾患。杨甲三教授认为该部以头维、率谷、角孙、完骨、颅息为主要穴位。临床用头维透率谷或率谷透颅息可治疗偏头痛、偏盲等病证。角孙既可单用，也可配穴应用，以治胆火上攻所致病症见长。完骨为治疗少阳风寒、风热所致面部疾患如口㖞、面瞤等病证的常用穴。

杨甲三教授喜用、善用头部腧穴，重视头部腧穴的主治规律，在临床应用时选穴组方，配伍精专，可谓独具匠心。在针刺补泻方面，对头部腧穴补泻兼施，针对性强。杨甲三教授认为首先是不同的腧穴穴性具有偏补偏泻的不同。头盖部位腧穴皮肉较薄，只用"从卫取气"即可，浅刺、轻刺激偏补，而头项部位的腧穴相对于头盖部位穴位来说，皮肉较厚，取"从营置气"之意，深刺、重刺激偏泻。如杨甲三教授在临证治疗中风、震颤、郁证、失眠等疾病时，百会、前顶、后顶、通天、络却、本神、神庭等穴多浅刺补法，以补脑填髓治其本，风池、风府等穴深刺用泻法，以祛内外之风治其标。可见头部腧穴运用有补有泻，补泻兼施，标本兼顾。此外，杨甲三教授取用风池、风府治疗风证时，无论外风、内风，二穴均用泻法，因风为阳邪，其性轻扬，伤于风者，上先受之，且善行数变，发病急速，变化多端，故凡见风病必须力专祛风，据其风病特点，随证配伍。虚风内动者，勿忘扶正。如阴虚风动者，以补阴为主，祛风为辅；血虚风动者，补血为先，祛风紧随其后。

275

六、病例

赵某，男，54 岁。

初诊：1989 年 12 月 10 日。

患者自诉昨日晨起外出公园散步时触冒风寒，遂致恶寒发热，鼻塞流清涕，咽痒作咳，无汗，头身疼痛，自服感冒清热冲剂及柴胡饮冲剂，但效果不显，今日特来针灸。目前症见恶寒发热，鼻流清涕，无汗，神倦欲卧，面色㿠白，腰膝冷痛，舌质淡，苔薄白，脉沉。

辨证：阳虚外感。

治法：助阳解表，祛风散寒。

针灸处方：

上星　百会　三风（风池、风府、风门）　大椎

上星、风池、风府针用泻法，百会、大椎、风门加灸用补法，留针20分钟。当时病人自觉全身有微微汗出，头身疼痛减轻，精神转佳，腰膝冷痛减轻。

第2天复诊，病告痊愈。

按语：感冒为常见外感病，一年四季均可发生。感冒多因风邪所致，而风邪多与寒热暑湿之邪夹杂为患，也有因体虚所致者，临证之时，辨证宜审慎，治疗需兼顾。本例证属阳虚外感，故用风池、风府二穴疏风散寒解表，上星宣通鼻窍，更加督脉百会、大椎及足太阳膀胱经风门以助阳发表。众穴合用，取其标本兼顾之意，故疗效神速。

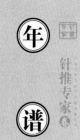

针推专家卷

年谱

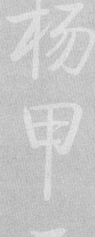

杨甲三

1919 年 1 月 2 日出生于江苏省武进县。

1932 年师从当地名医吴秉森,开始学习中医,栖于师宅共三载。

1935 年入中国无锡针灸传习班学习,师从针灸大家承淡安先生,专习中医针灸。

1936 年毕业于中国无锡针灸传习班。

1936 年在武进县开诊所治病疗疾。

1951 年由所在县乡推荐至南京中医专科学校进修,遇承淡安先生,遂改任教师,负责针灸教学及在江苏省各市县的针灸巡回普及工作。

1957 年调入北京中医学院,担任教学及临床工作。

1958 年参加卫生部外事局主办的苏联针灸教学班。

1960~1961 年参加卫生部外事局主办的东欧针灸教学班。

1962 年 1 月参加中国医疗小组赴印度尼西亚为苏加诺总统治病。至 1963 年共赴印度尼西亚 5 次。

1963 年获印度尼西亚总统苏加诺亲自授予的"四级好儿男"国家勋章。

1963 年随刘少奇主席出访东南亚四国:印度尼西亚、缅甸、越南、柬埔寨。

1974~1975 年先后 3 次参加医疗小组赴斯里兰卡、朝鲜、罗马尼亚,为外国领导人治病。

1978 年晋升为教授。

1981 年《杨甲三取穴经验》在北京中医学院内部印刷发行。以此书为脚本拍摄了教学电影《针灸取穴法》。

1982 年任北京中医学院针灸推拿系第一任系主任。

1983 年获北京市教育系统先进工作者称号。

1984~1992 年每周两个上午应邀去北京医院高干门诊出诊。

1984 年招收第一届硕士研究生。

1984 年《针灸取穴法》英文版由外文出版社出版。

1985 年教学电影《针灸取穴法》获卫生部乙级科技成果奖。

1985 年《毫针单手进针法》一文被评为北京中医学院优秀学术论文。

1986 年《针灸取穴法》西班牙文版由外文出版社出版，并由意大利人译成意大利文出版。

1986 年因其出色的工作，法国某公司向其所在的北京中医学院捐赠美金 15000 元，作为北京中医学院建院 30 周年校庆筹款。

1987 年招收第一届博士研究生。

1990 年因其在中央保健工作方面的出色表现，获中央保健委员会表彰奖励。

1990 年享受政府特殊津贴。

2001 年 5 月 5 日零时 26 分因病医治无效不幸逝世，享年 83 岁。

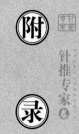

针推专家卷

附录

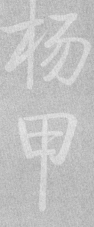

杨甲三

杨甲三取穴经验

整 理 说 明

　　《杨甲三取穴经验》乃杨甲三教授数十年腧穴研究精华的高度总结概括，1981 年由北京中医学院内部刊行，作为本院腧穴教学的重要资料，后由外文出版社译为英文、西班牙文出版发行，国外并有意大利文译本刊行。以此书为脚本拍摄的教学电影《针灸取穴法》，已作为各大中医院校的重要针灸电化教材，并于 1985 年获卫生部乙级科技成果奖。

　　《杨甲三取穴经验》集中反映杨氏取穴经验的特点，即"尽量采用体表的自然标志，将相邻穴位分经分部，对比定位"，为后学者学习记忆全身之经穴、深入理解"穴"之本质提供了极为有用的方法。正因为如此，今特将此书略作整理，作为《中国百年百名中医临床家丛书·杨甲三》卷的附录，以进一步反映杨甲三教授的学术成就，并供读者研习。

　　此次整理，将散于文中各部分的常用骨度分寸说明归于一处，置于开篇；各经经穴总图不在此赘载，以突出杨氏经验，读者可参看国家标准经穴定位的相关挂图或图谱。

编　者

2001 年 4 月

常用骨度分寸（见图1）

上肢：

腋前纹头到肘横纹是 9 寸。

肘横纹到掌后第一横纹是 12 寸。

下肢：

大转子到膝腘横纹是 19 寸。

腘横纹到外踝尖是 16 寸。

内踝尖到胫骨内侧髁下缘是 13 寸。

股骨内上髁到耻骨联合上缘是 18 寸。

臀下横纹到腘横纹是 14 寸。

头面部：

前发际到后发际是 12 寸。

两乳突高点之间是 9 寸。

两颧之间是 7 寸。

躯干部：

胸骨体下缘到肚脐是 8 寸。

肚脐到耻骨联合上缘是 5 寸。

两乳头之间是 8 寸。

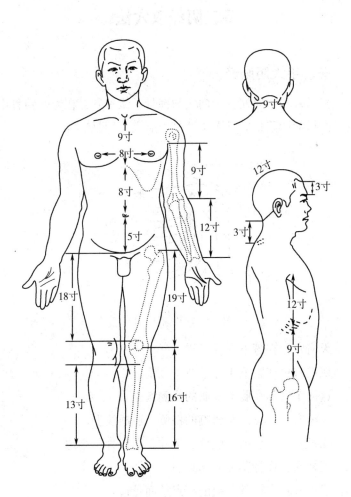

图1 骨度分寸图示

手三阴经取穴法

一、手太阴肺经

云门穴和中府穴：云门穴与锁骨下缘平齐，在旁开锁骨中点二横指的凹陷处。其下1寸是中府穴。（见图2）

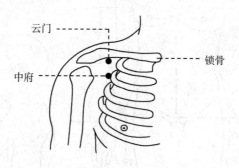

图2　云门穴、中府穴

天府穴：在腋下3寸。

侠白穴：在腋下4寸。

这两个穴都在肱二头肌的桡侧沟中。

尺泽穴：在肱二头肌腱的桡侧，肘横纹上。

孔最穴：掌后第一横纹上7寸，在桡骨尺侧边。

列缺穴：桡骨茎突的起点。

经渠穴：在桡骨茎突的高点掌面骨边。

太渊穴：在大多角骨的桡侧，掌后第一横纹上。

鱼际穴：在掌指关节后方，掌面骨边。

少商穴：在拇指桡侧爪甲角的根部。

本经要点：骨边、筋边、沟中取穴。

骨边：是指桡骨尺侧边取孔最穴，桡骨茎突高点掌面骨边取经渠穴。

筋边：是指肱二头肌腱的桡侧，肘横纹上取尺泽穴。

沟中：是指肱二头肌的桡侧沟中取天府穴和侠白穴。

二、手少阴心经

极泉穴：在腋窝正中，动脉跳动处。

青灵穴：肱骨内上髁上 3 寸，肱二头肌的尺侧沟中。

少海穴：屈肘纹头尽处。

灵道穴、通里穴和阴郄穴：将尺骨小头三等分，平根是灵道穴，平中是通里穴，平头是阴郄穴。（见图 3）

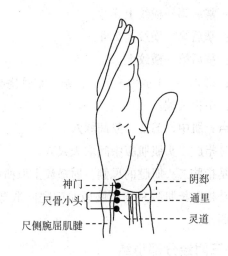

图 3　尺骨小头等分取穴法

神门穴：豌豆骨的桡侧，掌后第一横纹上。

神门、阴郄、通里、灵道这四个穴都在尺侧腕屈肌腱的桡侧边。

少府穴：平第 4、第 5 掌指关节后，第 4、第 5 掌骨之间。

少冲穴：小指桡侧爪甲角的根部。

本经要点：沟中、纹头、筋边取穴。

沟中：青灵穴在肱二头肌的尺侧沟中，肱骨内上髁上3 寸。

纹头：屈肘横纹的尺侧纹头取少海穴。

筋边：是指尺侧腕屈肌腱的桡侧边取神门、阴郄、通里、灵道四个穴。每个穴相距 0.5 寸。

三、手厥阴心包经

天池穴：乳外旁 1 寸。

天泉穴：腋前纹头下 2 寸，肱二头肌肌腹中。

曲泽穴：肱二头肌腱的尺侧，肘横纹上。

郄门穴：掌后第一横纹上 5 寸。

间使穴：掌后第一横纹上 3 寸。

内关穴：掌后第一横纹上 2 寸。

大陵穴：掌后第一横纹上。

劳宫穴：第 2、第 3 掌指关节后，第 3 掌骨桡侧边。

中冲穴：中指尖端。

本经要点：肌中、筋边、筋间取穴。

肌中：是指肱二头肌肌腹中间取天泉穴。

筋边：是指肱二头肌腱的尺侧，肘横纹上取曲泽穴。

筋间：是指掌长肌腱和桡侧腕屈肌腱之间取郄门、间使、内关、大陵四穴。

四、手三阴经分部小结

1. 指尖部：指尖、爪甲角根取。（见图 4，图 5）

中冲穴在中指尖端。

少商穴、少冲穴在爪甲角的根部。少商穴在拇指桡侧爪甲角根部。少冲穴在小指桡侧爪甲角的根部。

2. 掌指关节部：掌指关节后方取。（见图 6）

鱼际穴在第 1 掌指关节后方，第 1 掌骨内侧边。

劳宫穴在第 2、第 3 掌指关节后方，第 3 掌骨桡侧边。

少府穴在第 4、第 5 掌指关节后方，第 4、第 5 掌骨之间取穴。

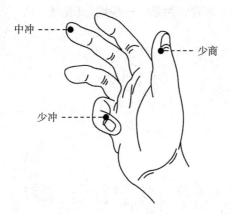

图4 指尖爪甲角根取

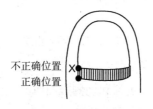

图5 爪甲角根部取穴

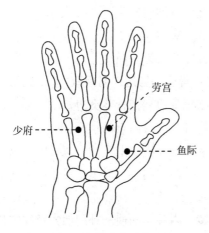

图6 掌指关节后方取

3. 腕部：两骨、两筋、一横纹。（见图7）

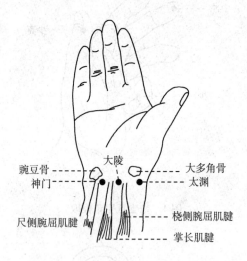

图7　两骨两筋一横纹

两骨：是指大多角骨和豌豆骨。

两筋：是指掌长肌腱和桡侧腕屈肌腱。

一横纹：是指掌后第一横纹。

大多角骨的桡侧下缘有太渊穴。

豌豆骨的桡侧有神门穴。

两筋之间有大陵穴。

这三个穴都在掌后第一横纹上。

4. 前臂部：骨边、筋边、筋间取穴。（见图8，图9）

骨边：是指桡骨边和桡骨茎突边。

经渠穴在桡骨茎突最高点的掌面骨边。

孔最穴在掌后第一横纹上7寸，桡骨的尺侧边。

筋边：是指神门、阴郄、通里、灵道四个穴都在尺侧腕屈肌腱的桡侧边。

筋间：大陵、内关、间使、郄门四穴都在掌长肌腱和桡侧腕屈肌腱之间。

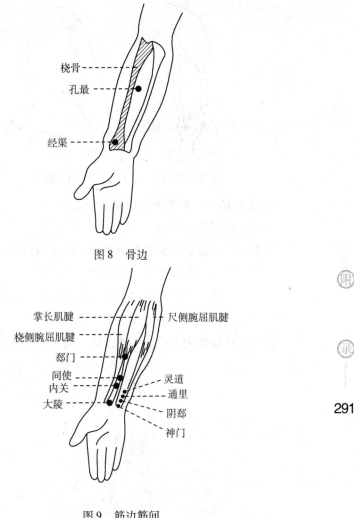

图8 骨边

图9 筋边筋间

5. 肘关节部：横纹、纹头、筋两边。（见图10，图11）

尺泽穴、曲泽穴都在肘横纹上。

尺泽穴在肱二头肌腱的桡侧边。

少海穴在屈肘时肘横纹的尺侧纹头处。

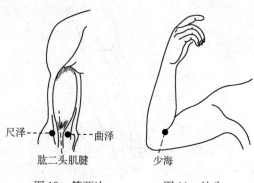

尺泽 --- ●● --- 曲泽　　　　　　　少海

肱二头肌腱

图 10　筋两边　　　　　图 11　纹头

6. 上臂部：一肌两条沟中取。（见图 12）

一肌：是指肱二头肌。

两条沟：是指肱二头肌有两条沟，即桡侧沟和尺侧沟。

天泉穴在肱二头肌中间，腋前纹头下 2 寸。

天府穴、侠白穴都在肱二头肌的桡侧沟中，天府穴在腋前纹头下 3 寸，侠白穴在腋前纹头下 4 寸。

青灵穴在肱骨内上髁上 3 寸，肱二头肌的尺侧沟中。

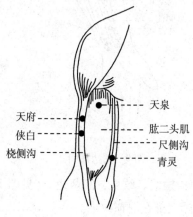

天府 ---　　　　--- 天泉
侠白 ---　　　　--- 肱二头肌
桡侧沟 ---　　　　--- 尺侧沟
　　　　　　　　--- 青灵

图 12　一肌两条沟

手三阳经取穴法

一、手阳明大肠经

商阳穴：食指桡侧爪甲角的根部。

二间穴、三间穴：分别在第2掌指关节桡侧的前后。

合谷穴：第1、第2掌骨相交处和虎口之间。

阳溪穴：在腕上桡侧两筋间（即拇长伸肌腱和拇短伸肌腱之间陷中），屈肘，掌心向胸。

曲池穴：屈肘纹头尽处，桡骨内侧。

手三里穴：曲池下2寸，桡骨内侧。

上廉穴：曲池下3寸，桡骨内侧。

下廉穴：曲池下4寸，桡骨外侧。

偏历穴：阳溪上3寸，桡骨外侧。

温溜穴：阳溪上5寸，桡骨外侧。

肘髎穴：肱骨外上髁上1寸，肱骨外缘骨边。

手五里穴：肱骨外上髁上3寸，肱骨内缘骨边。

臂臑穴：三角肌前下缘与肱骨的交点处。

肩髃穴：肩峰前缘直下骨下凹陷处。

巨骨穴：锁骨肩峰与肩胛冈结合部的凹陷中。

天鼎穴：扶突穴下1寸，胸锁乳突肌胸骨头与锁骨头汇合处。

扶突穴：平甲状软骨（即结喉），胸锁乳突肌的中间。

禾髎穴：在人中穴旁0.5寸，对鼻翼内侧缘。

迎香穴：鼻翼外侧中点，鼻唇沟中。

本经要点：骨两边。

屈肘侧置体位，曲池、手三里、上廉在桡骨内侧，下廉、温溜、偏历在桡骨外侧。肘髎在肱骨外侧，手五里、臂臑在肱骨内侧。

二、手太阳小肠经

少泽穴：小指爪甲角的尺侧根部。

前谷穴和后溪穴：分别在第 5 掌指关节的前和后。

腕骨穴和阳谷穴：分别在三角骨的前和后。

少泽、前谷、后溪、腕骨、阳谷五穴都在赤白肉际上。

养老穴：手心向下体位，在尺骨小头高点当手心向胸时转手骨开处取穴。

支正穴：阳谷穴上 5 寸，尺骨内侧边上。

小海穴：尺骨鹰嘴和肱骨内上髁之间。

肩贞穴：腋后纹头直上 1 寸处。

臑俞穴：肩贞穴直上，肩胛冈的下缘取穴。

秉风、天宗、曲垣三穴：肩胛冈中点上缘上 1 寸是秉风穴，下缘下 1 寸是天宗穴，内端上缘外 1 寸是曲垣穴。

肩外俞穴：第 1 胸椎棘突下缘旁开 3 寸处。

肩中俞穴：第 1 胸椎棘突上缘旁开 2 寸处。

天窗穴：平结喉，胸锁乳突肌的后缘取之。

天容穴：平下颌角，胸锁乳突肌的前缘取之。

颧髎穴：颧骨高点骨下取之。

听宫穴：耳屏前凹陷。

本经要点：胛冈中端上下取。

肩胛冈中点上缘上 1 寸是秉风穴，下缘下 1 寸是天宗穴，外端下缘内 1 寸是臑俞穴，内端上缘外 1 寸是曲垣穴。

三、手少阳三焦经

关冲穴：无名指尺侧爪甲角根部。

液门穴和中渚穴：分别在第 4、第 5 掌指关节的前后取。

阳池穴：腕背横纹上，当伸小指固有肌腱和指总伸肌腱之间取之。

外关穴：阳池上2寸，尺骨、桡骨之间。

支沟穴：阳池上3寸，尺骨、桡骨之间。

会宗穴：阳池上3寸，尺骨桡侧边。

三阳络穴：阳池上4寸，尺骨、桡骨之间。

四渎穴：阳池上7寸，尺骨、桡骨之间。

天井穴：尺骨鹰嘴直上1寸陷中。

清冷渊穴：尺骨鹰嘴直上2寸。

消泺穴和臑会穴：三角肌的后下缘与肱骨的交点处是臑会穴，臑会与清冷渊穴之间是消泺穴。

肩髎穴：锁骨肩峰后缘直下骨下凹陷取之。

天髎穴：肩胛骨的内上角端取之。

天牖穴：与下颌角平齐，胸锁乳突肌的后缘取之。

翳风穴：乳突的高点与下颌角连线的中间。

瘈脉穴：乳突的前下缘。

颅息穴：乳突的前上缘。

角孙穴：折耳，耳尖尽处取之。

耳门穴：屏上切迹前的凹陷中。

和髎穴：耳根前1寸取之。

丝竹空穴：眉外陷中。

本经要点：尺、桡两骨之间取外关、支沟、三阳络、四渎穴；会宗穴在尺骨桡侧边。

四、手三阳经分部小结

1. 指尖部：爪甲角根取。（见图13）

商阳穴在食指桡侧爪甲角的根部。

关冲穴在无名指尺侧爪甲角的根部。

少泽穴在小指尺侧爪甲角的根部。

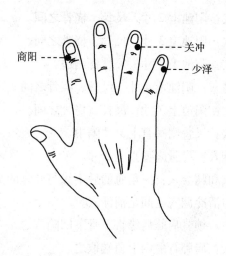

图 13　爪甲角根取

2. 掌指关节部：掌指关节前后取。（见图 14）

大肠经的二间穴、三间穴分别在第 2 掌指关节桡侧的前后取。

三焦经的液门穴、中渚穴分别在第 4、第 5 掌指关节的前后取。

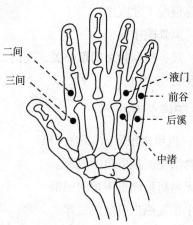

图 14　掌指关节前后取

小肠经的前谷穴、后溪穴分别在第 5 掌指关节尺侧的前后取。

3. 腕关节部：筋骨间取。（见图 15）

阳溪穴在大多角骨、桡骨、两筋（即拇短伸肌腱和拇长伸肌腱）间。

阳池穴在月骨、尺骨、两筋（即伸小指固有肌腱和指总伸肌腱）间。

阳谷穴在三角骨、尺骨之间。

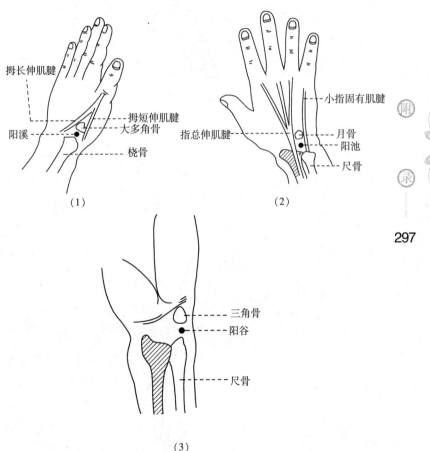

（1）　　　　　　　　　　（2）

（3）

图 15　筋骨间

4. 前臂部：骨边、骨间、骨两边。（见图 16，图 17，图 18）

小肠经的支正穴在尺骨内侧边缘。

三焦经的外关、支沟、会宗、三阳络、四渎五穴都在尺、桡两骨之间，会宗穴在尺骨桡侧边。

大肠经的偏历、温溜、下廉三穴在桡骨的外侧，上廉、手三里、曲池三穴在桡骨的内侧。

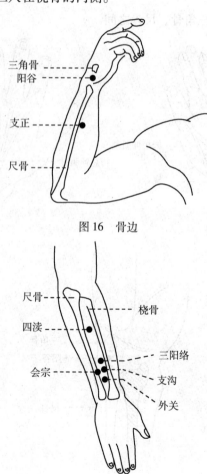

图 16　骨边

图 17　骨间

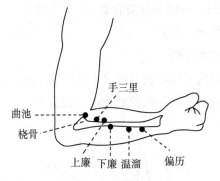

图 18　骨两边

5. 肘关节部：纹头、肘尖是标志。（见图 19，图 20）

曲池穴在屈肘纹头尽处。

小海穴在肘尖与肱骨内上髁之间。

天井穴在肘尖上 1 寸（肘尖即尺骨鹰嘴）。

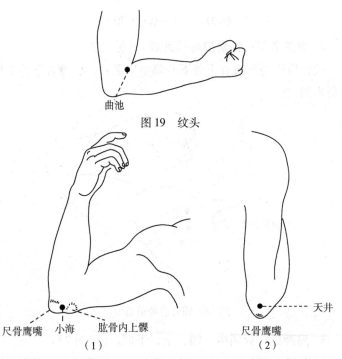

图 19　纹头

图 20　肘尖

6. 上臂部：一肌一骨前后取。（见图21）

一肌：是指三角肌。

一骨：是指肱骨。

三角肌的前下缘与肱骨的交点是臂臑。

三角肌的后下缘与肱骨的交点是臑会穴。

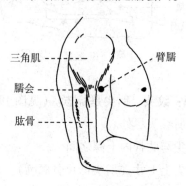

图21　一肌一骨前后取

7. 肩关节部：锁骨肩峰前后取。（见图22）

　　锁骨肩峰的前缘直下骨下凹陷是肩髃穴，后缘直下骨下凹陷是肩髎穴。

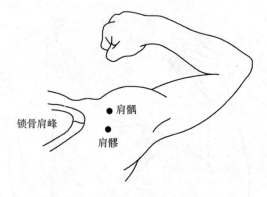

图22　锁骨肩峰前后取

8. 肩胛部：胛冈中、端、上、下取。（见图23）

以肩胛冈中点为中心，冈上缘上1寸是秉风穴，冈下缘下

1 寸是天宗穴，肩胛冈的外端下缘内 1 寸是臑俞穴，肩胛冈的内端上缘外 1 寸是曲垣穴。

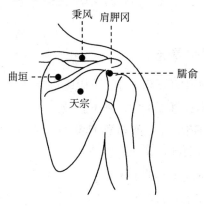

图 23　胛冈中端上下取

9. 颈部：一结、一角、一条肌。（见图 24）

一结：是指结喉（即甲状软骨）。

一角：是指下颌角。

一条肌：是指胸锁乳突肌。

平结喉，胸锁乳突肌的前缘是人迎穴，中间是扶突穴，后缘是天窗穴。

平下颌角，胸锁乳突肌的前缘是天容穴，后缘是天牖穴。

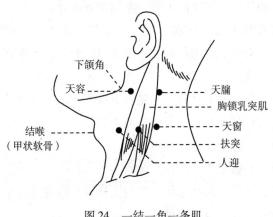

图 24　一结一角一条肌

足三阳经取穴法

一、足阳明胃经

承泣穴：瞳孔直下 0.7 寸，下眼眶边上。

四白穴：瞳孔直下 1 寸，眶下孔处。

巨髎穴：瞳孔直下，平鼻翼下缘。

地仓穴：口角外 0.4 寸处。

大迎穴：下颌角前下 1.3 寸。

颊车穴：咬肌的高点处。

下关穴：颊车直上，颧弓下缘取穴。

头维穴：鬓发前缘直上与神庭穴横开的交点。

人迎穴：平结喉，胸锁乳突肌的前缘。

水突穴：人迎直下约 1 寸，胸锁乳突肌的前缘。

气舍穴：锁骨上缘，胸锁乳突肌的胸骨头与锁骨头之间取穴。

缺盆穴：在锁骨上窝与乳中线相交处。

胸部穴有气户、库房、屋翳、膺窗、乳中、乳根六穴。取法是都在肋胁间，上下隔 1 肋，距胸中线 4 寸。

腹部穴有不容、承满、梁门、关门、太乙、滑肉门、天枢、外陵、大巨、水道、归来、气冲 12 个穴，上下距离各 1 寸，距腹中线 2 寸。

髀关穴：髂前上棘直下与耻骨下缘平齐的交点处。

伏兔穴：膝上 6 寸，大腿前面中间。

阴市穴：膝上 3 寸。

梁丘穴：膝上 2 寸。

阴市、梁丘二穴都在伏兔穴与髌骨外上缘的连线上。

犊鼻穴：外膝眼取犊鼻穴。

足三里、上巨虚、条口、丰隆、下巨虚五穴：绷腿时，胫骨前肌隆起，胫骨前肌的头部高点取足三里穴，尾端取下巨虚穴，下巨虚与足三里之间取上巨虚穴，下巨虚上1寸是条口穴，条口穴旁开，胫骨前肌的边缘取丰隆穴。

解溪穴：与外踝尖平齐，足背两筋间（即趾长伸肌腱与踇长伸肌腱之间）。

冲阳穴：解溪穴下约1.3寸，有动脉跳动的地方。

陷谷穴和内庭穴：分别在第2、第3跖趾关节的前后（后是陷谷，前是内庭）。

厉兑穴：在足第2趾外侧爪甲角根部。

本经要点：胫骨前肌的头、尾、腹、边。

胫骨前肌的头部高点处取足三里，尾部取下巨虚，腹中取上巨虚，下巨虚上一寸是条口，条口旁胫骨前肌的边缘取丰隆。

二、足太阳膀胱经

睛明穴：内眼角外上方。

攒竹穴：在眉头眶上孔。

眉冲穴：攒竹穴直上，入发际0.5寸处。

曲差穴：入发际0.5寸，旁开头中线1.5寸。

五处穴、承光穴、通天穴、络却穴：都旁开头中线1.5寸，前后二穴相距1.5寸。

玉枕穴：枕骨粗隆上缘，旁开1.3寸。

天柱穴：后发际中点上0.5寸，旁开1.3寸处。

背腰部穴位取法，椎间旁开寸半与3寸。

后中线两椎之间旁开1.5寸是膀胱经第一侧线的穴位，旁开3寸是膀胱经第二侧线的穴位。

大杼穴：第1胸椎棘突下旁开背中线1.5寸的地方（即第1、第2椎之间）。

风门穴：第 2 胸椎棘突下旁开背中线 1.5 寸的地方。

依此类推，简述之就是第一大杼，二风门，三椎肺俞四厥阴俞，心俞五督俞六膈俞七，肝俞九胆俞十，脾俞十一，胃俞十二，三焦俞十三，肾俞十四，气海俞十五，大肠俞十六，关元俞十七，小肠俞十八，膀胱俞十九，中膂俞二十，白环俞二十一。

旁开 3 寸的第二侧线有：

二附分三魄户，四膏肓五神堂，六谚谚七膈关，九魂门十阳纲，十一意舍十二胃仓，十三肓门十四志室，十九胞肓二十一秩边。

上、次、中、下四髎穴：髂后上棘与背后中线之间取上髎穴，骶骨角后上凹陷取下髎穴，上髎与下髎穴之间取次髎穴和中髎穴。（见图25）

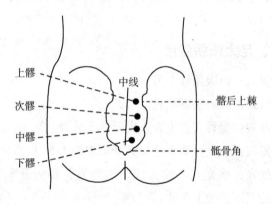

图 25　八髎

会阳穴：尾骨下端旁开中线 0.5 寸处。

承扶穴：臀下横纹中点。

殷门穴：承扶穴下 6 寸，大腿后侧正中。

浮郄穴和委阳穴：这两穴都在股二头肌腱内侧，委阳平委中，浮郄在委阳上 1 寸。

委中穴：腘横纹中点，股二头肌腱与半腱肌腱的中间。

合阳穴、承筋穴、承山穴、飞扬穴：古人取穴，穴名和它的解剖标志是一致的，合阳穴就是腓肠肌的两个头相合的地方，承山穴就是腓肠肌两个头分开的地方，像山似的，合阳穴与承山穴之间就是承筋穴，飞扬穴在承山穴外侧斜下 1 寸，也在腓肠肌分肉边上。

跗阳穴、昆仑穴、仆参穴：外踝尖与跟腱后缘之间取昆仑穴，昆仑直上 3 寸是跗阳穴，昆仑直下 2 寸是仆参穴。

申脉穴：外踝尖直下，外踝下缘下 0.5 寸凹陷处。

金门穴：外踝前缘直下，骰骨下方凹陷处。

京骨穴：足外侧，第 5 跖骨粗隆前下缘。

束骨穴：在第 5 跖趾关节外侧后方。

通谷穴：在第 5 跖趾关节外侧前方。

至阴穴：在小趾外侧爪甲角根部。

本经要点：分肉取。

见合阳、承筋、承山、飞扬四穴的取法。

三、足少阳胆经

瞳子髎穴：外眼角外 0.5 寸处。

听会穴：在屏间切迹前陷中。

上关穴：在颧骨弓上方。

颔厌、悬颅、悬厘、曲鬓四穴：角孙穴前一横指为曲鬓穴。将头维穴与曲鬓穴沿发际弧形连线然后四等分，从上到下分别是颔厌穴、悬颅穴、悬厘穴。

率谷穴：耳尖上 1.5 寸。

天冲穴：率谷穴斜后 0.5 寸处。

浮白穴：率谷穴斜后 1 寸处。

头窍阴穴：乳突骨的后上方。

完骨穴：乳突骨的后下方。

本神穴：入发际 0.5 寸，距头中线 3 寸处。

阳白穴：眉中上 1 寸。

头临泣穴：入发 0.5 寸，在头中线和头维之间。

目窗穴、正营穴、承灵穴：头临泣后 1.5 寸是目窗穴，目窗后是正营、承灵，都距 1.5 寸，并距头中线 2.25 寸。

脑空穴：乳突骨上缘与枕骨粗隆上缘之间。

风池穴：后发际中点入发际 1 寸处与乳突骨下缘之间取之。

肩井穴：锁骨中点和肩胛骨上缘之间取之。

渊腋穴：腋中线直下 3 寸，第 4 肋间隙处。

辄筋穴：渊腋穴前 1 寸，第 4 肋间隙处。

京门穴：第 12 浮肋端。

带脉穴：第 11 浮肋直下，与肚脐平齐的地方。

五枢穴：髂前上棘前 0.5 寸。

维道穴：五枢穴斜下 0.5 寸处。

居髎穴：髂前上棘与大转子之间取之。

环跳穴：大转子前上缘与骶骨裂孔之间取穴。

风市穴：大腿外侧正中，腘横纹上 7 寸。

中渎穴：风市下 2 寸。

膝阳关穴：股骨外上髁上方凹陷与股二头肌腱之间取之。

阳陵泉穴：腓骨小头的前下缘取之。

外丘穴和阳交穴：这两穴都在外踝尖上 7 寸，外丘在腓骨前，阳交在腓骨后。

光明穴：外踝尖上 5 寸，腓骨后缘。

阳辅穴：外踝尖上 4 寸，腓骨前缘。

悬钟穴：外踝尖上 3 寸，腓骨后缘。

丘墟穴：外踝的前下缘凹陷处。

足临泣穴：伸小趾肌腱外侧，当第 4、第 5 跖骨结合部的前方。

地五会穴：第 4、第 5 跖趾关节后方，第 4、第 5 跖骨之间。

侠溪穴：第 4、第 5 跖趾关节前方，第 4、第 5 趾骨之间。

足窍阴穴：第 4 趾外侧爪甲角的根部。

本经要点：腓骨前后取。

阳陵泉、外丘、阳辅三穴在腓骨前。阳交、光明、悬钟三穴在腓骨后。

四、足三阳经分部小结

1. 趾尖部：爪甲角根取。（见图 26）

厉兑穴、足窍阴穴、至阴穴都在爪甲角外侧的根部。

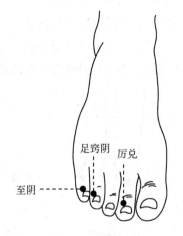

图 26　爪甲角根取

2. 跖趾关节部：跖趾关节前后取。（见图 27）

外踝尖直上 3 寸是悬钟穴。

胃经的内庭穴、陷谷穴，胆经的侠溪穴、地五会穴，膀胱经的通谷穴、束骨穴，都是在跖趾关节的前后取。

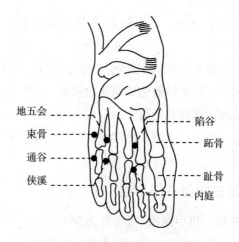

图27 跖趾关节前后取

3. 足踝部：踝尖上下前后取。（见图28）

外踝尖直下，外踝下缘下0.5寸是申脉穴。外踝尖后边是昆仑穴，前边是解溪穴。都是以外踝尖为标志的。

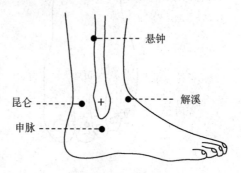

图28 踝尖上下前后取

4. 小腿部

（1）足阳明胃经：胫骨前肌的头、腹、尾、边。（见图29）

头有足三里，腹有上巨虚，尾有下巨虚，边有丰隆。

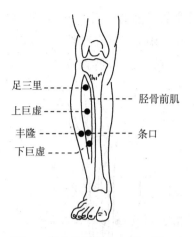

图 29 胫骨前肌的头、腹、尾、边

（2）足太阳膀胱经：分肉取。（见图 30）

合阳穴：即是腓肠肌两个头合在一起的部位。

承山穴：腓肠肌两个头分开的地方。

承筋穴：在合阳穴与承山穴之间。

飞扬穴：承山穴外侧，斜下 1 寸，腓肠肌的边缘。

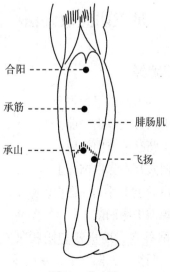

图 30 分肉取

（3）足少阳胆经：腓骨前后取。（见图31）

阳陵泉、外丘、阳辅三穴在腓骨前。

阳交、光明、悬钟三穴在腓骨后。

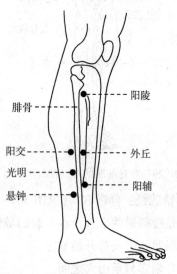

图31　腓骨前后取

足三阴经取穴法

一、足太阴脾经

隐白穴：足大趾内侧爪甲角根部。

大都穴：第1跖趾关节内侧前。

太白穴：第1跖趾关节内侧后。

大都与太白两穴都在赤白肉际上。

公孙穴：太白后上1寸，赤白肉际处。

商丘穴：内踝前下缘凹陷。

三阴交穴、漏谷穴、地机穴和阴陵泉穴：内踝尖直上3寸，胫骨后缘是三阴交。三阴交上3寸是漏谷穴，漏谷上4寸是地机穴，漏谷、地机都距胫骨后缘1横指。胫骨内侧髁起点是阴陵泉穴，在胫骨后缘。

血海穴：绷腿时，股内肌的高点，约当股骨内上髁上2寸。

箕门穴：绷腿时，股内肌的尾端，约当血海上6寸。

冲门穴：与耻骨联合上缘平齐，距中线3.5寸。

府舍穴：冲门斜上1寸，距中线4寸。

腹结穴：大横穴直下1.3寸。

大横穴：平脐，旁开中线4寸。

腹哀穴：大横穴直上3寸。

胸部食窦穴、天溪穴、胸乡穴、周荣穴：这几个穴都在肋间取。

食窦穴：平第5肋间隙，旁开中线6寸。

天溪穴：平第4肋间隙，旁开中线6寸。

胸乡穴：平第3肋间隙，旁开中线6寸。

周荣穴：平第2肋间隙，旁开中线6寸。

大包穴：平第6肋间隙，在胸胁部腋中线上。

本经要点：骨边，横指。

三阴交、阴陵泉二穴在胫骨边上。

漏谷、地机二穴旁开胫骨后缘一横指。

二、足少阴肾经

涌泉穴：足底前1/3，中间取之。

然谷穴：舟骨粗隆前下凹陷。

太溪穴：内踝尖与跟腱之间。

大钟穴：太溪下0.5寸，跟腱前缘。

水泉穴：太溪直下1寸。

照海穴：内踝尖直下，内踝下缘下0.4寸。

复溜穴：内踝尖上2寸，跟腱前取之。

交信穴：复溜穴与胫骨后缘之间取之。

筑宾穴：内踝尖上 5 寸，跟腱前缘取之。

阴谷穴：膝腘内侧，半膜肌腱与半腱肌腱之间。

小腹部 6 个穴位，每穴距离 1 寸，距腹中线 0.5 寸。

横骨穴：平耻骨联合上缘。

大赫穴：横骨直上 1 寸。

气穴穴：大赫直上 1 寸。

四满穴：气穴直上 1 寸。

中注穴：四满直上 1 寸。

肓俞穴：中注直上 1 寸。平脐。

上腹部 5 个穴位，上下穴距 1 寸，旁开腹中线 0.5 寸。

商曲穴：脐上 2 寸，旁开 0.5 寸。

石关穴：商曲直上 1 寸。

阴都穴：石关直上 1 寸。

通谷穴：阴都直上 1 寸。

幽门穴：通谷直上 1 寸。

胸部 6 个穴位，都在肋间隙，旁开中线 2 寸。

步廊穴：平第 5 肋间隙。

神封穴：平第 4 肋间隙。

灵墟穴：平第 3 肋间隙。

神藏穴：平第 2 肋间隙。

彧中穴：平第 1 肋间隙。

俞府穴：锁骨下缘取之。

本经要点：筋边取。

大钟、复溜、筑宾都在筋（即跟腱）边取。

三、足厥阴肝经

大敦穴：大趾爪甲根外 1/4 处。

行间穴：跖趾关节前，第 1、第 2 趾骨之间。

太冲穴：跖趾关节后，第 1、第 2 跖骨之间。

中封穴：平齐内踝尖，伸蹈趾肌腱的内侧。

蠡沟穴：内踝尖上 5 寸，胫骨面上。

中都穴：内踝尖上 7 寸，胫骨面上。

膝关穴：胫骨内侧髁起点斜后 1 寸，骨边。

曲泉穴：股骨内上髁上缘与半膜肌之间的凹陷。

阴包穴：曲泉穴上 4 寸，股内肌的边缘。

五里穴：急脉穴下 2 寸。

阴廉穴：急脉穴下 1 寸。

急脉穴：耻骨联合下缘中点旁开 2.5 寸，腹股沟处。

章门穴：第 11 浮肋端。

期门穴：乳下 2 肋。

本经要点：骨面取。

蠡沟、中都二穴都在胫骨内侧面中间。

四、足三阴经分部小结

1. 足部：足心、爪甲根。（见图 32，图 33）

涌泉穴在足心。

隐白穴在大趾内侧爪甲角的根部。

大敦穴大趾爪甲根外 1/4 处。

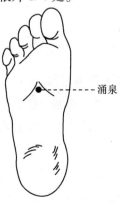

图 32　足心

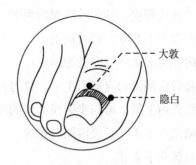

图 33　爪甲根

2. 跖趾关节部：跖趾关节前后取。（见图 34）

脾经的大都穴、太白穴，肝经的行间穴、太冲穴，都在跖趾关节的前后。

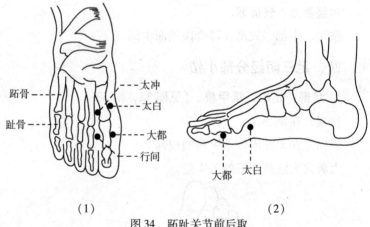

（1）　　　　　　　　　　　　　（2）

图 34　跖趾关节前后取

3. 足踝部：踝尖上下前后取。（见图 35）

内踝尖上 3 寸，胫骨后缘是三阴交。内踝尖直下，内踝下缘下 0.4 寸是照海穴。内踝尖前有中封穴，后有太溪穴。都是以内踝尖为标志的。

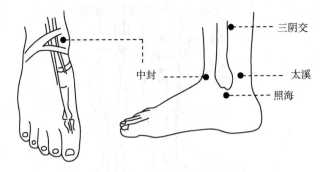

图 35　踝尖上下前后取

4. 小腿部：骨边、骨中、筋边取。（见图 36）

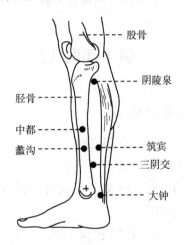

图 36　骨边骨中筋边取

骨边：三阴交、阴陵泉二穴都在胫骨后缘骨边。

筋边：复溜穴、筑宾穴都在跟腱的前边。

5. 膝关节部：骨髁上下与后方。（见图 37）

髁下：指胫骨内侧髁下缘有阴陵泉，斜后 1 寸是膝关穴，再后两肌腱（半膜肌腱与半腱肌腱）之间是阴谷穴。

髁上：股骨内上髁上缘有曲泉穴。

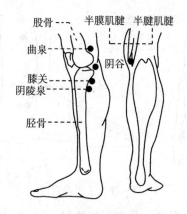

股骨 - - -　半膜肌腱　半腱肌腱

曲泉 - - -

阴谷

膝关 - - -
阴陵泉 - - -

胫骨 - - -

图 37　骨髁上下与后方

躯干部取穴法

一、督脉取穴法

长强穴：尾骨端与肛门之间。

腰俞穴：骶骨裂孔处。

除 2、4、8、12、15 椎下无穴外，其他都在两椎之间取穴。由下而上分别是：

阳关穴：第 16、第 17 椎棘突间。

命门穴：第 14、第 15 椎棘突间。

悬枢穴：第 13、第 14 椎棘突间。

脊中穴：第 11、第 12 椎棘突间。

中枢穴：第 10、第 11 椎棘突间。

筋缩穴：第 9、第 10 椎棘突间。

至阳穴：第 7、第 8 椎棘突间。

灵台穴：第 6、第 7 椎棘突间。

神道穴：第 5、第 6 椎棘突间。

身柱穴：第 3、第 4 椎棘突间。

陶道穴：第 1、第 2 椎棘突间。

大椎穴：第 7 颈椎与第 1 胸椎棘突间。

哑门穴：后发际中点，入发 0.5 寸。

风府穴：后发际中点，入发 1 寸。

脑户穴：枕骨粗隆上缘凹陷处。

强间穴：脑户穴上 1.5 寸。

后顶穴：百会穴后 1.5 寸。

百会穴：折耳，两耳尖连线与头中线相交处。

前顶穴和囟会穴：分别在百会穴前 1.5 寸和 3 寸处。

上星穴：入前发际 1 寸，头中线上。

神庭穴：入前发际 0.5 寸，头中线上。

素髎穴：鼻尖。

人中穴：鼻唇沟上 1/3 处。

兑端穴：上唇中点，黏膜与皮肤交点处。

龈交穴：上唇系带处。

二、任脉取穴法

会阴穴：在前后二阴之间。

下腹部穴位，在腹中线上，各穴相距 1 寸，惟有气海穴在
脐下 1.5 寸。由下而上分别是：

曲骨穴：耻骨联合上缘。

中极穴：曲骨上 1 寸。

关元穴：中极上 1 寸。

石门穴：关元上 1 寸。

气海穴：石门上 0.5 寸。

阴交穴：气海上 0.5 寸，石门上 1 寸。

神阙穴：肚脐正中。

上腹部 8 个穴位，在腹中线上，各穴相距 1 寸。由下而上
分别是：

水分穴：神阙上 1 寸。

下脘穴：水分上 1 寸。

建里穴：下脘上 1 寸。

中脘穴：建里上 1 寸。

上脘穴：中脘上 1 寸。

巨阙穴：上脘上 1 寸。

鸠尾穴：巨阙上 1 寸。

中庭穴：鸠尾穴上 1 寸，胸骨体下缘。

胸部有 6 个穴位，都在胸中线上，每穴上下隔 1 肋。由下而上分别是：

膻中穴：在两乳之间，平第 4 肋间隙。

玉堂穴：膻中上 1 肋。

紫宫穴：玉堂上 1 肋。

华盖穴：紫宫上 1 肋。

璇玑穴：华盖上 1 肋。

天突穴：胸骨上缘凹陷。

廉泉穴：结喉与下颌之间。

承浆穴：下唇下陷中。

三、躯干部取穴规律

1. 背腰部取穴规律：椎间寸半与三寸。（见图 38）

两椎之间旁开 1.5 寸取膀胱经第一条线的穴位。

两椎之间旁开 3 寸取膀胱经第二条线的穴位。

2. 胸部取穴规律：肋间二、四、六。（见图 39）

肋间隙胸中线取任脉穴位，旁开 2 寸取肾经穴位，旁开 4 寸取胃经穴位，旁开 6 寸取肺经和脾经穴位。

3. 腹部取穴规律：基本上是上下一寸，旁开中线半、二、四。（见图 39）

腹中线取任脉穴位，旁开中线 0.5 寸取肾经穴位，旁开中线 2 寸取胃经穴位，旁开中线 4 寸取脾经穴位。

　　总之，全身穴位虽然很多，但还是有一定规律的，若能掌握体表自然标志，分经分部，对比定位，就能准确取穴。

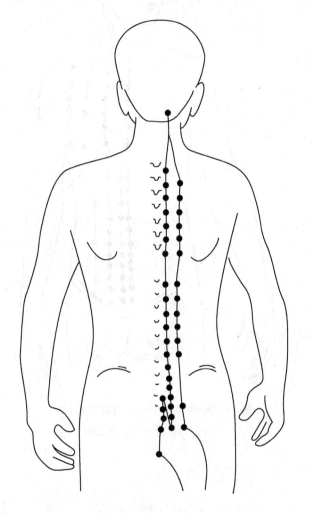

图 38　椎间寸半与三寸

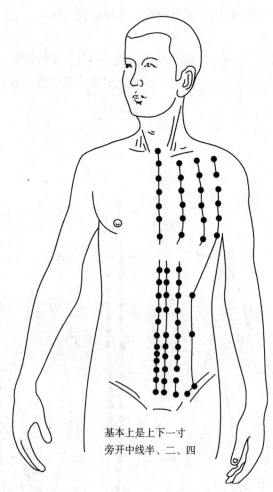

基本上是上下一寸
旁开中线半、二、四

图 39 胸部肋间二四六；腹部基本上是
上下一寸，旁开中线半二四

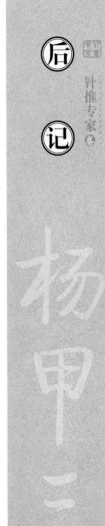

后 记

针推专家

杨甲三

合上手中的初稿，心中竟然没有一丝轻松的感觉，仿佛还有很多所思所想未能尽现纸上，十余年来跟随导师学习应诊之点点滴滴历历在目，仿佛昨日。

1988年我从北京中医学院（现北京中医药大学）毕业，有幸被推荐上研究生学习。因慕杨甲三教授之大名而选择了针灸专业。其实在此之前，只是在上针灸临床课时听过他讲的一次课，记忆至今都很清晰，讲的是失眠。当时正是下午，惊奇地发现那天上课时没有丝毫困意，再看周围同学，也都是注意力非常集中地看着讲台上身材不高却精神矍铄的先生。大家都被那堂课吸引了。当时心里就想：大师就是大师。其实仔细想想，杨师当时并未讲述什么奇谈怪论，也不是讲述什么临床趣事，但枯燥的理论在他的编排之下很有层次地展现在学生面前，从病因病机到辨证取穴，环环相接，丝丝入扣，真使人有耳目一新的感受。在跟随他攻读博士研究生的五年中，得侍其左右，这种感受仍时时出现。

杨师自幼习医，饱读医书，又经数十年临床应诊，其学术功底之厚可想而知。难得的是杨师对这些历经几十年心血钻研而得的成果毫无保留地传授给我们。由于他既有传统理论根底，又有临床实践经验，并且善于将理论与实践相结合而总结形成规律，故而在其传授时头头是道。五年的时间一晃而过，所幸毕业后留与杨师同在一科，得以经常请教。渐渐地有心想将杨师之学术思想总结成册，但自知学识浅薄，难当此重任，故不敢贸然提出。光阴荏苒，又数年而过，杨师年事渐高，且因师母卧病，家又搬出医院，路途遥远而谢诊。其他师兄弟大多移居海外，留于导师身边的弟子只我一人，此番重任不得不担起。恰中国中医药出版社组织编写《中国百年百名中医临床家丛书》，编辑前来约稿，经向杨师请示，幸蒙首肯，遂成此册。但愿能将杨师之成就陈述一二，以飨后来者。

杨师对针灸学的研究是全面而深入的。无论是取穴还是经穴主治规律，无论是进针法还是刺灸法，无论是配穴方法还是八脉交会穴……无不是围绕着临床需求而进行的。也就是说，杨师对针灸理论的研究成果都可用来指导临床实践，提高临床水平，因而其研究突破了理论探讨的局限，更具实用价值，更具指导意义。这也是我为什么非常希望将杨师经验广为传播之原因所在。

在本书中力求囊括杨师行医六十余年所得之精粹。自习医之日起，杨师即未离开临床，今天他所形成的学术成就，点点滴滴都源于临证实践中的探讨和思考，并求之于理论，复验之于临床。因此在书中以大量篇幅，以病证为纲目，将杨师颇有心得之针灸科常见病证一一陈述之，尤其是突出杨师之学术特点。书后集中阐述杨师之学术成就，分门别类，详加论述。特别是杨师在学术研究中善于寻找规律，不仅使受业者学习时简洁明快，清晰明了，还可使其举一反三，学会了一种非常好的治学之道。譬如取穴规律，虽然取穴方法人人都知，但人身之三百余穴，记之不易，搞清也难。杨师通过反复学习针灸医籍，在研究中发现了以人体明显的解剖标志来确定数量繁多、分布广泛的腧穴，使其在人体上易于查找定位，且其规律之理与穴之本质亦相符合。其实这些定位方法并非杨师所独创，散见于针灸经书之中，若非杨师读书不辍，且有心钻研，也难以发现这一规律。一旦有了规律可循，繁杂难记的腧穴有章可循，习之易也。再譬如单手进针法，临床使用确实非常便利，实现了轻、快、巧，不仅少痛，更重要的是与补泻相结合，能使施术者随心所欲控制进针深度。再譬如刺灸法，针刺补泻是从事针灸者必谈之内容，但"三刺"之说少有人提及。杨师也是在其后期才向我们提出"三刺"的理论，但听后豁然开朗，顿开茅塞，原本复杂的针刺补泻手法一下变得清晰明了。其辨证思想之特点更是深深反映在其临床实践中。

应当提及的是，虽然在书的后半部将腧穴取穴规律、经穴主治规律、八脉交会穴的研究及头部腧穴研究等内容分篇论述，但这些内容实际是散见于书中前半部的临证论治之中，前后内容是相呼应的。单独将其成篇论述是为了使所述内容更加条理化、理论化，但它们与临证论治是不能脱节的。读者在读此书时，应前后相对，相互参照，方能深刻领悟书中之真谛。

在随师学习的十余年中，对我来说所收获的不仅仅是学业上的进步，还有杨师高尚人品对我的影响。初见杨师时，即有感于其平易近人，和蔼可亲。对病人自不必说，对我们这些学生从无指责批评，遇事都认真商量，绝无专断之家长作风。其后不久，有件事令我触动非常。初入学时，我们上午都是各随导师应诊，下午则在学校上基础课。当时杨师每天上午出门诊，我正好随其在门诊出诊。那时挂牌的医生非常少，针灸科还只有杨师一人挂牌应诊，挂牌费是三元，当时的普通门诊是一角，挂牌医师可从挂牌费中获取一定的比例提成。杨师每天上午的病人很多，挂牌费提成也就成了一笔不小的收入，这在20 世纪80 年代末收入不是很高的情况下是一笔可观的数目。但我去了不久，也就是两三个月后，杨师突然提出停止挂牌。这个决定真是让人不可理解。原来杨师发现挂牌后病人的治疗都由他亲自进行，一者每天忙于应诊治疗，没有时间为我们授业解惑，二者杨师做人非常认真，病人如挂了他的号，必然由他亲自治疗，我们这些学生就没有了亲自实践的机会。基于这种考虑，杨师毫不犹豫做出了停止挂牌的决定。杨师的高风亮节由此可见一斑。此事对我的影响是极深的，当时我初出校门，对世事未形成固定的观念，杨师对金钱的态度在让我深受感动之余，也影响了我的金钱观的形成，为人行事并不仅以获利多少为标准，人不贪财，其行自正。

其实杨师对金钱的拒绝并不仅此一事。早在此之前，与杨师所在医院同处一个大院的隶属于中医研究院（现中国中医科学院）的针灸门诊部曾请杨师出门诊，哪怕什么都不做，每周两个上午在门诊部坐坐，即可有丰厚薪金入账，但被杨师婉拒。理由很简单，杨师说："我还没有从医院退休，拿着医院的工资，怎么还可以再到别人那里去上班呢！"或许有人认为杨师太愚太傻，但我想这是符合杨师做人的准则的。

在《医家小传》中可以看到，杨师名下有一堆闪亮的光环。但在日常生活中，你绝对看不到杨师显弄名声、自以为大之举止，利用名声谋取私利或张扬自我更非其所能做出。跟随杨师学习，你很难不被他这种淡泊名利、潜心于学术的处世态度所影响。尽管他从不对我们进行说教，但他自己的身体力行就是最好的教诲了。能够成为他的学生，是一种荣幸，也是一种压力。耳濡目染，杨师的风范无疑对我有非常深重的影响，这是荣幸和机遇；唯恐自己学业不精，有辱师门，这是压力，也是动力，迫使自己不敢满足，不敢停辍不前。

师恩深重，无以为报。我崇拜他，爱戴他，但愿此书能使其学术成就广为传播，发扬光大，也算是学生为老师做的一点点工作吧。

胡　慧

2001 年 4 月